편입생물비밀병기

chunking
시리즈 ☑ 학교별

단원별 최신 기출문제 ⊕ 유형별 문제집

season 2

노용관 편저

도서 출판 **오스틴북스**

contents

유형 01 생명체의 특징＋생체구성물질 (유기물)   6

유형 02 물과 PH 그리고 완충   7

유형 03 생명체의 구분＋과학의 탐구   10

유형 04 생명의 체계와 생체 항상성 작용기작   11

유형 05 생명체의 거대분자   12

유형 06 현미경   19

유형 07 원핵 세포와 진핵 세포   19

유형 08 세포 소기관의 유기적 관계   21

유형 09 물질의 합성과 수송 (내막계체계)   23

유형 10 에너지 전환   25

유형 11 물질의 분해와 저장   27

유형 12 세포의 형태 유지와 운동   28

유형 13 세포막의 구조와 특성   33

유형 14 세포막을 통한 물질이동   38

유형 15 효소의 작용과 특성   40

유형 16 효소의 구성과 종류   42

유형 17 효소의 작용에 영향을 미치는 요인   42

유형 18 물질대사 비자발적 과정의 ATP의 역할   43

유형 19 세포호흡 개요와 해당 과정   44

유형 20 피루브산의 산화와 TCA 회로   46

유형 21 산화적 인산화   47

유형 22 세포호흡 과정   49

유형 23 해당과정과 젖산발효   50

유형 24 ATP생성과정 호흡효율   57

유형 25 광합성 개요   58

유형 26 광합성 명반응   60

유형 27 암반응 탄소 고정 반응   63

편입생물 비밀병기
chunking 시리즈
시즌 2

유형 28	체세포분열 주기	65
유형 29	감수분열 주기	69
유형 30	종양과 예정사	73
유형 31	감수분열과 생활사	75
유형 32	멘델유전법칙	76
유형 33	멘델 예외	77
유형 34	염색체와 지도작성 예외	78
유형 35	염색체 유전질환	80
유형 36	유전물질의 DNA와 DNA구조	86
유형 37	대장균의 DNA복제	88
유형 38	유전 정보의 흐름(유전자 발현) – 전사와 가공	93
유형 39	유전 정보의 흐름(유전자 발현) – 코돈표 번역과 이동	95
유형 40	유전 정보의 흐름(유전자 발현) – 돌연변이 일유전자 일효소설	99
유형 41	유전정보의 흐름(유전자 발현) –중심원리 3~8	104
유형 42	유전자 발현 조절(원핵; 오페론 진핵; 다단계)	107
유형 43	바이러스와 바이오테크놀로지	111
유형 44	인체생리학– 서론 조직과 체온조절	121
유형 45	인체생리학 – 영양소와 소화	123
유형 46	인체생리학 – 동물의 순환계	128
유형 47	인체생리학– 동물의 호흡계	133
유형 48	인체생리학 – 동물의 배설계	141
유형 49	인체생리학 – 면역학	141
유형 50	인체생리학– 동물의 배설계	153
유형 51	인체생리학 – 동물의 신호전달과 내분비	157
유형 52	인체생리학 – 동물의 생식과 발생	165
유형 53	인체생리학 – 자극과 반응	174
❏ 정답		188

편입생물 비밀병기

chunking 시리즈

단원별 최신 기출문제 + 유형별 문제집

시즌 2

2025 동국대 약대

001 [2점] 그림은 핵산을 구성하고 있는 주요 염기와 당의 화학 구조를 나타낸 것이다.

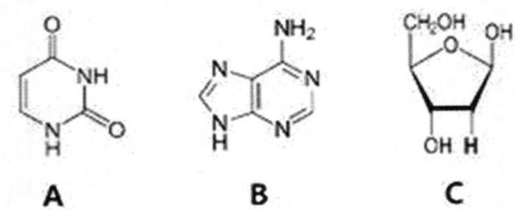

이에 대한 설명으로 옳은 것만을 〈보기〉에서 있는 대로 고른 것은?

〈보기〉
ㄱ. A는 주로 RNA에서 발견된다.
ㄴ. C는 주로 RNA에서 발견된다.
ㄷ. A와 B는 핵산 내에서 3개의 수소결합을 형성한다.

① ㄱ   ② ㄴ
③ ㄷ   ④ ㄱ, ㄴ
⑤ ㄴ, ㄷ

2024 중앙대

002 [2.7점] 모든 세포에서 공통적으로 나타나는 여러 가지 기본 특징을 〈보기〉에서 모두 고른 것은?

〈보기〉
가. 세포는 모두 원형질막에 의해 둘러싸여 있다.
나. DNA 형태로 유전자를 수반하는 염색체를 갖는다.
다. 리소좀에서 단백질을 합성한다.

① 가, 나, 다   ② 가, 나
③ 나, 다   ④ 가, 다

2024학년도 연세대

003 다음 중 DNA를 유전물질로 사용하지만, 핵 안에 DNA 가 들어있지 않은 세포는?

① Mammal   ② Plant
③ Archaea   ④ Yeast
⑤ Insect

2024 연세대

004 다음의 원소(element), 원자(atom) 및 분자(molecule) 관련 설명 중 맞는 것은?

① 92개 자연계 원소 중 C, H, K, O의 4개의 원소가 생명체의 95% 이상을 차지한다.
② 분자는 원소의 가장 작은 단위이다.
③ 질소(N)의 원자번호(atomic number)는 7이다. 15N는 중성자 8개와 양성자 7개를 가진다.
④ 동위원소(isotope)는 중성자 개수가 같고, 양성자 개수가 같지 않은 원자들을 말한다.
⑤ 이온결합(ionic bond)은 두 개의 같은 전하를 띠고 있는 이온 사이의 결합이다.

2024 연세대

005 다음 중 유기화합물의 근간이 되는 원소인 탄소(C)에 대한 설명으로 틀린 것은?

① 1개의 탄소 원자는 전자가껍질(valence shell)을 채우기 위해 4개의 전자를 공유할 수 있다.
② 이성질체란 같은 수 원자, 같은 원소 및 구조를 가지나 서로 다른 특성을 가진 화합물을 말한다.
③ 탄화수소(hydrocarbon)는 탄소와 수소만으로 이루어진다.
④ 유기분자의 탄소골격에 결합된 화학기(group)은 화학반응에 참여할 수 있다.
⑤ ATP는 아데노신(adenosine)에 3개의 인산기 (phosphate group)가 부착된 구조이다

2024 연세대

006 탄소 관련 설명 중 틀린 것은?

① 1개의 탄소원자는 전자가껍질(valence shell) 채우기 위해 4개의 전자를 공유할 수 있다.
② 이성질체란 같은 수의 원자, 같은 원소 및 구조를 가지나 서로 다른 특성을 가진 화합물을 말한다.
③ 탄화수소(hydrocarbon)는 탄소와 수소만으로 이루어진다.
④ 유기분자의 탄소골격에 결합된 화학그룹은 화학반응에 참여할 수 있다.
⑤ ATP는 아데노신(adenosine)에 부착된 3개의 인산기 (phosphate group)로 구성된다.

2023 연세대

007 92개의 자연계 원소(natural elements) 중 약 25개가 생명체에 필수적인 원소이다. 생명체의 약 96%를 차지하는 4개의 원소에 속하지 <u>않는</u> 것은?

① C   ② H
③ O   ④ N
⑤ K

2024 동의대 한의대

008 원자와 원소에 대한 설명 중 옳지 <u>않은</u> 것을 <u>고르시오.</u>

① 원자는 화학적, 물리적으로 모든 물질의 기본 단위이다.
② 원소는 모든 물질의 기본 성분이며, 물질을 구성하는 가장 작은 성분이다.
③ 원소는 양전하를 띄는 양성자, 전하를 띄지 않는 중성자, 음전하를 띄는 전자로 구성된다.
④ 동위원소는 양성자 수는 같으나 중성자 수가 다른 원소를 의미한다.
⑤ ①~④번 모두 옳다.

연세대 21

009 이성질체에 대한 설명으로 <u>틀린</u> 것을 <u>고르시오.</u>

① R-이부프로펜은 염증과 통증 완화제로 쓰이며 S-알부테롤은 천식약의 거울상 이성질체이다.
② 구조이성질체는 공유결합 배열이 같지 않은 것을 말한다.
③ 이중결합 주위 공간의 배열이 다른 것을 기하 이성질체라고 한다.
④ 거울상 이성질체는 비대칭탄소 주변에 공간적 배열이 다른 것을 말한다.
⑤ 이성질체란 분자식이 같고 서로 다른 구조의 화합물을 말한다.

2024 동신대 한의대

010 인체 내에 증류수를 바로 주사하면 안 된다. 그 이유로 가장 적절한 것을 고르시오.

① 적혈구의 이상 증식
② 백혈구의 이상 증식
③ 용혈 현상
④ 원형질 분리
⑤ 물의 구조 변화

유형 02 ▶ 물과 PH 그리고 완충

2024 삼육대 약대

011 다음은 물에 대한 설명이다. 옳지 <u>않은</u> 것은?

① 인체의 70%를 차지한다.
② 완충작용을 한다.
③ 물은 비극성 분자이나 극성 용매이다.
④ 물 분자 사이에 수소결합이 작용한다.

인제대 23

012 생명현상이 나타나는 용매인 물에 대한 설명으로 옳은 것은?

〈보기〉
가. 비공유 전자쌍이 있다.
나. 한 분자당 가능한 수소 결합의 수는 2개이다.
다. 수소와 산소의 전기음성도(electronegativity) 차이로 인해 극성을 갖는다.
라. 액체 상태로 존재하는 저분자 물질들 중 물의 비열(specific heat)이 가장 낮다.

① 가, 나, 다   ② 가, 다
③ 다, 라   ④ 라
⑤ 가, 나, 다, 라

2022 인제대

013 포도당(glucose) 〈분자량 molecular mass 180〉 360mg을 공급하기 위해서 0.5M 포도당 용액이 얼마나 필요한가?

① 1 ml   ② 1.8 ml
③ 3 ml   ④ 3.6 ml
⑤ 4 ml

2022 연세대

014 pH가 9인 용액에서 수산기 이온(hydroxide ion, OH)의 농도는?

① 5 M
② 1 M
③ 10^{-5} M
④ 10^{-9} M
⑤ 10^{-10} M

2018 연세대

015 아주 유용한 용매, 높은 비열, 커다란 표면장력 등 물의 독특한 성질의 대부분은 어디에서 유래하는가?

① 수소가 중성자를 지니지 않은 단 하나의 원소이기 때문
② 산소가 수소보다 전자를 더 끌어당기기 때문
③ 산소는 한 가지의 동위원소가 있지만 수소는 3가지이다.
④ 산소는 전자껍질에 2개의 전자가 채워지지 않았다.
⑤ 물은 큰 분자이다.

2019 연세대

016 물의 특성과 관련이 없는 것은?

① 수소결합을 통해 응집한다.
② 원자간 결합이 비극성 공유결합이다.
③ 수소결합으로 인해 높은 비열을 갖는다.
④ 얼음이 물보다 비중이 작다.
⑤ 극성과 잘 결합한다.

2020 연세대

017 열을 제거하는 물의 성질은?

① 표면장력
② 기화열
③ 비열
④ 완충
⑤ 용해

2021 연세대

018 물은 극성 분자로서 분자 간에 수소 결합을 형성하고 있다. 물 분자 간의 수소결합에 의해 나타나는 응집 현상으로 옳지 <u>않은</u> 것은?

① 물 분자 간의 응집 현상은 식물의 수송에 기여한다.
② 물의 높은 비열은 공기의 온도 변화를 완화하는 역할을 한다.
③ 물은 보편적인 냉각제로 많이 쓰이는데 이는 물의 높은 기화열 때문이다.
④ 물에 녹는 현상은 용질이 물 분자와 공유결합을 형성하여 물 분자에 둘러싸이는 것을 의미한다.
⑤ 물은 얼면서 밀도가 낮아지기 때문에 얼음이 물 위에 뜨게 되어 저온의 환경에서 물속 생명체를 보호하는 역할을 할 수 있다.

2018 연세대

019 다음의 물의 성질 중 생명현상을 분자 수준에서 가장 큰 영향을 미치는 성질은?

① 응집력과 표면장력
② 높은 비열
③ 높은 증발열
④ 얼면서 부피 증가
⑤ 많은 물질을 녹이는 용매로서의 기능

원광대 16

020 다음 중 생물의 특성에 관한 설명 중 적합하지 <u>않은</u> 것은 어느 것인가?

① 생물은 환경에 적응함에 따라 조금씩 진화해 간다.
② 생물은 외부 자극에 대해 반응한다.
③ 생물은 세포라는 기본 단위로 되어있다.
④ 모든 생물의 세포는 핵과 세포질로 구성된다.
⑤ 생물체는 살아가기 위해 물질대사를 한다.

2021 연세대

021 체내 pH 안정 물질로 작용하는 탄산과 중탄산염은 체내 pH의 변화를 예방해주는 약산이다. ($H_2CO_3 \Leftrightarrow HCO_3^- + H^+$) 이와 관련된 설명으로 옳지 <u>않은</u> 것은?

① 체내 환경이 산성화되면 평형이 왼쪽으로 이동한다.
② 체내 pH가 높아지면 평형이 오른쪽으로 이동하여 수소 이온 농도가 증가한다.
③ 탄산은 혈액 속 이산화탄소와 물의 반응으로 생성되며 쉽게 이온화된다.
④ 중탄산이온(HCO_3^-)은 산으로 작용하여 과량의 수소를 제거한다.
⑤ buffer는 산과 염기로 구성되어 평형을 이룬다.

2025 동국약대

022 [2.5점] 표는 트리펩티드(N말단-Ala-Asp-Lys-C말단)를 구성하는 아미노산의 이온화 상수이다.

	pK_1 (a-COOH)	pK_2 (a-NH_3^+)	pK_R (곁사슬)
Ala	2.4	10.0	-
Asp	2.0	9.6	4.0
Lys	2.2	9.0	10.5

이 트리펩티드의 이온화에 대한 설명으로 옳은 것만을 〈보기〉에서 있는 대로 고른 것은? (단, 각 작용기의 이온화 상수는 펩티드 결합 후에도 동일하게 유지된다.)

ㄱ. pH 4.0 수용액에서 알짜 전하가 +1이다.
ㄴ. pH 5.0 수용액에서 주로 두 가지의 이온화된 형태가 10 : 1로 존재한다.
ㄷ. pH 7.0 수용액에서 알짜 전하가 0이다.

① ㄱ 　② ㄴ 　③ ㄷ
④ ㄱ, ㄴ 　⑤ ㄴ, ㄷ

중앙대 15

023 다음 중 인간이 사용하는 영양방식은 무엇인지 고르시오.

① 광독립영양
② 화학독립영양
③ 광종속영양
④ 화학종속영양

중앙대 17

024 동물에서만 나타나는 특징적인 생명현상은?

① 낭배형성
② 유성생식
③ 다세포기관
④ 종속영양

경희대 23

025 단세포인 효모와 세균을 다른 생명 영역(domain)으로 분류하는 이유는?

① 효모는 알코올 발효를 한다.
② 효모는 출아법으로 증식한다.
③ 세균은 에너지를 생산하는 미토콘드리아가 없다.
④ 세균은 핵이 없이 핵양체로 염색체를 구성한다.
⑤ 효모와 세균의 크기가 다르다

2023 중앙대

026 다음 중 설명이 적절한 것은?

① 데이터를 수집하고 분석함으로써 결론을 끌어낼 수 있는 과학적 추론법을 연역적 추론이라 한다.
② 귀납적 추론은 특수한 관찰을 통해 일반적인 결론에 도달한다.
③ 과학적 가설의 검증은 실험을 통해서만 검증할 수 있다.
④ 연구자에 의해서 조절되는 변수를 '종속변수'라 하고 실험으로 측정되는 것을 '독립변수'라 한다.

2023 중앙대

027 영상기술의 발달로 내과 의사들은 수술 없이도 기관계를 볼 수 있다. 다음 〈보기〉에서 옳게 기술된 문장들을 모두 고르시오.

〈보기〉
가. CT는 여러 각도에서 연속적으로 신체 단면에 X-선을 쪼인다.
나. PET은 물을 구성하는 수소 원자를 이용하는 영상기술이다.
다. MRI로 뼈 사이에 있는 물렁뼈가 찢어진 부상을 진단할 수 있다.
라. 전통적인 X-선은 충치를 검사하는 데 사용되었다.

① 가, 나, 라　　　　② 나, 다, 라
③ 가, 다, 라　　　　④ 가, 다

2010 원광대

028 다음 〈보기〉에 주어진 항들을 올바른 생명과학의 탐구 방법 순으로 나열한 것은?

〈보기〉
A. 가설의 설정
B. 자료의 수집과 정확한 결론에 도달
C. 사물과 현상의 정확한 관찰
D. 실험계획의 수립 및 실행

① A-B-C-D　　　　② B-C-D-A
③ C-A-D-B　　　　④ D-A-B-C
⑤ A-B-D-C

유형 04 ▶ 생명의 체계와 생체 항상성 작용기작

2022 연세대

029 다음의 생물학적 조직(biological organization) 레벨을 가장 큰 순서부터 정렬한 것은?

cells, ecosystem, population, biosphere, community, organism

① biosphere - community - ecosystem - population - organism - cells
② biosphere - ecosystem - population - organism - community - cells
③ biosphere - ecosystem - community - population - organism - cells
④ ecosystem - biosphere - community - population - organism - cells
⑤ ecosystem - biosphere - population - organism - community - cells

연세대 22

030 생명체를 이루는 3가지 도메인으로 잘 짝지어진 것은?

① bacteria, archaea, eukarya
② plants, fungi, animals
③ bacteria, archaea, plants
④ bacteria, eukarya, animals
⑤ protista, archaea, eukarya

2024 강원대 약대

031 다음 중 양성 피드백의 예로 옳지 <u>않은</u> 것은?

① 혈압 조절을 위한 심장박동
② 혈액 응고
③ 배란 LH 분비
④ 분만을 위한 자궁의 수축
⑤ 위 모두가 해당하지 않는다.

2024 경상대 수의대

032 다음 〈보기〉 중 양성 피드백의 예로 옳은 것을 모두 고르시오.

〈보기〉
ㄱ. 혈당이 높으면 인슐린의 합성이 증가하고 혈당이 낮아지면 인슐린의 합성과 분비 속도가 감소한다.
ㄴ. 분만 시 자궁이 수축하면 옥시토신이 더 많이 분비되어 자궁이 더욱 수축한다.
ㄷ. 모유 수유 시 아기가 젖을 빨면 프로락틴이 분비되어 모유 생성이 촉진된다.

① ㄱ   ② ㄴ
③ ㄷ   ④ ㄱ, ㄷ
⑤ ㄴ, ㄷ

유형 05 ▶ 생명체의 거대분자

2025 연세대

033 지질과 단백질이 막에서 이동할 수 있는 이유로 옳은 것은?

> ㄱ. 막 지질이 물과 약한 결합을 형성하기 때문이다.
> ㄴ. 막 안쪽에 소수성 결합만이 존재하기 때문이다.
> ㄷ. 막 안쪽에 액체 상태의 물이 가득 차 있기 때문이다.
> ㄹ. 막에서 단백질과 지질이 서로 밀어내기 때문이다.

① ㄱ   ② ㄴ
③ ㄷ   ④ ㄱ, ㄷ
⑤ ㄴ, ㄹ

2025 연세대

034 단백질 구조에 대한 설명으로 옳은 것은?

> ㄱ. 1차 구조는 유전자의 유전정보에 의해 결정된다.
> ㄴ. 2차 구조의 꼬임(coil)과 접힘(fold)는 폴리펩타이드 골격의 수소결합에 의해 형성된다.
> ㄷ. R기사이의 친수성/소수성 결합이 단백질의 3차 구조를 결정한다.

① ㄱ   ② ㄴ
③ ㄷ   ④ ㄱ, ㄷ
⑤ ㄱ, ㄴ, ㄷ

2023 연세대

035 생체 거대분자(macromolecule) 관련 설명 중 맞는 것은?

① 탄수화물, 단백질, 지방, 핵산은 단위체(monomer)의 사슬인 중합체이다.
② 단백질의 열 변성 과정 중 변하는 구조는 단백질의 1, 2차 구조다.
③ Aldose sugar와 Ketose sugar의 차이점은 carbonyl group의 위치다.
④ 녹말(starch)과 임ycogen은 각각 알파 포도당과 베타 포도당으로 이루어져 있다.
⑤ 절지동물의 외골격(exoskeleton)에서 발견되는 다당류 구조는 셀룰로오스(cellulose)이다.

2023 연세대

036 지질(lipid) 관련 설명으로 맞는 것은?

① 지질은 친수성 분자의 다양한 그룹이다.
② 지방산에 많은 극성 탄소-수소 결합이 존재한다.
③ 실온에서 액체 형태의 지질은 cis 이중결합이 없어야 한다.
④ 인지질의(phospholipid)의 꼬리부분이 물 분자와 상호작용한다.
⑤ 스테로이드인 콜레스테롤은 동물세포의 세포막 구성성분이다.

2023 연세대

037 핵산(nucleic acid) 관련 설명 중 **틀린** 것은?

① RNA 분자와 DNA 분자의 backbone 내 주요한 차이점은 당(sugar)의 형태이다.
② 핵산은 뉴클레오타이드(nucleotide)라는 단위체들로 구성되어 있다.
③ 뉴클레오사이드(nucleoside) 구성성분은 인산기와 질소성 염기이다.
④ DNA 분자는 이중나선(double helix)로 구성되어 있으며, 두 가닥은 역평행 배열을 한다.
⑤ 피리미딘은 하나의 육각고리로 되어있고, 퓨린은 육각고리가 오각고리가 합쳐져 있다.

2023 중앙대

038 다음 중 설명이 적절하지 **않은** 것은?

① 설탕은 포도당 분자와 과당 분자가 글리코시드 결합으로 연결되어 있다.
② 뉴클레오사이드 구성 성분에서 피리미딘 계열의 질소성 염기에는 아데닌과 우라실이 있다.
③ 단백질의 기능은 폴리펩티드 사슬이 자발적으로 접혀서 형성된 3차원 구조에 의해서 결정된다.
④ 탄수화물로 구성된 생체 물질은 분자 간의 결합 차이에 따라 3차원적 형태가 달라진다.

2023 중앙대

039 다음 중 단백질이 수행하는 주요 기능이 아닌 것은?

① 생체 화학반응의 비선택적 가속화를 촉매한다.
② 세포 골격단백질의 수축과 이동을 조절한다.
③ 모든 호르몬의 구성 성분은 아니다.
④ 생체 물질의 수송 및 감지를 담당한다.

2023 경상수의대

040 다음은 생체를 구성하는 4대 거대분자에 대한 설명이다. 이 거대 분자에 대한 설명으로 옳지 <u>않은</u> 것은?

① 탄수화물은 절지동물의 외골격과 균류의 세포벽의 구성 성분이다.
② 단백질 중에는 물질 운반을 할 수 있는 단백질이 있다.
③ 핵산에는 DNA 분만 아니라 mRNA, tRNA 및 rRNA도 포함된다.
④ 지질 중에는 우리 몸에 필요한 비타민 성분이 있다.
⑤ 생체를 구성하는 4대 거대분자는 모두 단위체들이 공유 결합에 의한 중합반응으로 만들어진 중합체이다.

2024 연세대

041 다음 중 거대 생체분자(large biological molecules)에 대한 설명으로 맞는 것은?

① polymer는 수소결합 형태로 연결된 monomer subunit들로 구성된다.
② cellulose, chitin, amylose, glycogen은 모두 polysaccharide이며, 이들 중 branch가 가장 많은 것은 glycogen이다.
③ lipid는 이온결합 형태로 monomer가 연결되어 있어 polymer가 아니다.
④ starch는 alpha configuration으로 구성되어 있으며, straight 형태이다.
⑤ DNA는 이중가닥 구조를 형성하나 RNA는 형성하지 않는다.

2024 삼육대

042 다음 중 이당류에 대한 설명으로 알맞은 것을 모두 고른 것은?

〈보기〉
ㄱ. 엿당(맥아당) = 포도당 + 포도당이 $\alpha(1-4)$ 결합으로 결합되어 있다.
ㄴ. 섬유소(셀룰로오스) = 포도당 + 포도당이 $\alpha(1-4)$ 결합으로 결합되어 있다.
ㄷ. 젖당(유당) = 갈락토오스 + 포도당이 $\beta(1-4)$ 결합으로 결합되어 있다.
ㄹ. 설탕(자당) = 포도당 + 과당이 $\alpha(1 \rightarrow 2)$ 결합으로 결합되어 있다.

① ㄱ, ㄴ   ② ㄱ, ㄷ
③ ㄷ, ㄹ   ④ ㄱ, ㄷ, ㄹ

2024 중앙대

043 다음 중 다당류에 대한 설명으로 틀린 것은?

① 녹말의 형태는 포도당 단위체에 의해 형성된 아밀로오스와 아밀로펙틴의 두 종류가 있다.
② 척추동물은 저장성 다당류인 글리코젠을 주로 간과 근육 세포에 저장한다.
③ 셀룰로오스는 식물세포를 감싸는 단단한 세포벽의 주된 구성성분으로 구조 다당류이다.
④ 다당류는 수백 내지 수천 개의 단당류가 펩타이드 결합으로 연결된 중합체인 고분자이다.

2024 충남대 약대

044 버터의 지방 분자와 다르게 천연 올리브유의 지방 분자에는 (　)이 존재한다. 빈칸에 들어갈 알맞은 말은?

① 지방산
② 글리세롤
③ 인산염
④ Cis- 이중결합
⑤ trans - 이중결합

045 다음 핵산의 특징을 읽고, 〈보기〉 중 옳은 것을 모두 고르시오.

특징1. 5탄당 : 인산 : 염기 = 1 : 1 : 1
특징2. G : C = 1 : 2
특징3. A : T = 1 : 1.5

〈보기〉
ㄱ. 이 핵산은 DNA이다.
ㄴ. 이 핵산의 5탄당은 데옥시리보오스이다.
ㄷ. 이 핵산은 이중가닥이다.

① ㄱ, ㄴ
② ㄱ, ㄷ
③ ㄷ, ㄹ
④ ㄱ, ㄷ, ㄹ
⑤ ㄱ, ㄴ, ㄷ

046 다음 중 pyrimidine의 염기로 옳은 것은?

① 아데닌(adenine), 구아닌(guanine)
② 아데닌(adenine), 시토신(cytosine)
③ 시토신(cytosine), 티민(thymine)
④ 시토신(cytosine), 구아닌(guanine)

047 다음 중 극성아미노산은?

① 아스파라긴(asparagine)
② 알라닌(alanine)
③ 아르기닌(arginine)
④ 아스파르트산(aspartic acid)

048 단백질에 대한 설명 중 틀린 것을 〈보기〉에서 모두 고른 것은?

〈보기〉
가. 온도 변화는 단백질의 1차 구조에 영향을 끼친다.
나. 소수성 상호작용, 이황화결합, 이온결합 모두 단백질의 3차 구조에 기여한다.
다. 수소결합은 단백질의 2차 구조에 영향을 끼치지 않는다.
라. 대부분의 단백질은 수용성 환경으로부터 비극성 용매로 옮겨지면 변성된다.

① 가, 나
② 다, 라
③ 가, 다
④ 나, 라

049 탄소를 기초로 한 분자를 유기화합물이라 한다. 다음 중 유기화합물에 대한 설명으로 틀린 것은?

① 이황화결합은 단백질의 3차 구조를 강화한다.
② 글리코젠은 동물의 저장형 다당류이다.
③ 탄수화물, 단백질, 지질은 중합체로 이루어져 있다.
④ 불포화지방산은 탄화수소 사슬에 다중결합을 가지고 있다.

050 다음 고분자 화합물 중 중합체가 아닌 것은 무엇인가?

① DNA
② carbohydrate
③ protein
④ lipid
⑤ RNA

중앙대 14

051 다음 중 세포의 구성 분자에 대한 설명으로 옳지 <u>않은</u> 것은?

① 분자식은 동일하지만 원자 배열이 다른 탄수화물 이성질체들은 서로 다른 특성을 가진다.
② 지방(fat)은 한 분자의 글리세롤과 두 분자의 지방산으로 이루어져 있으며, 지방산은 탄소 사슬의 이중결합 유무에 따라 불포화지방산과 포화지방산으로 나뉜다.
③ 콜레스테롤은 동물세포막의 공통적인 구성 성분이며, 성호르몬을 비롯한 여러 가지 스테로이드 호르몬을 만드는 시작 물질로 사용된다.
④ 단백질은 독특한 3차원 형태에 따라 그 기능이 결정되며, 염의 농도, pH의 변화, 온도 등에 의해 쉽게 변성이 일어난다.

연세대 20

052 다음 중 가수분해에 해당하는 것은?

① 단당류와 단당류가 결합하여 이당류를 형성하는 것
② 아미노산과 아미노산이 펩티드 결합을 형성하는 것
③ 인산, 당, 염기가 nucleotide 형성하는 것
④ 지방이 분해되어 글리세롤과 지방산이 형성되는 것
⑤ 답이 없다.

연세대 24

053 다음 중 거대 생체분자에 대한 설명으로 맞는 것은?

① Polymer는 수소 결합 형태로 연결된 monomer subunit들로 구성된다.
② Cellulose, chitin, amylose, glycogen은 모두 polysaccaride이며, 이들 중 branch가 가장 많은 것은 glycogen이다.
③ lipid는 이온결합 형태로 monomer가 연결되어 있어 polymer가 아니다.
④ starch는 alpha configuration으로 구성되어 있으며, straight형태이다.
⑤ DNA는 이중가닥 구조를 형성하나 RNA는 형성하지 않는다.

연세대 21

054 탄수화물, 지질, 단백질, 핵산은 생체 내에 존재하는 생체분자이다. 이에 대한 설명으로 옳은 것은?

① 단위체의 공유결합으로 이루어진 중합체이다.
② 세포질의 효소에 의해 가수분해된다.
③ 동물과 식물의 저장성 다당류에 해당하는 물질은 글리코시드 결합으로 포도당이 연결된 글리코겐, 녹말이 있다.
④ 셀룰로오스는 식물 세포벽의 성분으로 a-포도당의 1-4 글리코시드 결합으로 이루어져 있다.
⑤ 지방은 글리세롤과 지방산으로 구성되어 있으며 이중결합이 1개 이상 포함되면 포화지방이 된다.

연세대 18

055 막 탄수화물에 대한 올바른 설명은?

① 탄수화물은 원핵세포의 막에서만 발견된다.
② 포도당이 가장 풍부한 탄수화물이다.
③ 세포막은 단백질과 인지질로 구성되어 있고 탄수화물은 발견되지 않는다.
④ 막 탄수화물은 세포가 세포를 인식하는 데에 주요하게 기능한다.
⑤ 단백질과 결합하여 glycolipid를 형성한다.

원광대 09

056 불포화지방의 특징으로 옳지 <u>않은</u> 것은?

① 이중결합에 참여하는 탄소 원자 쌍이 한 개 이상이다.
② 탄소 사슬이 꺾여 있어 실온에서 액체 상태이다.
③ 마가린은 요리용 기름을 수소화시켜 불포화지방산으로 바꾼 것이다.
④ 리놀레산(linoleic acid)은 인체에서 합성할 수 없기 때문에 음식으로 섭취해야 하는 불포화지방산이다.
⑤ 옥수수기름과 올리브기름은 불포화지방이다.

연세대 19

057 일반적으로 상온에서 식물성 기름은 액상으로 존재하며 동물성 기름은 고체상으로 존재한다. 그 이유를 고르시오.

① 식물성 기름에 불포화 지방산이 더 많이 있기 때문에
② 식물성 기름에 이중결합이 더 많이 있기 때문에
③ 식물성 기름의 지방산이 더 길기 때문에
④ ①, ②
⑤ ①, ②, ③

중앙대 17

058 불포화지방산에 대한 설명 중 옳은 것만을 〈보기〉에서 모두 고른 것은?

〈보기〉
가. 식물보다 동물에 더 많은 양이 존재한다.
나. 일반적으로 자유라디칼에 의한 산화가 잘 되지 않는다.
다. 지방산의 탄소 사슬에 이중결합이 있다.
라. 동일한 탄소의 수를 갖는 포화지방산보다 수소의 수가 적다.

① 가, 나   ② 나, 다
③ 다, 라   ④ 가, 라

중앙대 14

059 동물은 여분의 에너지를 대부분 지방의 형태로 저장한다. 그 장점은 무엇인가?

① 지방산에는 수소 원자가 많으므로 세포호흡 연료로 큰 에너지를 갖고 있다.
② 산화·환원 반응이 탄수화물이나 단백질에 비해 쉽게 일어날 수 있다.
③ 지방을 구성하는 지방산과 글리세롤은 산화적 인산화 과정에 직접 참여해서 생체 에너지를 효율적으로 생산할 수 있다.
④ 세포가 성장하고 분화하는데 필요한 물질의 생합성에 가장 효과적으로 사용될 수 있다.

원광대

060 인간의 필수 아미노산으로 옳지 <u>않은</u> 것은?

① 이소류신(Isoleucine)
② 메티오닌(Methionine)
③ 페닐알라닌(Phenylalanine)
④ 아르기닌(Arginine)
⑤ 히스티딘(Histidine)

중앙대 20

061 아미노산(amino acid)은 카르복실기와 아미노기를 모두 가지고 있는 유기 분자로서 곁사슬의 성질에 따라 분류된다. 세포 내의 중성 pH 조건에서 이온화된 아미노산의 특성을 바르게 설명한 것을 〈보기〉에서 모두 고른 것은?

가. 페닐알라닌(Phe)은 소수성의 비극성 곁사슬을 갖는다.
나. 아스파라진(Asn)은 친수성의 극성 곁사슬을 갖는다.
다. 아르지닌(Arg)은 전하를 띤 곁사슬을 가지며 산성을 나타낸다.

① 가, 나, 다   ② 가, 나
③ 나, 다   ④ 가, 다

연세대 21

062 다음 중 20종의 아미노산에 대한 설명으로 옳지 <u>않은</u> 것은?

① 물과의 친화도에 따라 친수성 아미노산과 소수성 아미노산으로 나눌 수 있다.
② 친수성 아미노산인 세린, 트레오닌, 시스테인은 인산화 효소에 의해 인산화 되어 세포 내 신호 전달에 이용된다.
③ 곁사슬에 링구조를 가지고 있는 아미노산으로 페닐알라닌, 티로신, 트립토판이 있다.
④ 생체 내에서 L form으로 존재하며 아스파르트산과 글루탐산은 산성 아미노산이다.
⑤ 리신과 아르기닌은 (+)전하를 띄는 아미노산이다.

원광대 17

063 다음 중 생화학 반응에 의하여 다양한 유도체를 만들 수 있는 아미노산은?

① 프롤린
② 티로신
③ 세린
④ 리신
⑤ 트레오닌

연세대 25

064 단백질 구조에 대한 설명으로 옳은 것은?

> ㄱ. 1차 구조는 유전자의 유전정보에 의해 결정된다.
> ㄴ. 2차 구조의 꼬임(coil)과 접힘(fold)는 폴리펩타이드 골격의 수소결합에 의해 형성된다.
> ㄷ. R기 사이의 친수성/소수성 결합이 단백질의 3차 구조를 결정한다.

① ㄱ, ㄴ   ② ㄱ, ㄷ
③ ㄷ, ㄹ   ④ ㄱ, ㄷ, ㄹ
⑤ ㄱ, ㄴ, ㄷ

연세대 23

065 수소결합의 영향을 가장 적게 받는 단백질 구조는?

① 1차 구조
② 2차 구조
③ 3차 구조
④ 4차 구조
⑤ 모두 똑같이 영향을 받는다.

중앙대 17

066 다음 중에서 단백질의 4차 구조 형성에 관여하는 공유 결합은?

① 반데르발스 인력
② 수소결합
③ 이황화결합
④ 펩티드결합

연세대 21

067 다음 중 단백질에 대한 설명으로 옳은 것은?

① 단백질의 기능은 다른 분자를 인식하고 결합하는 능력에 의해 결정되기 때문에 3차 구조에 의해 결정된다.
② 폴리펩타이드는 한 아미노산의 카르복시기와 다른 아미노산의 알콜기가 결합하는 탈수 반응으로 연결된 펩타이드 결합으로 구성된다.
③ 단백질의 1차 구조는 단백질의 아미노산 서열을 의미하고, 2차 구조는 α 나선과 β 병풍 구조로 나뉘며 3차 구조는 곁사슬 간의 수소결합에 의해 유지된다.
④ 단백질의 3차 구조는 아미노산의 화학적 작용으로 이루어지며 수용액에서 고정된 구조이다.
⑤ 단백질의 4차 구조는 2개 이상의 폴리펩타이드가 모여 이황화 결합으로 연결된 구조이다.

전남대

068 뉴클레오티드는 생체 내에서 DNA의 구성 성분일 뿐만 아니라 다양한 기능을 수행하는데, 다음 중 뉴클레오티드의 기능이 아닌 것은?

① 에너지 저장 분자
② 전자운반체
③ 효소의 조효소 성분
④ 호르몬 성분

069 이중가닥 RNA 분자를 분석한 결과 우라실(U)의 함량이 28%인 것으로 밝혀졌다. 아데닌(A)의 함량은?

① 22%　　　　　④ 28%
② 24%　　　　　⑤ 30%

070 dna의 구조에 대한 설명으로 옳지 <u>않은</u> 것은?

① 5탄당(deoxyribose)과 질소 염기(nitrogenous base) 그리고 인산기(phosphate)로 구성된다.
② 질소 염기는 2개의 고리를 가진 피리미딘 염기인 아데닌과 구아닌, 하나의 고리를 가진 퓨린 염기인 시토신과 티민으로 구성된다.
③ 샤가프의 발견과 X선 화절 실험의 결과가 DNA 구조를 제안하는 데 결정적인 증거가 되었다.
④ 아데닌은 티민과, 구아닌은 시토신과 상보적으로 결합한다.
⑤ DNA는 2중 가닥으로 구성되며 두 가닥은 역평행하게 결합한다.

071 다음 중 핵산(nucleic acid)에 대한 일반적인 설명으로 옳지 <u>않은</u> 것은?

① 핵산을 구성하는 단량체(monomer)는 뉴클레오타이드(nucleotide)이다.
② RNA의 당은 리보스(ribose)라 불리는 5탄당이다.
③ 중합체인 폴리뉴클레오타이드는 탈수반응을 통해 단량체로부터 합성된다.
④ 중합반응이 일어날 때 폴리뉴클레오타이드의 인산기가 새롭게 추가되는 뉴클레오타이드의 수산기와 결합한다.
⑤ DNA 뉴클레오타이드는 아데닌(A), 타이민(T), 구아닌(G), 사이토신(C)의 네 가지 질소 염기 중 하나를 갖는다.

072 x선 회절법을 이용하여 dna의 구조를 밝힌 왓슨과 크릭은 같은 종류의 염기끼리 염기쌍을 이룰 수 없다고 결론지었다. 그 근거는 무엇인가?

① 동일한 염기끼리 수소결합을 할 수 없다.
② 동일한 염기끼리 염기쌍을 이루면 DNA 분자의 직경이 일정할 수 없다.
③ 동일한 염기끼리 염기쌍을 이루면 염기들이 0.34nm 떨어져서 쌓일 수 없다.
④ 동일한 염기끼리 염기쌍을 이루면 이중나선이 일정한 간격마다 한 번씩 회전할 공간이 없다.

유형 06 ▶ 현미경

연세대 23

073 다음 중 광학현미경의 최대 해상도가 약 200 나노미터인 반면, 투과전자 현미경(TEM)이 어떻게 2.0 나노미터의 해상도를 달성할 수 있는지 가장 잘 설명하는 내용은?

① 전자빔의 파장은 가시광선의 파장보다 훨씬 짧다.
② 중금속 원자로 염색하는 것은 빛 현미경 검사에 사용되는 착색 염료보다 더 높은 대비를 제공한다.
③ TEM에 의해 시각화된 표본은 광학현미경으로 관찰된 표본보다 훨씬 두껍다.
④ 전자현미경에서 사용되는 시료는 동결건조된 상태로 사용된다.
⑤ TEM 광학현미경에서 발견되는 것보다 훨씬 더 높은 품질의 유리렌즈를 사용한다.

중앙대 23

074 현미경에 대한 설명 중 옳은 것을 〈보기〉에서 모두 고른 것은?

〈보기〉
가. 현미경에서 배율이란 물체의 이미지와 그것의 실제 크기의 비율을 의미한다.
나. 해상력은 이미지가 또렷하게 보이는 정도를 의미한다.
다. 배율이 높은 렌즈일수록 시료와 렌즈의 거리는 가깝고, 상은 밝게 보인다.
라. 세포 소기관을 관찰하기 위해서는 광학현미경에서 배율이 높은 렌즈가 필요하다.

① 나, 라
② 다, 라
③ 가, 다
④ 가, 나

대구가톨릭대 13

075 다음은 현미경에 대한 설명이다. 다음 〈보기〉의 설명 중에서 옳지 <u>않은</u> 것을 모두 고르시오.

〈보기〉
가. 위상차 현미경은 살아 있는 염색되지 않은 세포의 내부 구조 관찰에 용이하다.
나. 해상력은 렌즈의 성능과 사용하는 빛의 파장에 의해 결정된다.
다. 주사전자현미경은 세포 내부 절편의 나노 크기 구조를 관찰하는데 용이하다.

① 가, 다
② 다
③ 나
④ 나, 다

유형 07 ▶ 원핵 세포와 진핵 세포

중앙대 25

076 [2.9점] 다음 중 동물세포의 세포소기관에 대한 설명으로 <u>틀린</u> 것은?

① 진핵세포의 내막계를 구성하는 미토콘드리아 (mitochondria)는 ATP 생산에 관여한다.
② 리소좀(lysosome) 내부의 낮은 pH는 효소의 활성화에 기여한다.
③ 활면소포체와 조면소포체는 표면에 존재하는 리보솜의 유무로 구분할 수 있다.
④ 골지체는 납작한 막으로 된 소낭인 시스테나(cisternae)로 이루어져 있다.

경희대 23

077 단세포인 효모와 세균을 다른 생명 영역(domain)으로 분류하는 이유는?

① 효모는 알코올 발효를 한다.
② 효모는 출아법으로 증식한다.
③ 세균은 에너지를 생산하는 미토콘드리아가 없다.
④ 세균은 핵이 없어 핵양체로 염색체를 구성 한다.
⑤ 효모와 세균의 크기가 다르다.

단국대 24

078 원핵세포와 진핵세포는 구조적 측면에서 차이를 갖는다. 다음 중 옳은 것은?

① 진핵생물의 뉴클레오솜의 단백질 구성성분인 히스톤은 세포질에서 형성된 후 핵 안으로 이동한다.
② 원핵생물은 미토콘드리아에서 ATP 합성한다.
③ 진핵생물의 전사와 번역은 동일한 세포소기관에서 발생한다.
④ 원핵생물은 인(nucleolus)를 가진다.
⑤ 진핵생물의 핵막은 mRNA 분자에 대해 선택적 투과성을 가지므로 신속하게 단백질 합성이 발생하게 만든다.

연세대 16

079 세포의 최대 크기를 결정(제한)하는 것은?

① 세포 내 소기관의 수
② 표면/부피의 비
③ 주변 세포의 수
④ 핵의 DNA의 양
⑤ 세포막의 두께

연세대 21

080 세포의 크기는 표면적-부피 비율의 한계 때문에 성장에 한계가 있다. 이러한 관점에서 볼 때 진핵세포가 원핵세포 보다 유리한 이유는?

① 진핵세포 막의 투과성이 높아 표면적-부피 비율이 작아 지더라도 물질 수송에 지장이 없다.
② 세포 내막성 소기관들이 기능적 구획을 이루고 있어 부피가 증가하더라도 활동에 지장이 없도록 표면적을 증가시켜 물질 수송을 충분히 가능하게 한다.
③ DNA는 핵 속에 있고 단백질은 세포질에서 만들어지기 때문에 커다란 세포 크기가 필수적이다.
④ 원핵세포는 genome size가 작기 때문에 세포가 작아야 한다.
⑤ 상기 ①, ②가 옳다.

연세대 19

081 다음 보기 가운데 원핵세포의 특징이 아닌 것을 모두 고르시오.

① Membrane-enclosed organelle
② Circular chromosome
③ Endoplasmic reticulum
④ Plasma membrane
⑤ Binary fission

연세대 19

082 다음 중 진핵세포에서 볼 수 없는 것을 고르시오.

① L-amino acid
② D-glucose
③ 70S ribosome
④ 80S ribosome
⑤ Peptidoglycan

연세대 13

083 구조와 기능이 잘못 연결된 것은?

① nucleolus : ribosome 생산
② lysosome : 세포 내 소화
③ ribosome : 단백질 합성
④ golgi apparatus : 세포 생성물 분비
⑤ microtubule : 근육소축

중앙대 16

084 다음은 핵의 전자투과현미경 사진이다. 구조 a에 대한 설명으로 옳은 것은?

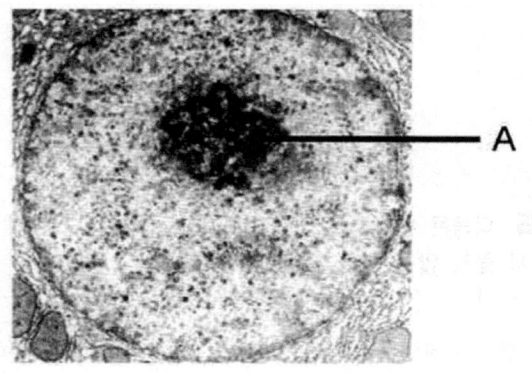

① 리보솜 RNA(rRNA)가 합성되는 장소이다.
② 운반 RNA(tRNA)가 합성되는 장소이다.
③ 전령 RNA(mRNA)가 합성되는 장소이다.
④ DNA가 복제되는 장소이다.

유형 08 ▶ 세포 소기관의 유기적 관계

연세대 24

085 세포 및 세포소기관(celluar organelle)에 대한 설명으로 맞는 것은?

① protist, fungi, archaea, animal, plant는 진핵세포로 구성되어 있다.
② 진핵세포는 원핵세포와 달리 semifluid substance 형태의 cytosol을 가지고 있다.
③ nucleus와 ER은 연결되어 있으며, 모두 double membrane으로 구성된다.
④ smooth ER은 지질 및 당단백질 생산에 관여한다.
⑤ lysosome의 효소와 membrane은 대부분 ER로부터 유래한 것이다.

연세대 23

086 세포소기관(cellular organelle) 관련 설명 중 틀린 것은?

① 핵공 복합체를 제외한 핵막 부분에는 핵막층(nuclear lamina)이 존재한다.
② Ribosomal RNA(rRNA)는 핵 내에 위치하는 인(nucleous)에서 합성된다.
③ 내막계(endomembrane system) 구성하는 요소에는 핵막, ER, Golgi, Vacuole 등이 있다.
④ 간(liver) 세포 내 rough ER 주로 해독작용(detoxification)을 담당한다.
⑤ 리소좀(lysosome)에 존재하는 효소들은 중 성조건보다 산성조건에서 높은 활성을 가진다.

연세대 23

087 세포활동 관련 설명 중 틀린 것은?

① 식물세포의 1차 세포벽은 세포막과 2차 세포벽 사이에서 보인다.
② Collagen은 동물세포의 세포외기질(extracellular matrix)을 구성하는 주요 당단백질이다.
③ 식물세포는 plasmodesmata라는 인접한 세포의 세포질과 연결되는 채널을 형성한다.
④ 동물세포의 세포간 연접(cell junctions) 중 gap junction은 인접한 세포들 사이에서 세포질 통로(cytoplasmic channels) 제공한다.
⑤ 동물세포의 tight junction은 액체가 세포층을 가로질러 이동하는 것을 방해한다.

중앙대 19

088 진핵세포의 핵에 대한 설명으로 옳지 않은 것은?

① 핵은 이중막인 핵막으로 둘러싸여 있으며 소포체와 연결되어 막 네트워크를 형성한다.
② 염색사는 체세포분열 직전 더 감겨져 광학 현미경으로 관찰될 정도로 굵은 염색체 된다.
③ 인(nucleolus)은 전령 RNA(mRNA)라고 불리는 특별한 RNA가 DNA 지침에 따라 합성되는 장소이다.
④ 핵막에는 단백질이 늘어선 핵공이 있어서 이를 통해 분자들의 이동이 조절된다.

원광대

089 핵공(nuclear pore)에 대한 설명으로 틀린 것은?

① 핵과 세포질 사이의 물질 통로이다.
② 세포질에서 합성된 단백질이 핵으로 이동하는 통로이다.
③ 핵에서 합성된 RNA가 세포질로 이동하는 통로이다.
④ 핵막 중 안쪽에 존재하는 내막에 위치한다.
⑤ 핵공에는 여러 종류의 단백질들이 복합체를 구성하고 있다.

090 그림은 세포의 구조를 나타낸 것이다. a~c는 각각 미토콘드리아, 핵, 골지체 중 하나이다. 이에 대한 설명으로 옳은 것만을 〈보기〉에서 모두 고른 것은?

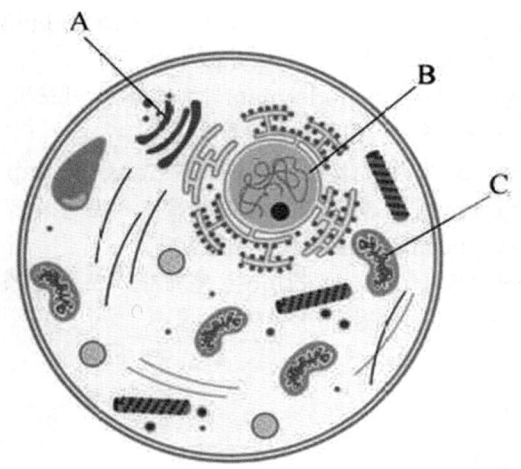

가. A는 생산, 저장, 분류 및 수송을 담당하는 소기관이다.
나. B는 DNA, RNA, 단백질 모두를 포함한다.
다. C는 단백질을 암호화하고 있는 선형 DNA를 가지고 있다.

① 가, 나, 다　　　　② 가, 나
③ 나, 다　　　　　④ 가, 다

091 다음 중 진핵세포의 세포 내 구조와 연관된 기능의 연결이 맞지 않는 것은?

① 조면소포체 - 단백질 합성
② 활면소포체 - 지질 합성
③ 골지체 - 탄수화물 합성
④ 리소좀 - 지방산 분해

092 세포 및 세포소기관(cellular organelle)에 대한 설명으로 틀린 것은?

① Lysosome은 내부효소를 사용하여 phagocytosis를 통해 세포소기관과 macromolecule을 소화하여 재활용한다.
② Central vacuole은 주로 식물 세포에서 발견된다.
③ Mitochondria와 chloroplast 모두 circular DNA 분자를 가지고 있다.
④ Peroxisome은 다양한 산화작용의 부산물로 hydrogen peroxide 생산하고 이를 water로 전환시킨다.
⑤ Collagen, proteoglycan, fibronectin 모두 extracellular matrix의 주요 구성 성분이다.

093 다음 중 세포의 구조 및 기능에 대한 설명으로 옳지 않은 것은?

① 활면소포체에서는 지질 합성 및 칼슘을 저장하고 조면소포체에서는 단백질을 합성하여 소낭에 넣어 수송한다.
② 소포체에서 이동한 단백질은 골지체에서 최초로 당수식화를 진행한다.
③ 리소좀은 세포 내 물질을 가수분해하여 세 포 내 물질을 재활용한다.
④ 미토콘드리아는 세포호흡을 통하여 ATP를 생성하고 엽록체는 빛에너지를 이용하여 광합성을 수행하며 둘 다 이중막 구조이다.
⑤ 진핵세포의 세포골격은 미세소관, 미세섬유, 중간섬유로 이루어져 있으며 근육세포의 수축은 미세섬유와 마이오신의 이동으로 이루어진다.

중앙대 18

094 동물세포에 대한 설명 중 옳은 것만을 〈보기〉에서 모두 고른 것은?

〈보기〉
가. 전사와 번역은 각각 다른 소기관에서 일어난다.
나. mRNA의 분해는 주로 엔도솜에서 일어난다.
다. 미토콘드리아에는 텔로머라제가 불필요하다.
라. 단백질은 조면 소포체에서 당화 과정을 거치게 된다.

① 가, 나, 다 　　　　② 가, 나, 라
③ 가, 다, 라 　　　　④ 나, 다, 라

동국대 약대 25

095 [2점] 다음은 세균과 진핵세포의 전사 및 번역 과정을 비교한 것이다. 이에 대한 설명으로 옳은 것만을 〈보기〉에서 있는 대로 고른 것은?

〈보기〉
ㄱ. 세균은 전사와 번역이 동시에 진행될 수 있다.
ㄴ. 진핵세포의 경우 인트론을 제거하는 스플라이싱이 세포질에서 진행된다.
ㄷ. 진핵세포의 경우 mRNA의 3′ 말단에 메틸 구아노신(methyl guanosine)을 추가해 안정성을 부여한다.

① ㄱ 　　　　② ㄱ, ㄴ
③ ㄱ, ㄷ 　　　　④ ㄴ, ㄷ
⑤ ㄱ, ㄴ, ㄷ

유형 09 ▶ 물질의 합성과 수송 (내막계체계)

연세대 23

096 진핵세포에서 세포 밖으로 분비될 목적으로 새로 합성되는 단백질은 일반적으로 아래에 나열된 경로 중 어떤 경로를 따르는가?

① Rough ER - Golgi - transport vesicle - nucleus
② Golgi - Rough ER - lysosome - transport vesicle - plasma membrane
③ Rough ER - Golgi - transport vesicle - plasma membrane
④ Rough ER - lysosome - transport vesicle - plasma membrane
⑤ Rough ER - autophagosome - transport vesicle - plasma membrane

전남대 약대 24

097 소포체에 대한 설명으로 옳은 것을 모두 고르시오.

ㄱ. 대부분의 지질합성이 일어나는 소기관이다.
ㄴ. 세포막으로 물질 전달하는 최종관문이다.
ㄷ. 면역세포에서는 식작용에 주요한 역할을 한다.
ㄹ. 근육수축에 필요한 대부분의 칼슘이온을 제공한다.

① ㄱ, ㄴ 　　　　② ㄴ, ㄷ
③ ㄱ, ㄹ 　　　　④ ㄱ, ㄷ, ㄹ
⑤ ㄱ, ㄴ, ㄷ, ㄹ

충남대 약대 24

098 단백질 결합 수용체(GPCR)은 세포 신호전달에서 중요한 역할을 하는 세포막 단백질이다. 세포소기관 중 GPCR 단백질이 3차원 형태로 접하는 곳은?

① 리소좀
② 엽록체
③ 조면소포체
④ 활면소포체
⑤ 미토콘드리아

099 [2점] 조면소포체와 골지체를 거치면서 다양한 단백질이 만들어진다. 이 단백질들이 수행하는 기능의 예로 옳지 <u>않은</u> 것은?

① ATP로부터 cAMP의 생성을 매개한다.
② 세포에 독성을 지닌 H_2O_2를 H_2O로 분해한다.
③ 항원과 결합하여 중화작용을 매개한다.
④ 세포 내로 섭취한 물질들의 당 결합을 끊는다.
⑤ Na^+의 농도구배에 역행하여 Na^+을 세포 밖으로 배출한다.

100 다음 〈보기〉에서 내막계(endomembrane system) 세포 내 소기관을 모두 고른 것은?

ㄱ. 미토콘드리아
ㄴ. 소포체
ㄷ. 액포
ㄹ. 핵
ㅁ. 퍼옥시좀
ㅂ. 리소좀
ㅅ. 리보솜

① ㄴ, ㄹ, ㅂ
② ㄴ, ㄷ, ㄹ, ㅂ
③ ㄴ, ㄹ, ㅁ, ㅅ
④ ㄴ, ㄷ, ㄹ, ㅁ, ㅂ
⑤ ㄱ, ㄴ, ㄷ, ㄹ, ㅅ

101 다음 중 각종 약물에 대한 내성의 원인으로서 가장 적합한 현상을 고르시오.

① 퍼록시좀의 발달
② 미토콘드리아의 퇴화
③ 리소좀의 파괴
④ 활면소포체의 발달
⑤ 액포의 소멸

102 리보솜이 풍부한 세포로 가장 적절한 것을 고르시오.

① 세포를 분해하는 대식세포
② 피부의 멜라닌 세포를 생성하는 멜라닌 형성세포
③ 운동선수의 허벅지 근육 세포
④ 분해에 관한 일을 하는 세포
⑤ 소화효소를 분비하는 이자 세포

103 다음은 진핵세포의 세포소기관을 나타낸 모식도이다.

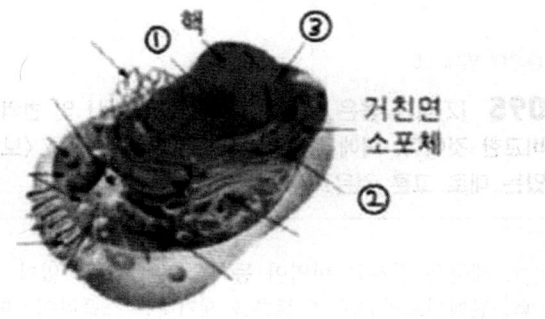

①, ②, ③은 인, 리보솜, 핵공 중 하나이다. 옳은 〈보기〉를 모두 <u>고르시오.</u>

〈보기〉
ㄱ. ①은 리보솜을 합성하는 기관이다.
ㄴ. ②는 분비단백질을 합성한다.
ㄷ. mRNA가 핵에서 세포질로 이동할 때 ③을 통해 이동한다.

① ㄱ
② ㄱ, ㄴ
③ ㄱ, ㄷ
④ ㄱ, ㄴ, ㄷ

104 세포에서 일어나는 다음과 같은 생리현상 중 소낭이 관여하지 <u>않는</u> 것은?

① 고에너지 화합물 전달
② 신경전달물질의 분비
③ 세포막의 성장 및 유지
④ 막 단백질의 수송

원광대 21

105 다음 중 활면소포체의 가능이 아닌 것은?

① 스테로이드 호르몬의 합성
② 인지질의 합성
③ 알코올의 해독작용
④ 칼슘 이온의 저장
⑤ 분비단백질의 합성

중앙대 21

106 다음 중 조면 소포체가 가장 많이 관찰되는 세포는 무엇인가?

① 소화관 내벽의 상피세포
② 사람의 허벅지 근육세포
③ 에스트로겐을 생산하는 난소세포
④ 항체를 생산하는 형질세포

중앙대 20

107 그림은 동물세포의 일반적인 단면도를 나타낸 것이다.

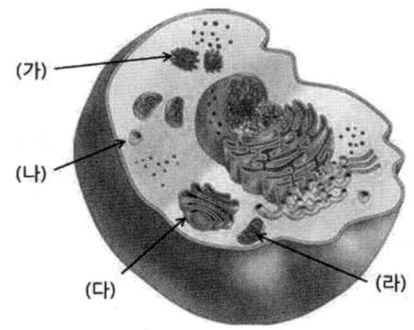

(가)~(라)는 미토콘드리아, 골지체, 퍼옥시좀, 중심체 중 하나이다. 이에 대한 설명으로 옳지 <u>않은</u> 것은?

① (가)는 세포 내에 한 쌍씩 존재하고, 3개의 미세섬유가 한 단위가 되어 9세트로 배열되어 있다.
② (나)에는 다양한 물질과 반응하여 과산화수소를 생성하는 효소와 이를 물로 바꾸어주는 효소가 존재한다.
③ (다)는 단백질 운반에 관여하는 소기관으로 이곳에서 다당류들이 만들어진다.
④ (라)에는 리보솜이 존재하여 단백질이 합성될 수 있으며, (라)의 내막에는 원형 DNA가 붙어 있다.

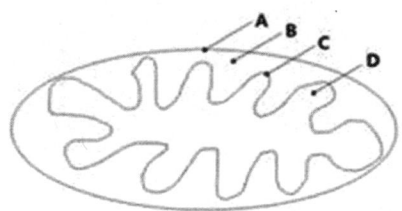

유형 10 ▶ 에너지 전환

동국대 약대 25

108 [2점] 그림은 미토콘드리아의 구조를 모식도로 나타낸 것이다.

세포내 공생설은 진핵세포의 소기관인 미토콘드리아의 기원을 설명하기 위한 유력한 가설이다. 이 가설에 따르면 미토콘드리아는 호기성 세균이 숙주세포의 내부공생체로 진화한 것이다. 미토콘드리아의 특성에 대한 설명 중 세포내공생설을 지지하는 것으로 옳은 것만을 〈보기〉에서 있는 대로 고른 것은?

〈보기〉
ㄱ. A가 C보다 원핵세포의 원형질막과 유사하다.
ㄴ. 미토콘드리아와 호기성세균을 pH가 높은 염기성 용액에 넣으면 ATP가 합성된다.
ㄷ. D에는 70S의 리보솜이 있어서 독자적으로 일부 단백질을 생산한다.

① ㄱ   ② ㄴ
③ ㄷ   ④ ㄱ, ㄷ
⑤ ㄱ, ㄴ, ㄷ

고려대 20

109 미토콘드리아와 색소체의 내부 공생 기원을 지지하는 증거가 아닌 것을 고르시오.

① 두 개의 막
② 원형 DNA 분자
③ DNA 히스톤 결합하고 있지 않음
④ 자체 DNA 전사, 번역 기구 가지고 있음
⑤ 세포 내에서 모양이 변하기도 하고, 이동하기도 함

110 그림은 ATP를 생성하는 세포 내 소기관의 전자 투과 현미경 사진이다.

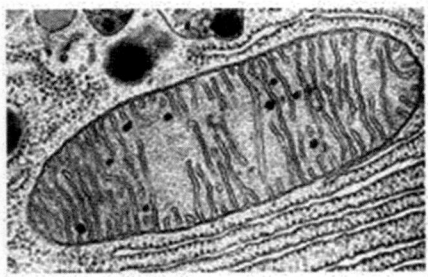

이에 대한 설명으로 옳은 것은?

① 내막(inner membrane)에 ATP synthase가 위치한다.
② 선형 DNA 구조를 가지고 있어 고유한 유전자를 보유한다.
③ 해당 작용을 통해 포도당 1분자가 피루브산 1분자를 형성한다.
④ 스트로마에서 ADP와 NADP+를 틸라코이드 막으로 되돌린다.

111 다음 중 세포 내 소기관인 미토콘드리아와 핵의 공통점으로 옳은 것을 모두 고르시오.

〈보기〉
가. 이중막으로 둘러싸여 있다.
나. 에너지를 생산한다.
다. 유전정보를 가지고 있다.

① 가, 나
② 가, 다
③ 나, 다
④ 가, 나, 다

112 다음은 어떤 세포에서 관찰되는 세포소기관이다. 이들의 공통점으로 옳은 것을 고르면?

〈보기〉
핵, 미토콘드리아, 엽록체, 리보솜

① RNA가 들어있다.
② 막으로 싸여있다.
③ ATP 생산 능력이 있다.
④ 자기 복제 능력이 있다.

113 [2.5점] 그림은 동물 및 식물 세포에서 공통적인 ATP 생산 방식을 나타낸 것이다. B는 막(membrane)을, A와 C는 B에 의해 구분된 두 공간을 의미한다.

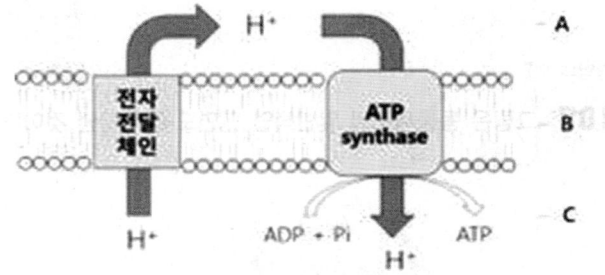

이에 대한 설명으로 옳은 것만을 〈보기〉에서 있는 대로 고른 것은?

〈보기〉
ㄱ. 식물 세포의 경우 A는 틸라코이드 내강(lumen)에 해당한다.
ㄴ. 동물 세포의 경우 B는 크리스테(cristae) 구조를 가진다.
ㄷ. 동물 세포의 경우 C는 미토콘드리아의 기질(matrix)에 해당한다.

① ㄱ
② ㄱ, ㄴ
③ ㄱ, ㄷ
④ ㄴ, ㄷ
⑤ ㄱ, ㄴ, ㄷ

유형 11 ▶ 물질의 분해와 저장

고신대 23

114 다음 중 세포 내부로 들어온 물질에 대한 분해 작업을 하는 것은?

① 골지체
② 소포체
③ 엔도좀
④ 퍼옥시좀
⑤ 리소좀

원광대 24

115 리소좀은 세포 내로 들어온 물질을 분해하는 기관이다. 다음 중 리소좀에 대한 설명으로 옳은 것을 모두 고르시오.

〈보기〉
ㄱ. 막구조가 융합된다.
ㄴ. 리소좀의 specific 효소는 소포체에서 생산된다.
ㄷ. H^+펌프를 이용해 리소좀 내 염기성 환경을 유지하고, 효소 활성을 유지한다.

① ㄱ
② ㄴ
③ ㄱ, ㄴ
④ ㄱ, ㄷ
⑤ ㄱ, ㄴ, ㄷ

충북의대 24

116 Lysosome에 대한 설명이 아닌 것은?

① 약산성에서 활성이 증가하는 효소를 가지고 있다.
② Pinocytosis와 무관하다.
③ 세포 내의 물질은 이중막인 autophagosome에 들어있다가 lysosome과 융합한다.
④ ATP를 사용하는 H^+ pump를 사용하여 내부를 약산성으로 유지한다.

중앙대 24

117 모든 세포에서 공통적으로 나타나는 여러 가지 기본 특징을 〈보기〉에서 모두 고른 것은?

가. 세포는 모두 원형질막에 의해 둘러싸여 있다.
나. DNA 형태로 유전자를 수반하는 염색체를 갖는다.
다. 리소좀에서 단백질을 합성한다.

① 가, 나, 다
② 가, 나
③ 나, 다
④ 가, 다

원광대

118 다음 중 어느 것이 지질분해 효소의 결핍으로 어린이의 신경계 퇴화와 조기사망을 일으키는가?

① 겸상적혈구 빈혈증
② 테이-삭스병
③ 폼페병
④ 페닐케톤뇨증
⑤ 낭포성 섬유증

연세대 19

119 Autophagy는 엉김현상을 일으킨 손상된 단백질과 오래되고 손상된 세포 소기관을 제거한다. 그러므로 autophagy가 감소하면 많은 생물학적 문제가 생긴다. 다음 보기 가운데 autophagy와 가장 연관이 깊은 것은?

① Smooth ER
② Rough ER
③ Peroxisome
④ Lysosome
⑤ Golgi apparatus

중앙대 17

120 세포 내 소기관에 대한 설명이 잘못 연결된 것은?

① 골지체 - 핵막과 근접해 있으며 단백질 합성장소로 사용된다.
② 활면소포체 - 근육세포에서 특성화되어있고 칼슘 이온을 저장한다.
③ 액포 - 보통 식물세포에서 가장 큰 부분을 차지하며, 유기화합물을 보존할 수 있다.
④ 퍼옥시좀 - 지방산을 산화시키고, 과산화수소를 물로 바꿔주는 효소가 있다.

중앙대 25

121 [3.6점] 아래 그림은 각각 세포골격을 나타낸 것이다. A~C는 중간섬유, 미세섬유, 미세소관 중 하나이다.

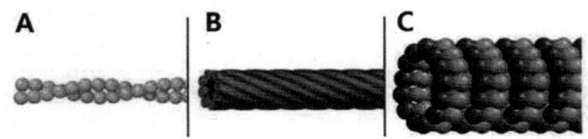

이에 대한 설명 중 옳은 것만 〈보기〉에서 고른 것은?

〈보기〉
가. A는 근육의 수축 운동과 세포질 분열 과정의 수축환 형성에 필요하다.
나. B는 핵과 여러 세포소기관을 고정하며, 반영구적인 세포골격이다.
다. C는 방추사를 구성하는 세포골격으로 세포에 따라 케라틴 등의 여러 단백질로 구성된다.

① 가, 나
② 가, 다
③ 나, 다
④ 가, 나, 다

중앙대 24

122 다음 중 세포골격의 구성 물질과 그 기능에 대한 설명으로 틀린 것은?

① 미세소관은 세포의 형태를 유지하고 세포소기관의 이동에 관여한다.
② 중간섬유는 핵과 여러 소기관의 고정에 관여하며 핵막층을 형성한다.
③ 미세섬유는 세포 분열 시 염색체의 이동에 관여한다.
④ 미세소관의 특이한 배열은 섬모와 편모의 운동과 관련이 있다

중앙대 23

123 세포에 물질 x를 처리한 후, 단백질의 이동 경로를 추적하는 실험을 하여 다음과 같은 결과를 얻었다. 물질 x의 기능은 무엇인가?

가. 물질 x가 처리된 세포의 미토콘드리아는 대조군에 비해 한쪽으로 치우쳐 있다.
나. 물질 X가 처리된 세포에서 새롭게 합성된 단백질은 대부분 세포 중앙에 머물러 있다.
다. 물질 X가 처리된 세포에서 새롭게 만들어진 단 백질의 3차원 구조는 정상적이다.
라. 물질 X가 처리된 세포는 대조군에 비하여 분열 속도가 느리다.

① 리소좀 활성을 저해 시킨다.
② 미세소관의 중합 반응을 저해 시킨다.
③ 소포체의 활성을 저해 시킨다.
④ 미세섬유의 중합 반응을 저해 시킨다.

중앙대 23

124 세포골격 단백질의 기능을 설명한 것 중 틀린 것은?

① 미세소관은 이합체로 구성되어 있으며 동물세포와 식물세포에서 미세소관을 조직화하는 방법(수단)은 다르다.
② 미세섬유는 세포의 장력을 견디게 해준다.
③ 중간섬유는 세포의 장력을 유지하는 데 관여하며, 모든 진핵세포에서 관찰된다.
④ 미세섬유는 세포와 외부기질의 부착에 의한 신호전달에 관여한다.

고신대 23

125 세포골격을 이루는 필라멘트 중에서 가장 단단하며 이온성 유기용매에 의해서도 파괴되지 않는 것은?

① microtubule
② actin filament
③ tubulin filament
④ intermediate filament
⑤ collagen

대구카톨릭대 23

126 다음 〈보기〉중 세포와 관련된 설명으로 옳은 것은?

> 〈보기〉
> ㄱ. 편모에는 키네신이 작용해서 운동성을 가진다.
> ㄴ. 미오신은 골격근육에서만 발견되는 운동단백질이다.
> ㄷ. 핵과 소포체의 막은 이어져 있지 않다.

① 없음   ② ㄱ
③ ㄴ   ④ ㄷ
⑤ ㄱ, ㄴ   ⑥ ㄱ, ㄷ
⑦ ㄴ, ㄷ   ⑧ ㄱ, ㄴ, ㄷ

연세대 미래대 23

127 정단 원형질막(apical membrane)과 측면 원형질막(lateral membrane) 등 세포의 극성을 구분해주는 연접의 이름은 무엇인가?

① 밀착연접(tight junction)
② 부착연접(adherens junction)
③ 연락연접(gap junction)
④ 데스모좀(desmosome)

연세대 23

128 세포골격(cytoskeleton) 관련 설명 중 틀린 것은?

① 세포골격을 구성하는 주요한 형태는 미세소관(microtubule), 미세섬유(microfilament), 중간섬유(intermediate filament)이다.
② 대식세포(macrophage)는 cell crawling에 의하여 이동할 때 미세소관의 성장에 의한 위족(pseudopodia) 확장을 통해 이동한다.
③ 편모(flagella)와 섬모(cilia)형성에 중요한 세포골격 구성 단백질은 tubulin이다.
④ 편모와 섬모 모두 구부림에 dynein이라는 운동 단백질이 관여한다.
⑤ 세포분열시 염색체의 이동에 미세소관이 관여한다.

강원대 약대 24

129 세포뼈대(cytoskeleton)에 대한 설명으로 옳은 것은?

> 〈보기〉
> ㄱ. 운동 단백질(motor protein)과 관련 없다.
> ㄴ. 미세소관은 중심체와 관련된다.
> ㄷ. 미세섬유는 액틴 단백질로 구성된다.
> ㄹ. 중간섬유가 중심체, 미세섬유 연결한다.

① ㄱ, ㄴ   ② ㄴ, ㄷ
③ ㄱ, ㄴ, ㄷ   ④ ㄴ, ㄷ, ㄹ
⑤ ㄱ, ㄴ, ㄷ, ㄹ

건양대 24

130 키네신(kinesin)과 디네인(dynein)이 작용하는 세포골격은?

① 미세섬유   ② 중간섬유
③ 미세소관   ④ 미오신
⑤ 스펙트린

충북약대 24

131 세포외 기질의 주성분이고 동물조직에서 가장 풍부하며, 20가지 이상의 다양한 종류가 있는 단백질은?

① 케라틴(keratin)
② 콜라겐(collagen)
③ 콘드로이틴(chondroitin)
④ 피브로넥틴(fibronectin)

132 피부 진피세포CO_2. 배양기에서 배양할 때 필요한 세포 배양분의 성분은 HEPES, 포도당, 글루타민, 아미노산, 비타민, $NaHCO_3$, 페니실린, 스트렙토마이신, 소(bovine) 태아 혈청, 페놀레드이다. 다음 〈보기〉에서 옳은 것을 있는 대로 고른 것은?

성분	농도
HEPES	2.5 mM
글루타민	2.4 mM
$NaHCO_3$	22 mM
페니실린	40 U/ml
스트렙토마이신	40 μg/ml
영양 칵테일	12%
소의 태아혈청(FBS)	10%
페놀 레드	0.00012%

ㄱ. 세포의 생장 속도와 배양액 성분 중 태아 혈청 농도는 반비례한다.
ㄴ. 글루타민은 세포 내 광합성 원료 및 에너지원으로 사용된다.
ㄷ. 페놀 레드는 pH 조절용 완충제 역할을 한다.

① ㄱ
② ㄴ
③ ㄷ
④ ㄱ, ㄴ
⑤ ㄴ, ㄷ

133 동물세포와 식물세포의 특성에 대한 설명으로 옳은 것을 모두 고르시오.

〈보기〉
가. 식물세포의 액포는 동물세포의 리소좀과 같은 기능을 한다.
나. 동·식물세포에서 세포 분열시 방추사가 형성되는 장소는 다르다.
다. 생체에너지의 생성은 동물세포는 미토콘드리아에서, 식물세포는 엽록체에서 일어난다.

① 가, 나
② 나, 다
③ 가, 다
④ 가, 나, 다

134 세포골격(cytoskeleton)에 관한 〈보기〉의 설명 중에서 옳지 않은 것을 모두 고르시오.

〈보기〉
가. 세포골격(cytoskeleton) 중에서 중간섬유(intermediate fillament)는 소낭(vesicle)의 이동통로로 사용된다.
나. Collagen과 fibronectin은 세포골격(cytoskeleton)의 주요 구성성분이다.
다. 콜히친(colchicine)은 미세소관(microtubule)의 기능을 억제한다.
라. 간극연접(Gap junction) 통하여 세포와 세포 사이에 신호전달이 이루어질 수 있다.

① 가, 나
② 다, 라
③ 가, 나, 다
④ 나, 다, 라
⑤ 가, 나, 다, 라

135 섬유형태의 세포골격 구성물질인 미세소관, 미세섬유, 중간섬유 중에서 섬모(cillia)를 이루는 섬유에 대한 설명으로 옳은 것만을 〈보기〉에서 모두 고른 것은?

가. 근육수축에 관여한다.
나. 세포분열 시 염색체 이동에 관여한다.
다. 죽은 피부세포에 가장 많이 남아있는 종류의 단백질로 구성된다.

① 없음
② 가
③ 나
④ 다
⑤ 가, 나
⑥ 가, 다
⑦ 나, 다
⑧ 가, 나, 다

136 세포골격에 관한 설명 중 맞는 것은?

① 핵의 라민층을 구성하는 세포골격은 미세필라멘트이다.
② 섬모는 미세소관 "9+2" 배열을 보인다.
③ 액틴 필라멘트 형성에 문제가 있으면 수포성 박리층이 나타난다.
④ 세포질 분열이 일어날 때 중간필라멘트가 수축환을 형성한다.
⑤ 수송 소낭은 세포 내의 중간필라멘트를 따라 이동한다.

중앙대 18

137 세포골격에 대한 설명으로 옳지 <u>않은</u> 것은?

① 튜불린 중합체인 미세소관은 세포분열 시 염색체의 이동에 관여한다.
② 섬모는 미세소관의 "9+2" 구조를 이루며, 세포 운동성과 세포 간 신호전달에 관여한다.
③ 미세섬유는 단백질 소단위체인 액틴으로 구성되며, 근육의 수축과 장내 융모의 형성에 관여한다.
④ 중간섬유는 젤라틴이 포함되는 섬유성 소단위로 구성되며, 소기관의 고정에 관여한다.

중앙대 15

138 세포 내 골격기관은 세포의 형태 유지 및 물질 이동과 세포 분열에 중요한 역할을 한다. 세포 골격계를 대표하는 아래 세 종류의 세포골격 섬유에 대한 설명 중 옳지 <u>않은</u> 것을 고르시오.

(가) 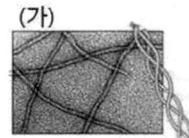 (나) 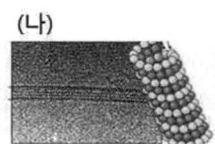 (다)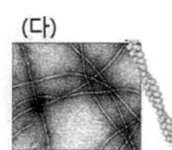

① (가)는 중간섬유(intermediate filament)로 주로 세포의 모양을 견고하게 하고 일부 세포소기관을 고정시키는 작용을 한다.
② (나)는 미세소관(microtubule)으로 튜불린(tubulin)이라 불리는 구형 단백질로 구성되어 있으며 섬모와 편모의 주요 구성요소이기도 하다.
③ (다)는 액틴 섬유(actin filament)로 세포 안에서 핵의 위치를 잡아주며 골지체에서 운반 소포를 안내한다.
④ 액틴 섬유는 지속적으로 파괴되고 재조립되는 반면에 중간섬유는 보다 반영구적인 구조를 지닌다.

연세대 13

139 숨을 쉴 때 먼지가 폐에 잘 들어가고 남자의 경우, 불임인 유전병을 발견하였다. 가설을 세운다면 다음의 어떤 내용이 타당할까?

① mitochondria(미토콘드리아)의 효소가 고장났다.
② actin(액틴)이 고장 나서 미세소관에 결함이 있다.
③ 세포골격 단백질에 결함이 있어 섬모가 움직이지 않는다.
④ 가수분해효소가 없다.
⑤ 분비되는 단백질이 모자란다.

연세대 19

140 다음 설명 가운데 진핵세포의 편모와 관계가 없는 것은?

① Flagellin
② ATP
③ Microtubule
④ 9+2
⑤ Dynein

경희대 21

141 다음 〈보기〉 중에서 동일한 세포골격계가 사용되는 현상을 모두 고른 것은?

〈보기〉
ㄱ. 장세포에서 미세융모를 구성하는 핵심물질
ㄴ. 식물세포에서 원형질 유동(cytoplasmic streaming)
ㄷ. 자매염색분체(sister chrmomatid) 분리
ㄹ. 세포질 분열(cytokinesis)
ㅁ. 섬모와 편모의 운동

① ㄱ, ㄴ, ㄷ, ㄹ, ㅁ   ② ㄱ, ㄴ, ㄹ, ㅁ
③ ㄱ, ㄴ, ㄹ   ④ ㄱ, ㄷ, ㅁ
⑤ ㄱ, ㄷ

중앙대 16

142 다음 중 디네인(dynein) 유전자에 이상이 생긴 경우 나타나는 현상으로 올바른 것을 모두 고른 것은?

〈보기〉
가. 정자의 운동성이 떨어진다.
나. 호흡기관 내벽의 먼지를 내보내는 데 어려움을 겪는다.
다. 세포분열 때 염색체의 분리가 잘 일어나지 않는다.

① 가, 나, 다   ② 가, 나
③ 가, 다   ④ 나, 다

143 세포골격을 방해하는 물질 중에서, polymerized microfilament의 plus end에서의 중합을 억제하는 것은?

① Colchicine
② Cytochalasin
③ Nocodazole
④ Phalloidin
⑤ Taxol

144 세포골격 단백질(cytoskeleton)에 대한 설명으로 옳은 것을 〈보기〉에서 있는 대로 고른 것은?

〈보기〉
가. 비멘틴과 라민과 같은 골격단백질은 세포의 이동에 관여하는 골격단백질과 같은 group에 속한다.
나. 콜히친과 Taxol에 의해 형성과 분해가 조절되는 것은 미세섬유이다.
다. 디네인에 결합된 소낭은 세포막 방향으로 이동된다.

① 없음   ② 가
③ 나   ④ 다
⑤ 가, 나   ⑥ 가, 다
⑦ 나, 다   ⑧ 가, 나, 다

145 진핵세포에 존재하는 섬모와 편모의 구조와 기능에 대한 설명으로 옳은 것을 〈보기〉에서 있는 대로 고른 것은?

〈보기〉
가. 편모와 섬모의 세포막 지지체인 기저체의 구조는 중심립과 구조적으로 유사하다.
나. 세포 밖으로 돌출된 편모에는 미세소관의 3합체 구조로 구성된 9+2 구조를 하고 있다.
다. 편모와 섬모의 운동은 외부 미세소관과 중심부 미세소관 사이에 연결된 키네신의 운동에 의해 발생한다.

① 없음   ② 가
③ 나   ④ 다
⑤ 가, 나   ⑥ 가, 다
⑦ 나, 다   ⑧ 가, 나, 다

146 피부에 물집이 생기고 벗겨져 버리는 수포성 표피 박리증(epidermdysis bullosa)이라는 병은 어떤 세포골격이 잘못되었을 때 나타나는 병인가?

① 미세소관
② 미세필라멘트
③ 미오신
④ 중간필라멘트

147 동물 상피세포의 여러 가지 세포연접에 대한 설명 중 옳지 <u>않은</u> 것은?

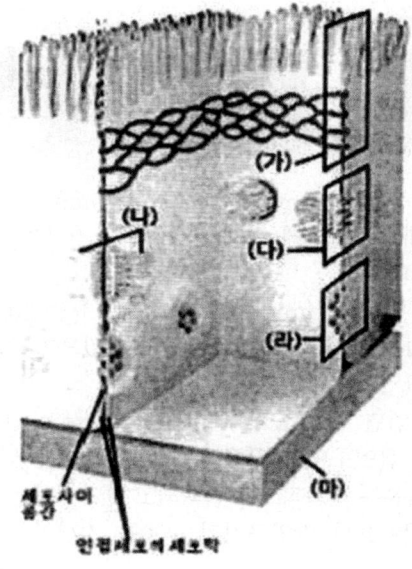

① (가)는 물도 통과시키지 않은 불투과성을 나타낸다.
② (나)는 액틴 필라멘트로 구성되어 있다.
③ (다)는 가장 강력한 접착점을 형성하여 세포끼리 연결시켜 준다.
④ (라)는 세포사이의 물질 이동통로로서 코넥신(connexin)으로 구성되어 있다.
⑤ (마)는 세포외기질로서 콜라겐이 주성분이다.

영남대09

148 밀착연접(tight junction)에 대한 설명으로 맞는 것은?

> 가. connexon이란 단백질로 구성되어 있다.
> 나. 세포 사이에 물의 투과를 막는다.
> 다. 세포골격을 이루는 단백질과 연결되어 있다.
> 라. 뇌혈관장벽(blood-brain barrier)의 핵심 요소이다.

① 가, 다   ② 가, 라
③ 나, 다   ④ 나, 라
⑤ 다, 라

연세대 21

149 동물 세포의 세포 외 기질(Extracellular matrix) 및 세포 간 연접에 대한 설명으로 옳지 <u>않은</u> 것은?

① 세포 외 기질의 주요 구성성분인 당단백질은 세포에서 분비된 탄수화물을 포함한 분자로 세포의 부착, 지지, 이동에 관여한다.
② 동물에 가장 많은 당단백질은 콜라겐이다.
③ 콜라겐 섬유는 다른 종류 당단백질인 펙틴이 그물처럼 짜여진 곳에 들어가기 쉽다.
④ 피브로넥틴 포함, 여러 세포외 기질 단백질은 세포막 인테그린 세포 표면 단백질에 결합되어 있다.
⑤ 세포연접에는 밀착연접, 데스모좀, 간극연접이 있다.

유형 13 ▶ 세포막의 구조와 특성

경희대 25

150 다음 〈보기〉에서 세포의 신호 수용과 전달과정에 대한 설명으로 옳은 것을 모두 고른 것은?

> 〈보기〉
> ㄱ. GPCR(G protein-coupled receptor)이 활성화되면 G 단백질이 결합하고, 그 결과 G 단백질에 결합된 GTP가 GDP로 교환되어 G 단백질이 활성화된다.
> ㄴ. 신호분자(ligand)가 RTK(receptor tyrosine kinase)에 결합하면 구조적으로 변형되어 두 개의 RTK가 서로 결합하게 되면서 인산화를 통한 신호전달 경로가 활성화된다.
> ㄷ. 알도스테론(aldosterone)은 세포막 수용체와 결합한 후 핵으로 이동하여 특정한 유전자의 발현을 촉진한다.
> ㄹ. 서로 다른 종류의 세포는 각기 다른 단백질 세트를 가지고 있어, 동일한 신호분자에 대해 서로 다른 반응을 보일 수 있다.

① ㄱ, ㄴ   ② ㄱ, ㄹ
③ ㄱ, ㄴ, ㄹ   ④ ㄴ, ㄹ
⑤ ㄴ, ㄷ, ㄹ

연세대 23

151 세포막(cell membrane) 조성 관련 설명 중 맞는 것은?

① Saturated fatty acid가 많은 세포막일수록 더 유동적이다.
② 동물세포의 세포막에서 인지질 분자들 사이에 끼워져있는 steroid cholesterol은 따뜻한 온도에서 인지질의 이동을 촉진한다.
③ CO_2가 small ion보다 인지질 이중층을 통해 확산(diffusion)될 가능성이 더 크다.
④ 물 분자는 인지질 이중층을 통해 빠르게 확산될 수 있다.
⑤ 세포막에 존재하는 단백질 중 peripheral protein은 막의 소수성 내부로 들어가 있다.

152 세포막(cell membrane)의 기능 관련 설명 중 맞는 것은?

① Sodium-Potassium pump는 ATP hydrolysis로부터 얻은 에너지를 사용하여 Na^+이온은 세포안으로, K^+이온은 세포밖으로 이동시킨다.
② Membrane potential은 세포막을 가로지르는 전압을 가리키며, 일반적으로 세포 바깥쪽이 세포질 안쪽에 비해서 음전하(negative charge)를 띠고 있다.
③ 능동수송(active transport)을 유도하는 힘은 concentration gradient이다.
④ 아메바는 receptor-mediated endocytosis를 통해 세균 세포를 집어삼킨다.
⑤ 막탄수화물(membrane carbohydrate)은 지질(lipid)과 공유결합하여 glycolipid를 형성한다.

153 다음 중 막단백질의 기능이 아닌 것은?

① 외부 환경과의 화학물질 교환 조절
② 세포 내부와 외부 사이의 선택적 투과성 조절
③ 세포외 기질과 세포 골격의 부착 조절
④ 세포막의 유동성 조절

154 세포막 단백질 중 세포막을 관통하는 단백질의 경우 소포체에서 합성된 후 골지체를 거쳐서 세포막까지 이동한다. 또한, 이 막단백질의 세포외 기질과 맞닿아 있는 부위는 당화가 되어 있다. 그렇다면 이 세포막 단백질의 당화는 세포내 소기관 중 어디에서 일어났을까?

① 리보좀
② 소포체 내강
③ 소포체막
④ 소낭

155 수용체의 결함 또는 결실 때문에 세포내 섭취작용(endocytosis)의 비정상적 조절로 야기되는 대표적인 질병은?

① 고콜레스테롤혈증
② 악성종양
③ 심근경색
④ 류마티스 관절염

156 동물세포에서 물질의 수송에 대한 설명으로 옳은 것을 모두 고르시오.

① Na^+는 세포안으로 수동수송된다.
② Na^+는 세포밖으로 능동수송된다.
③ Ca^{2+}를 세포밖으로 내보내는 것은 능동수송이다.
④ 포도당은 세포안으로 수동수송된다.

157 어떤 단백질에 알라닌, 발린, 류신, 이소류신, 프롤린이 많은데 이 부분에 대한 설명 중 옳은 것을 모두 고르시오.

① 단백질 안쪽에서 발견된다.
② 친수성이다.
③ 다른 단백질과 결합하는 부위이다.
④ 내재성 막단백질의 막관통 부위를 구성한다.

고신대 23

158 세포막의 유동성과 관련하여 **틀린** 것은?

① 인지질은 물에서 이중층을 형성한다.
② 인지질의 좌우유동성이 상하유동보다 빈번히 나타난다.
③ 막 구성에 따라 유동성의 특성이 달라진다.
④ 인지질에 인산화가 일어난다.
⑤ 안쪽에만 존재하는 인지질 종류가 있다.

고신대 23

159 단백질이 존재하지 않는 지질막 이중층을 통과할 때 그 속도가 가장 빠른 것은 무엇인가?

① 에탄올　　　　　② 산소
③ NaCl　　　　　④ 포도당
⑤ 아미노산

동덕여대 약대 24

160 세포막에 대한 설명으로 옳은 것을 모두 고른 것은?

ㄱ. 세포 속의 인지질은 수평 이동할 수 있다.
ㄴ. 세포막의 인지질 이중층은 대칭적 구조이다.
ㄷ. 지질의 포화지방산은 유동적인 막을 만든다.
ㄹ. 인지질은 양친매성 분자이다.
ㅁ. 지질이중층 내부와의 친화력은 내재성 막단백질이 표재성 막단백질보다 크다.

① ㄱ, ㄴ　　　　　② ㄴ, ㄷ
③ ㄴ, ㄹ　　　　　④ ㄱ, ㄹ, ㅁ
⑤ ㄴ, ㄷ, ㅁ

충북대 의대 24

161 Mosaic model에 의하면 세포막의 주요 성분은?

① 지질과 탄수화물
② 지질과 단백질
③ 핵산과 지질
④ 핵산과 탄수화물
⑤ 탄수화물과 단백질

연세대 미래 24

162 다음의 생물체들 중에서 세포막이 함유한 불포화 인지질의 비율이 가장 높을 것으로 기대되는 것은?

① 남극의 물고기
② 사막의 뱀
③ 사람
④ 100℃ 온천에 서식하는 호열성 박테리아

동의대 한의대 24

163 세포막에 대한 설명으로 옳지 **않은** 것을 고르시오.

① 세포막은 친수성, 소수성을 띄는 이중층으로 이루어져 있다.
② 세포막은 세포 형태 유지, 외부로부터 보호를 담당한다.
③ 세포막을 구성하는 물질 중 콜레스테롤은 막의 유동성에 관여한다.
④ 세포막을 구성하는 물질 중 막단백질은 비극성 물질의 이동에 관여한다.
⑤ 호르몬의 수용체가 위치한다.

건양대 24

164 세포막의 유동성에 영향을 주는 요인을 모두 고르시오.

① 온도
② 지방산의 길이
③ 불포화지방산의 비율
④ 막 탄수화물
⑤ 내재 단백질의 양

충북대 약대 24

167 인지질은 생체막의 안정성을 유지하기 위해 새롭게 합성된다. 이렇게 새로 합성된 일부 인지질은 효소에 의하여 생체막 이중층의 외강에서 내강으로 이동이 촉진된다. 이 효소는?

① 세퍼레이즈(separase)
② 플립페이즈(flippase)
③ 프로테이즈(protease)
④ 임포틴(importin)

연세대 24

165 세포막(cell membrane)에 대한 설명 중 맞는 것은?

① 온도가 낮아졌을 때, membrane은 solid state에서 fluid state로 바뀐다.
② unsaturated fatty acid가 많은 membrane은 saturated fatty acid가 많은 membrane에 비해 덜 유동적이다.
③ cool temperature에서 콜레스테롤은 membrane의 유동성을 억제한다.
④ phospholid는 membrane의 주요 구조를 형성하나, membrane 기능의 대부분은 단백질이 결정한다.
⑤ 세포막에 존재하는 단백질, 지질, 탄수화물은 세포 안팎의 대칭적으로 분포되어 있다.

동의대 한의대 24

168 능동수송에 대한 설명으로 옳은 것을 고르시오.

ㄱ. 에너지를 소모한다.
ㄴ. 농도구배에 역행하여 진행된다.
ㄷ. 물질을 선택적으로 이동시킨다.
ㄹ. 세포막을 기준으로 안과 밖의 농도 차이를 없앤다.
ㅁ. 수송에는 pH가 영향을 미친다.

① ㄱ, ㄴ　　　　　　② ㄴ, ㄷ
③ ㄱ, ㄴ, ㄷ　　　　④ ㄱ, ㄴ, ㄷ, ㅁ
⑤ ㄱ, ㄴ, ㄷ, ㄹ, ㅁ

중앙대 24

166 세포막에서 막의 유동성에 영향을 주는 요인을 〈보기〉에서 모두 고른 것은?

〈보기〉
가. 불포화 탄화수소 꼬리들
나. 동물 세포막 내의 콜레스테롤
다. 온도

① 가, 나, 다　　　　② 가, 나
③ 나, 다　　　　　　④ 가, 다

충남대 약대 24

169 아래 내용에 근거하여 심장근육세포에 Na^+/K^+-ATP 분해효소 억제제인 디곡신(digoxin)을 처리하였을 때, 예상되는 이온의 변화로 적절한 것은?

- 심장 근육 세포에는 Na^+/K^+-ATP 분해효소(Na^+/K^+-ATPase, 소듐-포타슘 펌프)와 Na^+/Ca^{2+} 교환체(Na^+/Ca^{2+}exchanger)가 모두 존재한다.
- Na^+-K^+-ATP 분해효소는 세포 내부와 외부에서 Na^+ 이온과 K^+ 이온의 농도가 특이적으로 유지되도록 작용한다.
- Na^+/Ca^{2+} 교환체는 Na^+ 이온과 Ca^{2+} 이온을 역수송한다.

① 세포 외 ATP 증가
② 세포 외 K^+ 이온 증가
③ 세포 외 Na^+ 이온 증가
④ 세포 외 Ca^{2+} 이온 증가
⑤ 세포 외 K^+와 Ca^{2+} 이온 증가

충북대 의대 24

170 Na$^+$-K$^+$ ATPase가 억제되면 생기는 일로 적절한 것은?

① 세포 내 Na$^+$ 농도 감소
② 세포 내 K$^+$ 농도 증가
③ 세포 내 Ca^{2+} 농도 증가
④ Na$^+$와 포도당의 운반 증가
⑤ Na$^+$와 Ca^{2+} 교환 증가

연세대 13

171 세포막 단백질의 기능은?

① 효소활성
② 세포와 세포 사이의 인식
③ 세포와 세포의 결합
④ 세포와 세포 사이의 communication
⑤ 위 모두

중앙대 18

172 다음은 동물 세포의 세포막을 나타낸 그림이다.

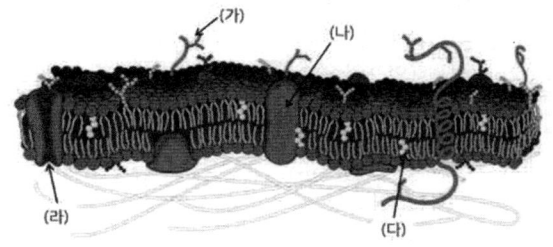

세포막 구성인자에 대한 설명으로 옳지 <u>않은</u> 것은?

① (가)는 지질이나 단백질에 결합되어 있는 탄수화물로서, 세포를 구별하는 표지로 기능한다.
② (나)는 막단백질로서, 지질 이중층 내의 친수성 부분들은 세포막 안정성에 관여한다.
③ (다)는 지질 이중층 내에 존재하는 콜레스테롤이며, 세포막의 유동성 완충제로서 작용한다.
④ (라)는 수송 단백질로서, 물을 포함한 특정 분자 혹은 이온들이 통과하는 터널로 사용될 수 있다.

원광대 15

173 다음 설명 중 옳은 것은?

① 세포막의 인지질 이중층은 서로 대칭되는 구조이다.
② 세포막에서 탄수화물은 세포 인식에 관여한다.
③ 상온에서 콜레스테롤은 생체막의 유동성을 증가시킨다.
④ 막관통단백질은 수용성 단백질이다.
⑤ 세포막에서 인지질의 탄화수소의 길이가 길수록 유동성이 증가된다.

연세대 20

174 동물세포막에서 당단백질과 당지질의 역할은?

① 도움확산
② 능동수송
③ 유동 모자이크
④ 온도가 낮을 때 세포막의 유동성 유지
⑤ 주변세포의 유형이나 종류 인식

연세대 19

175 다음 보기 가운데 아래 그림에 화살표로 표시된 integral membrane protein의 transmembrane a-helix domain 외곽면에 있을 가능성이 가장 높은 아미노산은?

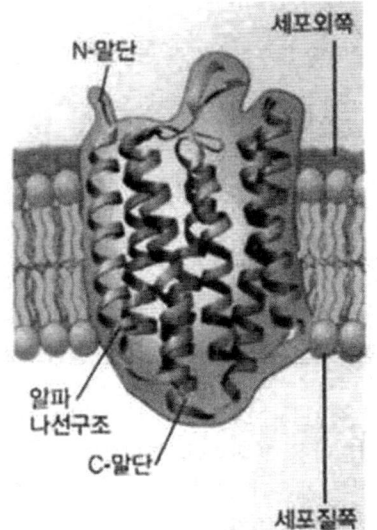

① Lysine과 같이 전하를 띤 아미노산
② Serine과 같이 극성을 띤 아미노산
③ Glycine과 Proline과 같은 특이한 아미노산
④ Valine과 같은 소수성 아미노산
⑤ 특별히 가능성 높은 아미노산 없음

단국대 18

176 간(liver)세포 내 콜레스테롤의 증가는 LDI과 관련성이 크다. 다음은 LDL로부터 콜레스테롤이 분리되는 과정을 설명한 것이다. 이 과정의 순서가 바른 것은?

> 가. 콜레스테롤이 소포체로 들어간다.
> 나. 아포리포프로테인이 수용체와 결합한다.
> 다. 세포막의 함입이 일어난다.
> 라. 콜레스테롤 함유 소낭이 리소좀과 결합한다.

① 나-다-라-가   ② 다-나-라-가
③ 가-나-다-라   ④ 다-나-가-라

영남대 09

177 수용체 매개 세포 내 섭취 작용(receptor-mediated endocytosis)에 대한 설명으로 맞는 것을 모두 고른 것은?

> 〈보기〉
> 가. 에너지를 필요로 한다.
> 나. clathrin이라는 막단백질이 관여한다.
> 다. 세포 내 섭취 작용이 일어난 후, 리소좀(lysosome)이 결합하여 사용된 막 수용체를 모두 파괴한다.

① 가   ② 나
③ 가, 나   ④ 나, 다
⑤ 가, 나, 다

중앙대 25

178 [3.2점] 다음 중 세포막에 대한 설명으로 옳은 것은?

① 확산과 같은 능동수송은 ATP를 사용하여 세포 내외의 물질이 세포막을 통과하게 한다.
② 콜레스테롤은 체온과 같이 상대적으로 높은 온도에서 세포막의 유동성을 증가시킨다.
③ 온도가 매우 낮은 환경에서 살아가는 어류는 불포화 탄화수소 꼬리를 가진 인지질 비율이 낮은 세포막을 통해 막의 유동성을 유지한다.
④ 지질과 단백질은 세포막의 주요 구성요소이다.

유형 14 ▶ 세포막을 통한 물질이동

원광대 17

179 막을 통과하는 어떤 분자의 촉진확산은 막 양쪽 분자 농도 차이가 증가해도 그 속도는 어느 이상 증가하지를 않는다. 그 이유는?

① 촉진확산은 ATP를 사용하기 때문
② 농도 차이가 증가함에 따라, 분자들이 서로의 이동을 방해하기 때문
③ 분자를 이동시키는 단백질이 운반 단백질이므로
④ 분자를 이동시키는 단백질이 채널 단백질이므로
⑤ 확산 계수가 농도 차이에 의존하므로

원광대 18

180 다음 중 옳은 것은?

> 〈보기〉
> ㄱ. 대부분 ion channel protein은 개폐성이다.
> ㄴ. ion channel protein은 용질 결합 부위가 있다.
> ㄷ. carrier(운반체) protein은 촉진확산에만 관여하며, 능동수송에는 관여하지 않는다.
> ㄹ. carrier(운반체) protein은 용질 분자를 이동시키기 위해 단백질의 구조 변화가 일어난다.
> ㅁ. 큰 물질이 이동되는 endocytosis(내포작용)나 exocytosis(외포작용)에는 에너지가 이용되지 않는다.

① ㄱ, ㄴ   ② ㄱ, ㄹ
③ ㄴ, ㄷ   ④ ㄴ, ㄹ, ㅁ
⑤ ㄱ, ㄷ, ㄹ, ㅁ

대구 카톨릭 18

181 생체막을 통한 물질의 막 수송에서 촉진확산에 대한 설명으로 옳은 것만을 〈보기〉에서 모두 고른 것은?

〈보기〉
가. 아쿠아포린을 통한 물의 이동은 촉진확산이다.
나. 관문 통로(gated channel)를 통한 물질의 이동은 촉진확산이다.
다. 포도당 운반체(glucose transporter)를 통한 포도당 이용은 촉진확산이다.

① 없음
② 가
③ 나
④ 다
⑤ 가, 나
⑥ 가, 다
⑦ 나, 다
⑧ 가, 나, 다

대구 카톨릭 11

182 세포막을 통한 물질전달 과정 중 ATP를 소모하는 물질전달 과정은?

① Ionophore
② $Na^+ - K^+$ Pump
③ Glucose transporter 2(GluT2)
④ 전자전달계의 양성자(proton) pump
⑤ 확산(Diffusion)

연세대 11

183 Sodium-potassium pump를 왜 electrogenic pump라고 부르는가?

① 동일 양의 sodium ion과 potassium ion을 막을 통해 pump하기 때문
② 수소이온을 세포 내로 pump하기 때문
③ membrane potentiaK 만들어내기 때문
④ sodium과 potassium을 이온화시키기 때문
⑤ 답이 없다.

2016 중앙대

184 원형질막은 살아있는 세포를 둘러싸는 경계의 역할을 하고 선택적 투과성을 보인다. 여러 물질에 대한 투과성이 인위적인 지질 이중층과 원형질막에서 다음 그래프와 같이 나타나는 이유로 올바른 것은?

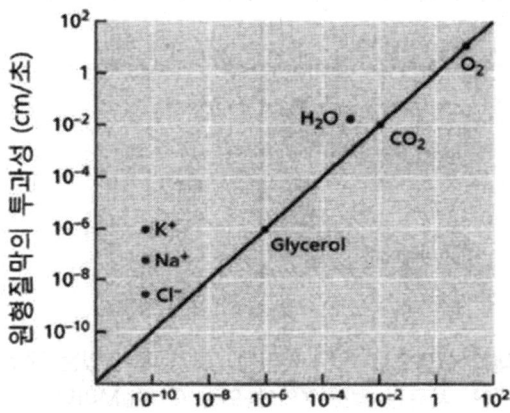

① 원형질막에 막단백질이 존재하기 때문
② H_2O가 지질 이중층을 통과하지 못하기 때문
③ Glycerol, CO_2, O_2가 막단백질을 통과하기 때문
④ 모든 물질이 원형질막과 지질 이중층을 같은 속도로 통과하기 때문

2025 동국약대

185 [2.5점] 그림은 어떤 효소 X의 기질 농도에 따른 초기 반응 속도를 라인위버-버크 도표(LB plot)로 나타낸 것이다.

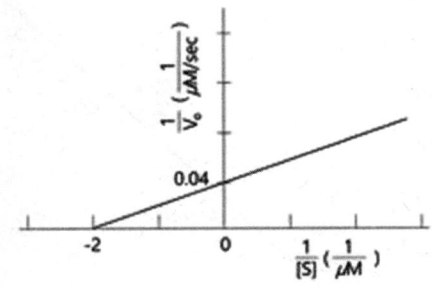

이에 대한 설명으로 옳은 것만을 〈보기〉에서 있는 대로 고른 것은? (단, 사용된 효소 X의 농도는 0.05μM이다.)

〈보기〉
ㄱ. 기질에 대한 X의 KM 값은 0.25μM이다.
ㄴ. 기질에 대한 X의 최대속도(Vmax)는 25μM/sec이다.
ㄷ. 기질이 포화되면 1분자의 X는 1초 동안 500분자의 기질과 반응할 수 있다.

① ㄱ   ② ㄴ
③ ㄷ   ④ ㄴ, ㄷ
⑤ ㄱ, ㄴ, ㄷ

연세대 23

186 생명체의 에너지 관련 설명 중 틀린 것은?

① 모든 자발적 반응에서 ΔG값은 negative이며, 흡열반응에서 관찰된다.
② 촉매작용(catalysis)에서 효소는 barrier 낮춤으로써 특정 반응의 속도를 높인다.
③ 보조인자(Cofactor)는 nonprotein enzyme helper를 말한다.
④ 효소 억제자(enzyme inhibitor) 중 noncompetitive inhibitor는 활성부위가 아닌 다른 부위에 결합하여 효소의 모양 변화를 유도한다.
⑤ 효소의 다른자리입체성조절(allosteric regulation)은 효소의 기능을 촉진시킬 수도 있지만 저해시킬 수도 있다.

187 효소에 대한 설명으로 옳지 않은 것은?

① 온도에 민감하다.
② 반응속도를 변화시킨다.
③ ΔG를 변화시킨다.
④ 활성화 에너지를 변화시킨다.
⑤ 금속과 같은 비단백질과 함께 단백질로 구성되어 있다.

경희대 23

188 효소 활성에 영향을 미치는 조건과 요소들에 대한 설명으로 옳지 않은 것은?

① 대부분의 효소는 특정 온도와 pH에서 최고의 활성을 보인다.
② 효소의 촉매 반응에서 기질 농도가 증가하면 기질-효소 복합체는 포화상태에 이르지만, 반응 속도는 지속하여 증가한다.
③ 효소의 활성부위에 붙을 수 있는 억제자는 기질과 유사한 구조를 가져 기질의 접근을 막고 반응 속도를 낮춘다.
④ 되먹임 억제(feedback inhibition) 조절 작용은 대사의 최종산물이 조절 효소의 억제자로 작용하여 대사 중간물질의 합성을 막는다.
⑤ 비단백질성 보조인자는 활성부위에 결합해 촉매 작용에 영향을 미치는데 대표적으로 금속 이온 같은 무기물이다.

연세대 24

189 생명체의 에너지 관련 설명 중 맞는 것은?

① 세포호흡은 단순한 분자로부터 복잡한 분자를 만들어 에너지를 방출한다.
② 자발적 과정(spontaneous process)은 에너지 투입 없이 발생하며, 주위 엔트로피를 증가 또는 감소시킨다.
③ 살아있는 세포 내 대부분의 화학반응은 동적평형(equilibrium) 상태에 있다.
④ 자발적 변화동안 자유에너지와 시스템의 안정성은 감소한다.
⑤ ATP는 반응물에 인산기를 전달함으로써 흡열반응을 추진한다.

연세대 19

190 Amylase 효소가 촉매하는 반응에 대한 설명으로 옳은 것을 고르시오.

① Negative ΔG, entropy 증가
② Negative ΔG, entropy 감소
③ Positive ΔG, entropy 증가
④ Positive ΔG, entropy 감소
⑤ Positive ΔG, Spontaneous

중앙대 18

191 효소의 효과에 대한 설명 중 옳지 <u>않은</u> 것은?

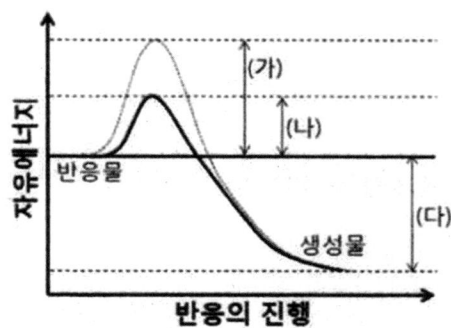

① (가)는 효소가 없을 때의 활성화 에너지이다.
② (나)는 효소가 있을 때의 활성화 에너지이다.
③ (다)의 값은 효소 경쟁적 억제자에 의해 영향을 받지 않는다.
④ 위 그림은 흡열 반응의 에너지 도표이다.

중앙대 15

192 다음 그래프는 효소가 없을 때와 있을 때의 반응과정이다.

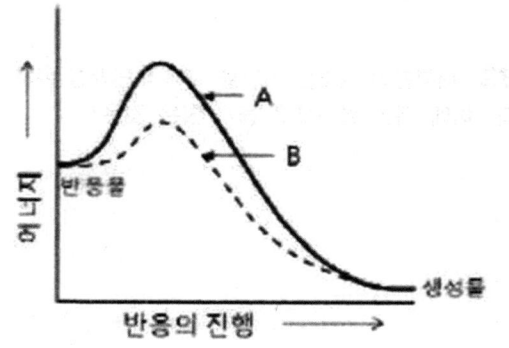

이에 대한 설명으로 옳은 것만을 〈보기〉에서 있는 대로 고른 것은?

〈보기〉
가. 효소는 화학평형 반응에 영향을 주지 않는다.
나. 첨가된 효소에 의해 그래프의 B 반응과정이 진행된다.
다. A와 B 반응과정은 동일한 활성화 에너지를 가진다.
라. A는 효소에 의해 촉매 된 반응과정으로 에너지 변화량이 크다.

① 가, 나   ② 나, 다
③ 다, 라   ④ 가, 라

충남대 20

193 대부분의 효소는 기능을 위해 비단백질 분자를 필요로한다. 이에 대한 설명으로 옳지 <u>않은</u> 것은?

① 보조인자는 효소에 일시적으로 결합하는 구리, 아연, 철과 무기 이온들이고 효소 기능에 필수적이다.
② 조효소는 효소의 활성을 위해 요구되는 하나 또는 그 이상의 탄소 함유 분자로 보통 효소에 비해 작다.
③ 보결 분자는 헴, 플라빈 등이 해당되며, 다른 반응에 참여하기 위해 효소 분자에서 효소 분자로 이동한다.
④ 조효소는 기질과 마찬가지로 효소에 영구적으로 결합되어 있지 않으며, 효소와 충돌을 해야만 효소의 활성부위에 결합한다.
⑤ 조효소의 일종인 NAD+는 비타민 B_3인 니아신으로부터 합성된다.

연세대 19

195 pH가 효소활성에 영향을 미치는 이유는?

① 대부분의 기질이 높거나 낮은 pH에서 기능하지 못한다.
② 높거나 낮은 pH는 수소결합을 방해해 active site의 모양을 바꾼다.
③ 높거나 낮은 pH는 active site에서 energy 손실을 유도한다.
④ 지나치게 많은 수소이온은 기질과 결합하여 반응의 속도를 늦춘다.
⑤ 수소이온이 energy를 흡수해 반응이 일어나는 데에 필요한 충분한 energy가 없게 된다.

원광대 20

196 다음 설명 중 옳은 것은?

① 효소의 활성부위에서는 반응이 촉진되도록 하기 위해서 활성부위에 기질이 잘 자리 잡도록 해준다.
② 비가역적 억제는 활성자리에 경쟁적 억제제가 결합하는 것을 말한다.
③ 음성피드백 조절은 최종산물이 최초효소의 활성자리에 결합하면 효소 기능을 비가역적으로 억제하는 것을 말한다.
④ 비경쟁적 억제의 경우 기질의 농도를 증가 시키면 억제를 극복할 수 있다.
⑤ 효소와 기질과의 관계는 열쇠 자물쇠처럼 활성부위는 기질이 잘 결합할 수 있는 구조로 되어있다.

원광대 18

194 효소에 관한 다음의 설명 중 틀린 것은?

① 효소는 일종의 단백질이고 어떤 효소는 활성을 갖기 위하여 무기염류 또는 vitamin을 필요로 한다.
② 생체촉매로 작용하며 효소작용은 어떤 RNA에서도 볼 수 없다.
③ 유도적합설에 의해 기질과 효소가 작용할 때 효소의 작용기들이 처음부터 기질과 결합을 하면 효소의 구조가 기질과 작용할 수 있는 상태로 변화한다.
④ 일반적으로 많은 효소는 37.0℃에서 활성을 잘 나타낸다.
⑤ 화학반응에 참여하여 화합물의 활성화 에너지를 낮추는 작용을 한다.

연세대 20

197 효소 반응에서 기질의 농도를 높일 때 극복할 수 있는 것은?

① 효소의 변성
② 알로스테릭 방해
③ 경쟁적 방해
④ 비경쟁적 방해
⑤ 부족한 보조인자

연세대 19

198 NSAID계에 속하는 한 약물이 cyclooxygenase-2 효소 저해제로 작용한다. 이때, 기질의 농도가 높으면 약물 억제 효과가 떨어진다. 이 저해제는 어떤 저해제인가?

① competitive inhibitors
② noncompetitive inhibitors
③ allosteric regulatiors
④ prothetic groups
⑤ feedback inhibitors

유형 18 ▶ 물질대사 비자발적 과정의 ATP의 역할

연세대 20

199 ATP에 대한 설명으로 옳은 것은?

〈보기〉
Ⅰ. 에너지를 운반한다.
Ⅱ. 다른 물질에 인산기를 전달할 때 에너지를 흡수한다.
Ⅲ. ADP와 인산기가 합성되어 ATP가 생성될 때 에너지를 흡수한다.

① Ⅰ   ② Ⅱ
③ Ⅲ   ④ Ⅰ, Ⅲ
⑤ 모두 옳다.

연세대 21

200 다음 중 ATP에 대한 설명으로 옳지 <u>않은</u> 것은?

① Adenosine triphosphate를 의미하며 세포 내에서 에너지원으로 사용된다.
② 불안정한 구조로 물과 반응하여 가수분해될 때 에너지를 방출한다.
③ 인산화효소(kinase)는 ATP의 3개 인산 중 가장 안쪽 α 인산기를 기질 단백질에 전달한다.
④ ATP는 세포막 수송 단백질을 인산화 시켜 구조 변화를 유도하고 용질 수송을 가능하게 한다.
⑤ 세포 내 흡열 반응인 자발적이지 않은 반응을 에너지 짝 풀림 작용으로 가능하게 만든다.

연세대 19

201 반딧불이의 luciferase 효소는 luciferin + ATP adenyl-luciferin + pyrophosphate 반응을 촉매한다. 이후, adenyl-luciferin + O_2 - oxyluciferin + H_2O + CO_2 + AMP + light 반응이 순차적으로 일어난다. 이 과정에서 luciferase 효소는 어떤 역할을 하는가?

① 반응의 G 값을 더 낮춘다.
② 반응의 translation state로 가기 위한 에너지를 낮춘다.
③ 반응의 equilibrium point를 바꾼다.
④ 반응을 비가역적으로 바꾼다.
⑤ 인산화된 중간산물을 만든다.

유형 19 ▶ 세포호흡 개요와 해당 과정

2025 동국약

202 [2.5점] 그림은 단백질, 탄수화물, 및 지방의 에너지대사를 나타낸 것이다. A, B, C는 각각 단백질, 탄수화물, 지방 중 하나이다.

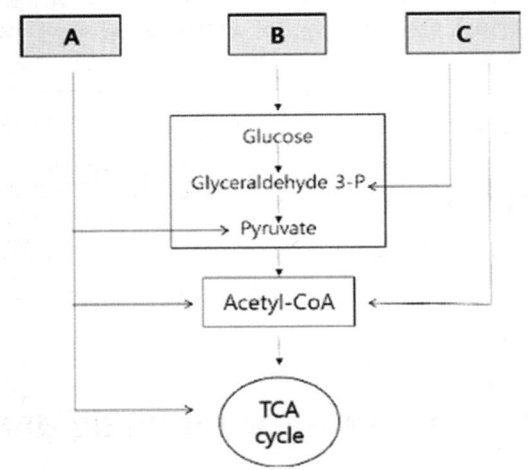

이에 대한 설명으로 옳은 것만을 〈보기〉에서 있는 대로 고른 것은?

〈보기〉
ㄱ. A는 대사 과정에서 암모니아를 생성한다.
ㄴ. B의 대사 속도는 인산과당인산화효소(PFK1)의 활성에 의해 조절된다.
ㄷ. C는 베타 산화 과정을 거쳐 glyceraldehyde 3-phosphate로 대사된다.

① ㄱ
② ㄱ, ㄴ
③ ㄱ, ㄷ
④ ㄴ, ㄷ
⑤ ㄱ, ㄴ, ㄷ

연세대 24

203 세포호흡(cellular respiration) 관련 설명 중 틀린 것은?

① O_2는 환원된다.
② 해당과정(glycolysis)동안 1분자의 포도당은 2분자의 피루브산으로 환원된다.
③ 해당과정은 세포질에서 발생한다.
④ 세포호흡과정 중 피루브산 산화와 시트르산회로 두 과정에서 CO_2가 방출된다.
⑤ 해당과정은 산소(O_2)의 존재와 상관없이 일어난다.

연세대 23

204 세포호흡과정에서 미토콘드리아(mitocondria) 내 양성자 구동력(proton motive force)을 생성하는 과정과 관련하여 (a) ion은 (b)로부터 (c)로 pumping된다. (a), (b), (c)에 순서대로 들어갈 내용으로 적합한 것은?

	(a)	(b)	(c)
①	H^+	mitocondria matrix	intermembrane space
②	H^+	intermembrane space	mitocondria matrix
③	Na^+	mitocondria matrix	intermembrane space
④	Na^+	intermembrane space	mitocondria matrix
⑤	H^+	intermembrane space	cytosol

연세대 23

205 다음 중 세포호흡에서 산소가 수행하는 주요 역할은 무엇인가?

① 전자전달계에서 전자를 최종적으로 수용하는 역할을 한다.
② 전자전달계를 통해 전달될 때 ATP 형태로 에너지를 생성한다.
③ 포도당을 산화시켜 2분자의 피루브산을 형성한다.
④ 시트르산을 시트르산 회로에서 CO_2를 형성하는 탄소의 수용체 역할을 한다.
⑤ 수소이온의 이동을 돕는다.

연세대 25

206 알코올 발효와 젖산 발효에 대한 설명으로 옳은 것은?

ㄱ. 알코올 발효와 젖산 발효 모두 NAD^+가 NADH로 환원
되면서 pyruvate가 생성된다.
ㄴ. 알코올 발효 시 CO_2를 소모하면서 aldehyde가 만들어
지는 과정이 추가로 일어난다.
ㄷ. 알코올 발효시 4분자의 ATP가 생성되고, 젖산 발효 시
2분자의 ATP가 생성된다.
ㄹ. 각 과정의 결과로 두 발효에서 NADH가 산화되는 과정
을 거친다.

① ㄱ
② ㄱ, ㄴ
③ ㄱ, ㄷ
④ ㄴ, ㄷ
⑤ ㄱ, ㄹ

연세대 23

207 발효에 대해 틀린 것은 무엇인가?

① 알코올 발효에서는 피루브산이 아세트알데하이드로 전
환된다.
② 효모는 알코올 발효를 통해 제빵, 포도주 제조에 사용된다.
③ 젖산 발효 과정에서 CO_2가 생성된다.
④ 산소가 적을 때 인간의 근육 세포는 젖산 발효로 ATP를
만든다.
⑤ 절대 혐기성 생물은 오직 발효나 무산소호흡만을 수행한다.

이화여대 23

208 젖산 발효에 대한 옳은 설명을 모두 고르시오.

ㄱ. 피루브산이 산화되어 젖산으로 전환된다.
ㄴ. 무산소 환경에서 해당과정을 계속 하도록 해준다.
ㄷ. 해당과정이 일어나지 않아도 피루브산만 주면 젖산발효
가 계속 일어날 수 있다.
ㄹ. 에너지 대사에 있어 젖산 발효의 중요한 부분은 NAD^+
생성이다.
ㅁ. 젖산발효를 통해 생성된 젖산은 더 이상 대사되지 않음
으로 대부분 신장을 통해 배설된다.

① ㄱ, ㄴ, ㄷ, ㅁ
② ㄴ, ㄹ, ㅁ
③ ㄴ, ㄹ
④ ㄱ, ㄷ, ㄹ
⑤ ㄱ, ㄷ, ㅁ

이화여대 23

209 해당과정을 통해 포도당이 10단계를 거쳐 2개의 피루브산으로 전환되며, 그 과정에서 2개의 ATP와 2개의 NADH가 생성된다. 옳은 〈보기〉를 모두 고르시오.

〈보기〉
ㄱ. 해당과정에 관여하는 물질 중 첫 반응의 기질인 포도당
이 가장 높은 자유에너지를 가지며, 후속 단계기질들의
자유에너지는 차례대로 낮아진다.
ㄴ. 해당과정 전체에서 각 단계에서의 탄소의 총 개수는 변
하지 않는다.
ㄷ. 해당과정의 전반부에 해당하는 에너지 투자기에는 산화
환원이 일어나지 않는다.
ㄹ. NADH는 에너지 투자기에, ATP는 에너지 회수기에 생
성된다.
ㅁ. 해당과정에서 ATP 생성은 기질 수준 인산화이다.

① ㄱ, ㄴ, ㄷ
② ㄴ, ㄹ, ㅁ
③ ㄱ, ㄷ, ㄹ
④ ㄱ, ㄹ, ㅁ
⑤ ㄴ, ㄷ, ㅁ

경희대 23

210 세포호흡 저해물질 A를 동물세포에 투여한 후, 세포호흡에 관여하는 핵심 분자들을 미토콘드리아 내막에서 분석하였다. 물질 A로 인해 산소 소비가 없어졌고, NADH가 환원되지 않아 축적되었으며, ATP가 합성되지 않았다. 이를 통해서 알 수 있는 물질 A의 기능에 대한 설명 중 옳은 것은?

① 전자전달계를 통한 전자의 이동을 저해한다.
② 미토콘드리아 내막 H^+ 이동의 우회경로를 제공한다.
③ ATP 합성효소에 결합하여 효소 기능을 저해한다.
④ 해당과정(glycolysis)과 시트르산 회로에서 합성되는
ATP 생성량에는 변화를 초래하지 않는다.
⑤ 전자전달계를 통해 이동된 전자를 산소 대신 받아 환원
된다.

중앙대 23

211 아래 그림은 미토콘드리아에서 에너지 수확 과정을 나타낸 것이다.

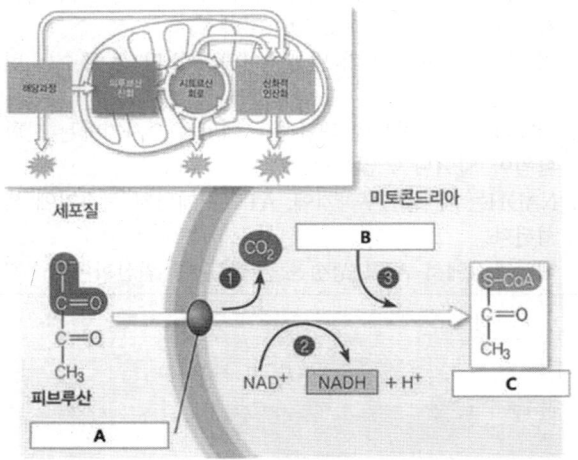

다음 설명 중 옳은 것을 〈보기〉에서 모두 고른 것은?

〈보기〉
가. 피브루산의 이동은 A를 통해서 능동수송으로 일어난다.
나. B는 비타민으로부터 생체 내에서 합성된다.
다. C는 시트르산과 반응하여 시트르산 회로에 참여한다.

① 가, 나　　　　② 나, 다
③ 가, 다　　　　④ 가, 나, 다

중앙대 23

212 비타민에 대한 설명으로 틀린 것은?

① 비타민 B_1은 티아민으로 결핍 시 베리베리병에 걸릴 수 있다.
② 비타민 B_2는 나이아신으로, $NAD+$ 구성 성분인 조효소이다.
③ 비타민 B_5는 판토텐산으로, 조효소 A의 전구체이다.
④ 비타민 B_9은 엽산으로, 결핍 시 빈혈이 생길 수 있다.

건양대 24

213 세포 호흡과정에서 Cytochrome C, 복합체 IV 효소가 작용하는 위치를 모두 고르면?

① 미토콘드리아내막
② 미토콘드리아 막간공간
③ 미토콘드리아 외막
④ 미토콘드리아 기질
⑤ 세포질

건양대 23

214 다음 중 새로운 당합성의 물질로 사용할 수 없는 것은?

① 피루브산
② 알라닌
③ Acetyl- CoA
④ 젖산
⑤ 글리세롤

유형 21 ▶ 산화적 인산화

건양대 23

215 다음 중 O_2를 사용하고 H_2O를 생성하는 단백질은?

① Complex Ⅰ　　② Complex Ⅱ
③ Complex Ⅲ　　④ Complex Ⅳ
⑤ Ubiquinone

경상수의대 23

216 다음은 근육 세포에 비정상적으로 큰 미토콘드리아를 갖는 유전질환 환자에 대한 자료이다.

- 미토콘드리아 내막에는 크리스테(cristae)가 정상인보다 많다.
- 미토콘드리아 내막에서 전자전달계 단백질의 기능은 정상이나 짝풀림 단백질(uncoupling protein)은 비정상적으로 많다.
- 과다대사(hypermetabolism) 현상이 나타난다.

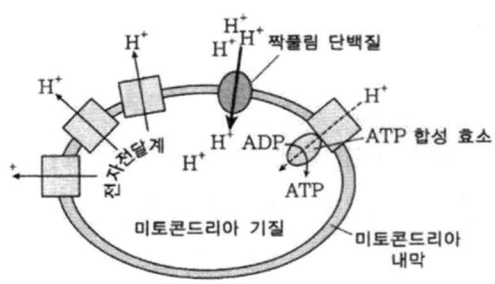

이 환자의 근육 세포 내 비정상적인 미토콘드리아에서 나타나는 현상에 대한 설명으로 옳은 것만을 〈보기〉에서 있는 대로 고른 것은?

〈보기〉
ㄱ. 전자전달계의 최종 전자수용체는 짝풀림 단백질이다.
ㄴ. 생산된 ATP수/소비된 산소 분자수가 정상적인 미토콘드리아에 비해 작다.
ㄷ. 전자전달계에서 한 분자의 NADH에 의해 내막 밖으로 수송되는 양성자 수가 정상적인 미토콘드리아에 비해 적다.

① ㄱ　　　　　　② ㄴ
③ ㄷ　　　　　　④ ㄱ, ㄴ
⑤ ㄴ, ㄷ

고신대 23

217 포도당 한 분자 산화시(산소호흡 시) 사용되는 총 산소 분자수는?

① 2　　　　　　② 4
③ 6　　　　　　④ 12
⑤ 32

고신대 23

218 다음 중 동물세포의 미토콘드리아와 식물 세포의 엽록체에서 공통으로 이루어지는 것은?

① 산소 생성　　　　② 전자전달계
③ 물질의 분비　　　④ 동화대사
⑤ 이화대사

연세대 미래 23

219 구연산 회로에서 NADH 혹은 FADH2가 만들어지는 단계가 아닌 것을 고르시오.

① 숙신산(succinate) - 푸마르산(fumarate)
② 알파 케토 글루타르산(alpha keto glutaric acid) - 숙시닐 CoA(succinyl CoA)
③ 아이소 구연산(isocitric acid) - 알파 케토 글루타르산(alpha keto glutaric acid)
④ 푸마르산(fumarate) → 말산(malate)

220 TCA 회로와 관련된 제시문, TCA 회로가 그림으로 나음, 시트르산 자리에 (가), a-케토 글루타르산 자리에 (나), 숙시닐 COA 자리에 (다)로 표기 (각 구조나 이름을 명시하지 않음)

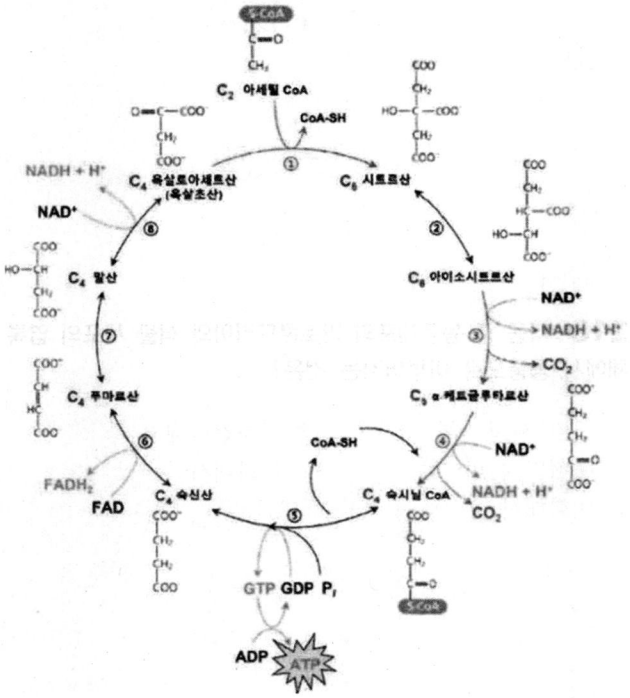

〈보기〉
ㄱ. (가)는 3개의 카르복실기를 가지고 있다.
ㄴ. (나)는 글루탐산의 탄소 뼈대가 된다.
ㄷ. (다)의 카보닐기는 높은 에너지를 가지고 있다.

① ㄱ   ② ㄴ
③ ㄱ, ㄴ   ④ ㄴ, ㄷ
⑤ ㄱ, ㄴ, ㄷ

221 포도당 산화과정에 대해 맞는 것을 고르시오.

ㄱ. 포도당 1개가 완전히 산화했을 때 근육과 간에서 생성된 ATP의 양을 비교하면 근육에서 더 많다.
ㄴ. 근육과 간의 ATP 양이 다른 이유는 NADH가 전자 전달계로 전자를 전달하는 방식 때문이다.
ㄷ. 간에서는 글리세롤 3-P셔틀이 NADH의 전자를 전달한다.

① 없음   ② ㄱ
③ ㄴ   ④ ㄷ
⑤ ㄱ, ㄷ   ⑥ ㄱ, ㄷ
⑦ ㄴ, ㄷ   ⑧ ㄱ, ㄴ, ㄷ

222 다음은 산화적인산화, 젖산발효 알콜발효에 대한 설명이다. 옳은 〈보기〉를 골라라.

	(가)	(나)	(다)
최종 전자수용체	O_2	㉠	㉡
장소	?	세포질	?
CO_2 생성	?	O	?

〈보기〉
ㄱ. ㉠은 아세트알데하이드이다.
ㄴ. ㉡은 탈탄산효소에 의해 생성된다.
ㄷ. 포도당 1 분자당 ATP 생성량은 (나)보다 (다)가 많다.

① ㄱ   ② ㄴ
③ ㄷ   ④ ㄱ, ㄴ
⑤ ㄴ, ㄷ

유형 22 ▶ 세포호흡 과정

동덕여대 24

223 진핵세포의 호흡 과정을 알아보기 위하여, 상피세포를 14C로 표지된 포도당이 들어있는 배지에서 배양했다. 다음의 (가), (나), (다)에 들어갈 용어로 순서대로 나열된 것은?

> 포도당이 해당과정으로 진입하면 (가)에서 14C가 최초로 발견된다. 이후 TCA 회로가 진행되면서 전자는 대부분 (나)에 저장되고 전자전달계를 통하여 마지막 전자수용체인 (다)와 반응한다.

① 피루브산, NADH, 물
② 피루브산, 아세틸-CoA, 물
③ 포도당-6-인산, NADH, Ch
④ 피루브산, 아세틸-CoA, O_2
⑤ 포도당-6-인산, 아세틸-CoA, O_2

중앙대 24

224 다음 중 해당과정에 대한 설명으로 <u>틀린</u> 것은?

① 포도당 1분자당 2분자의 피루브산이 생성된다.
② 총 에너지 생성률은 포도당 1분자당 2분자의 ATP와 2분자의 NADH이다.
③ 세균, 고세균, 진핵세포들이 공유하고 있는 기본적인 경로이다.
④ 진핵세포의 해당과정은 O_2의 존재하에 일어난다.

연세대 24

225 세포호흡(cellular respiration) 관련 설명 중 맞는 것은?

① 세포호흡 과정에서 포도당(glucose)과 같은 연료는 환원된다.
② 해당과정(glycolysis) 동안 1분자의 포도당으로부터 2분자의 피루브산, 2분자의 ATP, 2분자의 CO_2가 생성된다.
③ 시트르산 회로에서 acetyl CoA는 malate와 합쳐져 citrate를 형성한다.
④ 전자전달사슬은 H^+을 intermembrane space로부터 mitochondrial matrix로 퍼낸다.
⑤ 젖산발효(lactic acid fermentation)은 ATP와 젖산을 생산하나 CO_2는 생성하지 않는다.

동신대 한의대 24

226 세포호흡은 해당과정, TCA 회로, 전자전달계 과정을 거쳐 ATM 생성하는 반응이다. 각 단계 과정이 진행되는 위치로 옳게 짝지은 것을 고르시오.

	해당과정	TCA 회로	전자전달계
①	세포질	핵	미토콘드리아
②	세포질	핵	세포질
③	세포질	미토콘드리아	미토콘드리아
④	미토콘드리아	세포질	세포질
⑤	미토콘드리아	핵	세포질

동신대 한의대 24

227 세포호흡 과정에 대한 설명으로 옳지 <u>않은</u> 것을 고르시오.

① 대부분의 ATP는 미토콘드리아에서 일어나는 인산화에 의해 생성된다.
② 피루브산이 활성아세트산으로 분해될 때 CoA가 필요하다.
③ $FADH_2$, NADH는 각각 미토콘드리아 내막으로 전자를 제공한다.
④ 시트르산 회로가 진행되면 피루브산, 활성 아세트산 외의 다른 물질의 양은 점점 감소한다.

동신대 한의대 24

228 다음 중 가장 전자를 잘 받아들이는 물질을 고르시오.

① 조효소 Q
② 산소
③ 사이토크롬 c
④ 니토틴아마이드 아데닌 다이뉴클레오타이드
⑤ 플라빈 아데닌 다이뉴클레오타이드

동의대 한의대 24

229 해당과정에서 생성되지 <u>않는</u> 물질을 고르시오.

① ATP ② NADH
③ FADH2 ④ 피루브산
⑤ H₂O

동의대 한의대 24

230 전자전달계 산화적 인산화에서 최종 전자 수용체는 무엇인가?

① NADH ② O₂
③ H₂O ④ ATP
⑤ FADH2

동의대 한의대 24

231 산소를 필요로 하지 않는 과정으로 젖산과 알코올을 생성하는 반응에서 생성되는 물질을 고르시오.

① ATP ② FAD
③ NAD+ ④ NADH
⑤ FADH2

연세대 미래 24

232 세포는 섭취한 음식물을 일련의 화학 반응으로 에너지의 형태를 변화시킨다. 포도당 분자는 세포에서 화학 반응을 통해 피루브산으로 생산된다. 다음 중, 해당과정에서 ATP를 합성하는 효소는?

① 인산화 효소 ② 이성질화 효소
③ 탈수소효소 ④ 뮤테이스

연세대 미래 24

233 동물 세포의 배양 과정에서 배지에 방사성 동위원소(방사성 탄소 ^{14}C)를 포함한 포도당을 첨가하고 기체 산소를 공급하여 세포를 배양하였다. 다음 중, 크랩스 회로 단계에서 ^{14}C의 방사능이 처음 발견될 것으로 예상되는 생산물은?

① NADH ② 시트르산(citrate)
③ FADH2 ④ Acetyl-CoA

연세대 미래 24

234 연세인 Y는 연구 개발 과정에서 항생물질 "약물-F"를 발견하였다. "약물-F"의 부작용을 검증하기 위하여 동물 세포의 배양 과정에서 "약물-F"를 첨가하였더니 미토콘드리아 내막에 구멍이 생기고 세포가 사멸하였다. 이러한 실험 결과는 항생제 "약물-F"에 의한 세포사멸의 심각한 부작용을 경고한다. 다음 중 "약물-F"가 유발하는 질병의 관련된 세포의 화학 작용은?

① 해당과정
② 기질 수준의 인산화
③ 산화적 인산화
④ 크랩스 회로

원광대 24

235 다음 중 세포호흡에 대한 설명으로 옳은 것을 모두 고르시오.

〈보기〉
ㄱ. 해당과정은 세포질에서 일어나며, 포도당 1 분자가 피루브산 1분자로 변환된다.
ㄴ. 미토콘드리아 기질에서 피루브산은 CO_2의 형태로 산화된다.
ㄷ. 미토콘드리아 내막을 경계로 H^+ 농도기울기가 생성되며, 이는 화학삼투인산화를 유발한다.

① ㄴ ② ㄷ
③ ㄱ, ㄴ ④ ㄱ, ㄷ
⑤ ㄴ, ㄷ

충북대 약대24

236 포도당(glucose) 1분자가 당 분해(glycosis)와 시트로산 회로(citric acid cycle)의 두 단계에 의해 대사되었을 때, 최종산물로 가장 적절한 것은?

① Glucose + 2NAD + + 2ADP + 2Pi → 2 pyruvate + 2NADH + 2ATP

② Glucose + 4NAD + + 2ADP + 2Pi → 2 acetyl-CoA + $2CO_2$ + 4NADH + 2ATP

③ Glucose + 2FAD + 6NAD + + 2ADP + 2Pi → 2 oxaloacetate + 2FADH2 + 6NADH + 2ATP

④ Glucose + 2FAD + 6NAD + + 30ADP + 30Pi → $6CO_2$ + 2FADH2 + 6NADH + 30ATP

⑤ Glucose + 2FAD + 10NAD + + 4ADP + 4Pi → $6CO_2$ + 2FADH2 + 10NADH + 4ATP

경희대 25

237 다음 〈보기〉에서 미토콘드리아와 엽록체에서 일어나는 전자전달과 화학삼투작용을 비교한 설명 중 옳은 것을 모두 고른 것은?

〈보기〉
ㄱ. 미토콘드리아에서 전자 유래 물질은 식량 분자이고 엽록체에서는 물 분자이다.
ㄴ. 고에너지 전자를 획득하기 위해 미토콘드리아는 유기 분자의 고에너지 전자를 사용하고, 엽록체는 빛에너지를 이용하여 전자를 고에너지 준위로 활성화시켜 사용한다.
ㄷ. 미토콘드리아는 전자를 산소에 전달하여 물로 환원하고, 엽록체는 전자를 NADP+에 전 달하여 NADPH로 환원시킨다.
ㄹ. 미토콘드리아와 엽록체는 전자 이동으로 방출된 에너지를 이용해 수소 이온의 농도 기울기를 만들고, 이를 통해 ATP를 합성한다.

① ㄱ, ㄴ, ㄷ   ② ㄱ, ㄴ, ㄹ
③ ㄱ, ㄷ, ㄹ   ④ ㄴ, ㄷ, ㄹ
⑤ ㄱ, ㄴ, ㄷ, ㄹ

경희대 24

238 다음 제시문을 읽고 질문에 답하시오.

세포가 일을 하기 위해 필요한 에너지는 세포 호흡을 통해서 얻어진다. 세포호흡 과정 동안 포도당이 가지고 있는 전자들은 좀 더 낮은 에너지 상태로 이동하며, 이 과정에서 방출되는 에너지는 ATP 합성에 사용된다.

다음 그림은 세포호흡을 통해 포도당으로부터 에너지가 수확되는 세 단계를 보여준다.

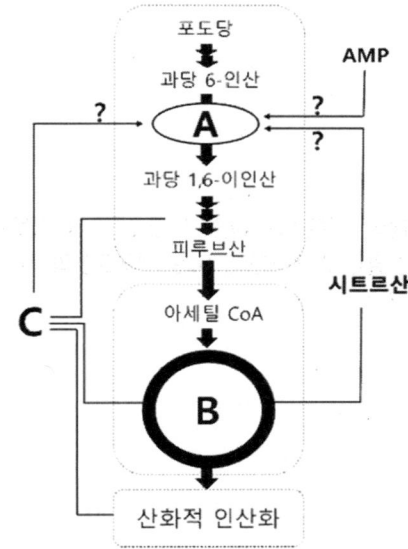

다음 〈보기〉에서 바르게 설명한 것을 모두 고른 것은?

〈보기〉
ㄱ. A는 세포호흡의 속도조절자 역할을 하는 인산과당 인산화효소이며 세포질에 존재한다.
ㄴ. B는 크렙스 회로, 시트르산 회로 또는 TCA 회로라고 하며 미토콘드리아 막사이 공간에서 일어난다.
ㄷ. 산화적 인산화 반응은 미토콘드리아 내막에서 일어난다.
ㄹ. C는 NADH이며 A의 활성을 억제하여 음성 되먹임으로 세포호흡의 속도를 감소시킨다.
ㅁ. AMP는 A의 활성을 억제하여 세포호흡의 속도를 조절한다.
ㅂ. 시트르산은 A의 활성을 억제하여 세포호흡의 속도를 조절한다.

① ㄱ, ㄴ, ㄷ   ② ㄱ, ㄷ, ㄹ
③ ㄱ, ㄷ, ㅂ   ④ ㄱ, ㄷ, ㅁ
⑤ ㄱ, ㄷ, ㅁ, ㅂ

239 산생아 체온유지에 기여하는 갈색지방세포와 백색지방세포에서 대사 과정의 차이를 보이는 단계는?

① 해당과정을 통한 ATP의 공급
② 피브르산 산화를 통한 ATP의 공급
③ 시트르산 산화를 통한 ATP의 공급
④ 미토콘드리아 전자전달계 전자이동방식
⑤ 수소이온 농도구배의 활용 방식

240 갈색지방의 미토콘드리아는 다른 세포 내 미토콘드리아와 달리 다량의 열을 발생시킨다. 이는 세포호흡의 어떤 과정이 다르기 때문인가?

① 해당과정
② 시트르산 회로
③ 젖산발효
④ 전자전달계
⑤ 수소이온 농도구배와 ATP 합성의 커플링

241 전자전달계의 최종 전자수용체는?

① 산소
② 물
③ 이산화탄소
④ ADP
⑤ NADH

242 격렬한 운동 중인 근육에서 일어나는 일 2가지는?

① NAD+ 생성
② glucose 환원
③ pyruvate 환원
④ glycogen 생성
⑤ acetaldehyde 환원

243 글리코젠 분해를 통해 10개의 GTP를 얻었다. 이를 해당과정을 거쳐 젖산을 생성하였다. 생성된 총 ATP 수는?

① 10개　　　　② 15개
③ 20개　　　　④ 25개
⑤ 30개

244 다음 중 세포호흡에서 CO_2의 출입이 있는 단계로 알맞은 것을 모두 고르시오.

① 피루브산이 아세틸-CoA로 전환되는 과정
② α-케토글루타르산이 숙시닐 CoA로 전환되는 과정
③ 이소시트르산이 α-케토글루타르산으로 전환 되는 과정
④ 푸마르산이 말산으로 전환되는 과정
⑤ 숙신산이 푸마르산으로 전환되는 과정

고신대 24

245 Pyruvate dehydrogenase complex에서 피루브산 분해 시 생산되는 물질로 옳은 것은?

① ATP
② CO_2
③ NAD+
④ FADH2
⑤ COA

단국대 22

246 세포호흡 과정에 대한 설명으로 옳지 <u>않은</u> 것은?

① 탄수화물이 연소 되어가는 과정이다.
② 전자운반체(NAD+, FAD)가 에너지 대사에서 중요한 역할을 한다.
③ 해당과정은 유기분자를 인산화시키는 과정을 포함한다.
④ 화학적 삼투 기작을 포함한다.
⑤ 모든 과정에서 항상 산소를 필요로 한다.

원광대 14

247 화학 삼투설에 대한 설명 중 <u>틀린</u> 것은?

① 지질 이중막으로 구성된 한 개의 주머니 안에 또 다른 지질 이중막 주머니가 필요하다.
② 전자전달계를 통과하는 전자의 자유 에너지는 점차 증가한다.
③ 전자의 자유 에너지 차이는 양성자 농도 경사를 구성하는 데 사용한다.
④ 양성자 농도 경사를 이용하여 ATP 합성한다.
⑤ ATP 합성을 위해 ATP 합성효소가 필요하다.

경희대 21

248 다음 보기 중에서 미토콘드리아 내막에서 일어나지 <u>않</u>는 현상을 고르시오.

① ATP의 합성
② NADH와 FADH2의 환원
③ 물의 생성
④ 화학삼투(chemiosmosis) 현상
⑤ 산소의 환원

중앙대 19

249 세포호흡에 대한 설명으로 옳지 않은 것은?

① 해당과정은 세포의 세포질에서 일어나며 포도당이 두 개의 피루브산염으로 분해된다.
② 피루브산염의 산화와 시트르산 회로는 미토콘드리아에서 일어난다.
③ 산화적 인산화를 통해 전자가 NAD+로부터 산소로 이동하며 에너지가 발생한다.
④ 기질수준 인산화보다는 산화적 인산화에 의해 ATP가 더 많이 만들어진다.

연세대 24

250 NAD+에 대한 설명 중 <u>틀린</u> 것은?

① 해당작용과 Krebs cycle 과정에서 NADH로 환원된다.
② NADH보다 더 많은 화학에너지를 지닌다.
③ dehydrogenase에 의해 환원된다.
④ 전자를 받아 oxidative phosphorylation에 쓴다.
⑤ 해당작용이 일어나기 위해 꼭 필요한 것이다.

251 NAD+에 대해 맞지 <u>않은</u> 설명은?

① 해당과정과 TCA 회로에서 NADH를 형성한다.
② 화학에너지는 NADH가 NAD+보다 크다.
③ 탈수소효소로부터 H+를 받는다.
④ 산화적 인산화에서 NADH는 전자를 잃는다.
⑤ 해당과정에서 사용되지 않는다.

252 다음 세포호흡 반응과 각 단계에 대한 설명으로 옳은 것을 모두 고르시오.

가. 해당과정은 한 분자의 포도당을 두 분자의 피루브산염으로 분해한다.
나. 해당과정과 시트르산 회로를 통해 포도당 한 분자에서 4CO2, 6 NADH, 2 FADH2, 2 ATP가 생성된다.
다. 산화적 인산화는 수소이온 농도기울기에 저장된 에너지를 이용해 ATP를 합성할 수 있게 한다.

① 가, 나   ② 나, 다
③ 가, 다   ④ 가, 나, 다

253 포도당이 분해되는 해당작용 과정에서 생성되는 것을 〈보기〉에서 모두 고른 것은?

〈보기〉
가. 과당-1,6-이인산
나. 글리세르알데히드-3-인산
다. NADH
라. CO_2

① 가, 나, 다   ② 가, 나, 라
③ 가, 다, 라   ④ 나, 다, 라

254 해당과정에 대한 설명으로 <u>틀린</u> 것은?

① 하나의 포도당으로부터 2개의 ATP를 생산한다.
② 에너지 방출반응이다.
③ 해당과정에서 생성된 피루브산은 미토콘드리아 기질로 들어온 후 크랩스 회로에 들어가기 위하여 화학적으로 재정비되나 NADH는 미토콘드리아 기질로 직접 들어오지 못한다.
④ 하나의 포도당으로부터 DHAP와 3PG가 최종적으로 생산된다.
⑤ 세균에서도 같은 해당과정이 일어난다.

255 다음 해당과정에 관여하는 효소가 적절하게 주어진 것은?

① Glucose 6-phosphate → Fructose 6-phosphate (포도당 인산 이성질화 효소)
② Fructose 6-phosphate → Fructose 1,6-phosphate (enolase)
③ Glyceraldehyde 3-phosphate → DHAP (aldolase)
④ 3-phosphoglycerate → 2-phosphoglycerate (3탄당 인산 탈수소 효소)
⑤ 2-phosphoglycerate → phosphoenolpyruvate (포도당 인산 mutase)

256 다음 중 PFK(phosphofructose kinase)에 대한 설명으로 옳지 <u>않은</u> 것은?

① 세포호흡 과정에서 feedback 조절점이다.
② 다른 자리 입체성 효소이다.
③ 시트르산에 의해 활성화된다.
④ ATP에 의해 억제되고 AMP에 의해 활성화된다.
⑤ 해당과정의 세 번째 단계에 관여하는 효소이다.

중앙대 20

257 세포호흡은 되먹임 기전을 통해 조절된다. 인산과당안산화효소를 억제시키는 물질을 고르시오.

① 과당 6-인산
② AMP
③ 시트르산
④ 포도당 6-인산

대구 카톨릭 11

258 포도당 대사에서 중요한 조절 단계인 Pyruvate dehydrogenase complex의 활성을 높였더니 해당과정의 속도가 줄어들었다. 이 조절 과정에 작용하는 대사물질과 그 대사물질이 작용하는 효소의 이름이 바르게 짝지어진 것은?

	대사물질	효소
①	Acetyl-CoA	Glucokinase
②	Acetyl-CoA	Phosphofructokinase
③	NADH	Phosphofructokinase
④	Citrate	Pyruvate kinase
⑤	Citrate	Phosphofructokinase

원광대 19

259 산소가 없는 상황에서 발효를 할 수 있는 세포가 진행하는 대사 과정은 무엇인가?

① 포도당을 축적한다.
② 더 이상 AIM 만들지 않는다.
③ 피루브산을 축적한다.
④ FAD를 산화시킨다.
⑤ NADH를 산화시켜 NAD+를 만든다.

전남대 11

260 발효에 대한 설명으로 옳은 것은?

① ATP는 해당과정에서만 생성된다.
② 무기호흡에 비해 효율적이다.
③ NAD+를 생성하여 해당과정을 유지시킨다.
④ 장내 세균인 대장균은 O_2가 없을 때 에탄올 발효를 한다.

연세대 20

261 발효는 해당작용과 pyruvate를 젖산 또는 알코올과 아산화탄소로 전환시키는 단계로 구성되는데 이 두 번째 단계의 대사적 의미는?

① 독성을 지닌 산소를 제거한다.
② glucose로부터 energy를 더 얻는다.
③ 세포가 NAD+를 다시 얻어서 해당과정을 지속시킨다.
④ 독성을 띤 pyruvate를 불활성화 시킨다.
⑤ pyruvate을 다른 사용 가능한 물질로 만든다.

연세대 13

262 산소가 없는 발효에서, 공통적으로 생성되는 물질은?

① ethanol
② 이산화탄소
③ NAD+
④ 젖산
⑤ glucose

중앙대 21

263 근육세포가 산소가 부족한 상황에서 피루브산의 환원으로부터 얻을 수 있는 것은?

① ATP, NAD+
② CO_2, NAD+
③ ATP, 알코올, NAD+
④ ATP, CO_2

264 다음 중 발효와 호흡의 차이를 고르시오.

① TCA 회로의 사용 여부
② NAD+ 재생 방법의 차이
③ 최종전자 수용체의 근원적 차이
④ ①, ②
⑤ ①, ②, ③

265 다음은 미생물의 호흡과 발효의 차이를 설명한 내용이다. 맞지 <u>않는</u> 것은?

① 호흡은 산소, 발효는 무기물이 일반적인 전자수용체이다.
② 호흡보다 발효가 에너지 생산성이 낮다.
③ 호흡의 최종산물은 물과 이산화탄소이다.
④ 호흡과 발효가 모두 가능한 세균이 존재한다.

266 다음 〈보기〉 중에서 세포호흡의 해당과정(glycolysis)과 발효(fermentation)에서 공통되는 현상만을 모두 고른 것은?

〈보기〉
ㄱ. 산소가 필요하지 않다.
ㄴ. 기질 수준의 인산화를 통해 ATP가 생성된다.
ㄷ. 미토콘드리아의 외막에서 일어난다.
ㄹ. NAD+가 NADH로 환원된다.

① ㄱ, ㄴ, ㄷ   ② ㄱ, ㄴ, ㄹ
③ ㄱ, ㄷ, ㄹ   ④ ㄴ, ㄷ, ㄹ
⑤ ㄱ, ㄴ, ㄷ, ㄹ

267 아세틸-CoA(Acetyl-CoA) 한 분자가 TCA 회로에 진입하여 옥살아세트산(oxaloacetete)까지 1회전하는 동안 생성되는 NADH, FADH2, CO_2의 개수는 각각 얼마인가?

① 2, 1, 1   ② 2, 2, 2
③ 3, 1, 2   ④ 3, 2, 1
⑤ 4, 1, 2

268 시트르산 회로의 구성 물질 중에서 산화되면서 NAD+를 NADH로 환원시키는 것만을 〈보기〉에서 모두 고른 것은?

〈보기〉
ㄱ. 말산
ㄴ. 푸마르산
ㄷ. 아이소시트르산

① 없음   ② ㄱ
③ ㄴ   ④ ㄷ
⑤ ㄱ, ㄴ   ⑥ ㄱ, ㄷ
⑦ ㄴ, ㄷ   ⑧ ㄱ, ㄴ, ㄷ

269 세포호흡에 관여하는 전자전달계에 관한 설명으로 옳지 <u>않은</u> 것은?

① 미토콘드리아의 내막에 존재한다.
② 에너지 준위가 높은 곳에서 낮은 곳으로 이동한다.
③ 전자전달계는 막 관통 단백질로만 구성된다.
④ 양성자를 수송하는 양성자펌프로 작용하기도 한다.
⑤ 양성자 농도 구배를 이용하여 ATP를 합성한다.

270 전자가 전자전달계를 움직이면서 사용되는 energy는 무엇에 쓰이는가?

① 분해
② NADH FADH2의 생성
③ H^+을 막을 통해 수송
④ 물의 산화
⑤ glucose의 대량 생산

유형 24 ▶ ATP생성과정 호흡효율

유형 24 ▶ ATP생성과정 호흡효율

중앙대 21

271 세포가 포도당을 분해하여 ATP를 생산할 때 포도당에 저장된 총에너지의 약 34%만 ATP를 합성하는 데 사용된다. 나머지 60%의 에너지에 대한 설명으로 옳은 것은 무엇인가?

① 운동에너지를 위치에너지로 변환하는 데 사용된다.
② NADH 합성에 사용된다.
③ 열로서 방출된다.
④ ATP 분자들을 가수분해하는 데 사용된다.

중앙대 20

272 전자전달사슬(electron transport chain)은 진핵세포의 미토콘드리아 내막에 위치하며 이들은 Ⅰ~Ⅳ까지의 다중단백질 복합체로 존재한다. 다음 설명 중 옳지 <u>않은</u> 것은?

① 복합체 Ⅰ은 플라빈 모노뉴클레오타이드라는 보결분자단을 가지며, 전자들을 철~황 단백질로 넘겨준다.
② 복합체 Ⅱ는 FADH2를 시트르산 회로에서 공급받으며, 양성자를 막 사이 공간으로 보낸다.
③ 전자전달사슬을 통해 전자들은 더 높은 전기 음성도를 가진 전자 운반체로 이동한다.
④ 최종 전자 운반체인 Cyt 복합체는 전자를 산소로 전달하고, 산소 원자는 수소이온들을 받아서 물이 된다.

인제대 13

273 산화적 안산화 과정에서 NADH와 FADH2로부터 만들어내는 ATP의 개수는 서로 다르다. 그 이유는 근본적으로 무엇이 다르기 때문인가?

① ATP 합성기전
② 최종 전자수용체
③ pumping 되는 수소이온의 수
④ 미토콘드리아로 전달하는 셔틀
⑤ 세포 내 합성 장소(NADH는 미토콘드리아 matrix, FADH2는 미토콘드리아 내막)

대구카톨릭대 12

274 1mol의 glucose가 CO_2+H_2O로 분해될 때, 근육에서는 36mol의 ATP가 생산되고, 심장과 간에서는 38mol의 ATP가 생산된다. 그 이유를 설명하는 〈보기〉 중에서 잘못된 설명을 모두 고르시오.

〈보기〉
1. 차이가 나는 이유는 세포질에서 생성된 NADH가 ATP 생산이 되는 전자전달계에 전달되는 방식의 차이 때문이다.
2. 근육세포에는 malate-aspartate shuttle을 이용하여 NADH를 전달한다.
3. 간과 심장 세포는 glycerol-3-phosphate shuttle을 이용하여 NADH를 전달한다.
4. 근육세포에서 이용되는 방식의 효율이 나쁜 이유는 세포질에서 생성된 NADH가 직접 mitochondria로 전달되기 때문이다.

① 1, 2   ② 3, 4
③ 1, 2, 3   ④ 2, 3, 4
⑤ 1, 2, 4

우석대 20

275 독극물인 시안화계 화합물이 전자전달제를 억제하면 해당과정과 시트르산 회로가 곧 멈춘다. 그 이유로서 타당한 것을 고르면?

① ATP가 고갈되기 때문이다.
② 소모되지 못한 O_2가 해당과정과 시트르산 회로를 방해하기 때문이다.
③ NAD+와 FAD가 고갈되기 때문이다.
④ 전자전달계에서 더 이상 전자가 나오지 않기 때문이다.

중앙대 16

276 미토콘드리아(mrtochondria)는 세포호흡을 담당하는 세포소기관이다. 미토콘드리아의 내막에 이상이 생겨 수소이온이 자유롭게 투과할 때 생기는 현상을 모두 고른 것은?

가. 세포의 온도가 상승한다.
나. ATP 합성효율이 떨어진다.
다. 산소로의 전자전달이 일어나지 않는다.

① 가, 나, 다   ② 가, 나
③ 가, 다   ④ 나, 다

277 비만 환자가 uncoupler를 복용하기로 했으나 의사가 만류하였다. 만약 먹었다면 체내에서 어떤 일이 벌어지는가?

① NADH 산화 속도 증가
② 산소 소모 감소
③ 체온 감소
④ 체중 증가
⑤ ATP 합성률의 증가

278 Uncoupler에 속하는 시약은 proton이 세포막을 통과하여 확산할 수 있도록 한다. 이 시약을 세포에 처리하였을 때 해당과정과 TCA 회로에는 아무런 변화가 일어나지 않았다. 이 때, ATP 생성과 산소 소비에는 어떠한 변화가 일어나는지 고르시오.

① ATP 생성량, 산소 소비량 모두 감소
② ATP 생성량 감소, 산소 소비량 기존과 비슷
③ ATP 생성량 증가, 산소 소비량 감소
④ ATP 생성량, 산소 소비량 모두 증가
⑤ ATP 생성량, 산소 소비량 큰 변화 없음

279 동면을 하는 북극곰은 동면에 들어가기 전에 체지방량을 증가시키고 동면이 끝난 후에 체지방량의 감소가 두드러지게 확인된다. 북극곰의 생리현상에 대한 설명으로 옳은 것을 〈보기〉에서 있는 대로 고른 것은? (단, Rq는 산소소비량에 대한 이산화탄소 발생량의 비율이다.)

〈보기〉
ㄱ. 동면 중인 북극곰의 혈액의 카테콜아민 농도는 더 높을 것이다.
ㄴ. 정상 생활을 하는 북극곰에 비하여 동면 중인 북극곰의 Rq값은 더 높을 것이다.
ㄷ. 동면 중인 북극곰의 갈색 지방세포에서 UCP1의 발현량이 증가되어 있을 것이다.

① 없음   ② ㄱ
③ ㄴ   ④ ㄷ
⑤ ㄱ, ㄴ   ⑥ ㄱ, ㄷ
⑦ ㄴ, ㄷ   ⑧ ㄱ, ㄴ, ㄷ

유형 25 ▶ 광합성 개요

280 C4 식물과 CAM 식물에 대한 설명으로 옳은 것은?

ㄱ. 흡수된 CO_2로 다양한 유기물(유기산)을 합성한다.
ㄴ. C4와 CAM 모두 탄소 고정과 칼빈 회로를 각기 다른 세포에서 진행한다.
ㄷ. C4 식물은 낮과 밤에 따라 탄소 고정과 칼빈 회로가 구분되어 있다.
ㄹ. CAM 식물은 밤에 합성한 유기물을 액포에 저장하고, 낮에 칼빈 회로를 진행한다.

① ㄱ, ㄹ   ② ㄴ, ㄹ
③ ㄴ, ㄷ, ㄹ   ④ ㄱ
⑤ ㄷ, ㄹ

281 식물의 광합성 관련 설명 중 틀린 것은?

① 광합성은 크게 두 단계, 즉 명반응과 Calvin cycle로 구성되어 있다.
② 광합성 색소인 chlorophyll a는 포피린 링 부위에 -CH_3를 가지는 반면, chlorophyll b는 -CHO를 갖는다.
③ 광계 I의 반응중심 복합체 내 chlorophyll a는 (P680)으로 알려져 있고 광계 II의 반응중심 복합체 내 chlorophyll a는 (P700)으로 알려져 있다.
④ 광계 I에서 최종적으로 전자수용체 역할은 NADP+이다.
⑤ 광합성 명반응을 통해 ATP, NADPH, O_2를 생성한다.

연세대 23

282 식물의 광합성 설명에 대해 맞는 것은?

① 광합성의 명반응에서 선형 전자흐름과 순환적 전자흐름 모두 ATP와 NADPH를 생성한다.
② 엽록체에서 전자전달계는 양성자를 thylakoid space로부터 stroma로 pumping한다.
③ 광합성의 명반응은 엽록체 내 stroma, 캘빈회로는 틸라코이드 막에서 일어난다.
④ C3 식물에서 캘빈회로 첫 단계는 탄소 고정이며, 이를 촉매하는 효소는 rubisco이다.
⑤ C4 식물이 광호흡을 최소화 하면서 광합성을 할 수 있는 것은 유관속초세포에서 PEP carboxylase를 사용하기 때문이다.

이화여대 23

283 C4 식물과 CAM 식물에 대해 옳은 설명을 모두 고르시오

〈보기〉
ㄱ. C4 식물에서는 탄소고정과 캘빈회로가 시간적으로 분리되어 진행된다.
ㄴ. CAM 식물은 탄소고정과 캘빈회로가 동일 세포에서 일어난다.
ㄷ. 덥고 건조한 기후에도 과도한 수분 손실 없이 광합성을 할 수 있다.
ㄹ. 루비스코가 산소와 반응해서 일어난 부작용이 광합성 생산량에 악영향을 끼칠 수 있다.
ㅁ. C4 식물의 세포 내부로 들어온 CO_2는 캘빈회로로 직접적으로 들어가지 않는다.
ㅂ. CAM 식물은 캘빈회로를 유지하기 위해 루비스코를 필요로 하지 않는다.

① ㄱ, ㄷ, ㄹ
② ㄴ, ㄹ, ㅂ
③ ㄴ, ㄷ, ㄹ, ㅂ
④ ㄱ, ㄹ
⑤ ㄴ, ㄷ, ㄹ, ㅁ

대구 카톨릭대 11

284 식물에서 일어나는 광합성에 관한 설명이다. 이들 중 옳지 않은 것을 고르시오.

① Photosystem Ⅱ에서 물이 해리가 일어나 산소가 발생한다.
② Photosystem Ⅱ의 전자전달계를 통하여 광합성에 필요한 ATP를 생산한다.
③ 엽록체의 틸라코이드 막에 존재하는 전자전달계는 proton을 틸라코이드 공간에서 스트로마 쪽으로 이동시켜 막전위를 만든다.
④ 임반응은 루비스코(Rubisco)라는 효소에 의해 이산화탄소를 고정하는 것으로 시작된다.
⑤ C4 식물에서 최초로 이산화탄소를 수용하는 화합물은 phosphoenolpyruvate이다.

중앙대 24

285 그림은 식물의 엽록체에서 일어나는 광합성의 명반응과 캘빈 회로를 나타낸 것이다.

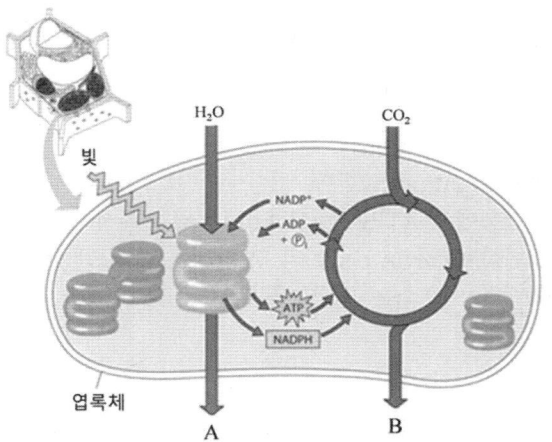

이에 대한 설명으로 옳은 것만을 〈보기〉에서 모두 고른 것은?

〈보기〉
가. A와 B는 각각 O_2와 [CH_2O](당)이다.
나. 명반응에서 물은 분해되어 전자와 양성자를 제공하고, 부산물로서 O_2를 배출한다.
다. 엽록체에서 명반응은 스트로마에서 일어나지만 캘빈 회로는 틸라코이드막에서 일어난다.

① 가, 나, 다
② 가, 나
③ 나, 다
④ 가, 다

연세대 24

286 식물의 광합성(photosynthesis) 관련 설명 중 맞는 것은?

① 광합성의 명반응으로부터 ATP, NADPH, O_2가 생성된다.
② 광합성 동안 H_2O는 환원된다.
③ 식물의 잎은 엽록소(chlorophyll)가 녹색광을 흡수하기 때문에 녹색으로 보인다.
④ photosystem I이 photosystem II보다 먼저 작용한다.
⑤ chlorophyll a는 hydrocarbon tail 부위에 $-CH_3$를 가지는 반면, chlorophyll b는 -CHO를 가지는 차이점이 있다.

연세대 24

287 광합성(photosynthesis) 과정 설명 중 맞는 것은?

① photosystem I의 P680+은 전자를 받아들여 P680으로 환원된다.
② 자색황세균(purple sulfur bacteria)과 같은 광합성 세균은 photosystem II는 가지고 있고 photosystem I은 안 가지고 있다.
③ chroloplast에서 H^+을 thylakoid space에서 stroma 쪽으로 pumping한다.
④ 명반응에서 ATP는 thylakoid space에서 생성된다.
⑤ 캘빈회로(calvin cycle)의 첫 단계는 탄소고정이며 이를 촉매하는 효소는 RuBP이다.

동의대 한의대 24

288 광합성 과정 중 암반응으로 생성되는 물질을 고르시오.

① ATP   ② NADH
③ NAD+   ④ 포도당
⑤ CO_2

건양대 24

289 캘빈회로는 포도당을 만드는 과정이다. 캘빈회로에서 필수적으로 요구되는 물질을 고르시오.

① GTP, NADH
② ATP, NADPH
③ GTP, NADPH
④ NADH, NADPH
⑤ ATP, NADH

동덕여대 24

290 식물의 광합성에 대한 설명으로 옳은 것만을 〈보기〉에서 있는 대로 고른 것은?

〈보기〉
ㄱ. 배출되는 O_2는 CO_2로부터 유래된 것이다.
ㄴ. 광합성 명반응은 포도당을 합성하지 못한다.
ㄷ. 광계 II에서 얻은 빛에너지는 ATP 합성에 사용한다.
ㄹ. 광계 I의 반응중심색소는 틸라코이드 막에 위치한다.
ㅁ. 틸라코이드 막을 따라 전자전달이 발생할 때 틸라코이드 내 공간의 pH는 감소한다.

① ㄱ, ㄷ   ② ㄱ, ㄷ, ㅁ
③ ㄴ, ㄷ, ㄹ   ④ ㄷ, ㄹ, ㅁ
⑤ ㄴ, ㄷ, ㄹ, ㅁ

연세대 21

291 미토콘드리아의 산화적 안산화와 엽록체의 광인산화의 공통적인 특징은?

① 고 에너지 전자는 물에서 유래한다.
② Chemiosmosis 기작을 이용하여 ATP 생성한다.
③ 부산물로 산소를 발생시킨다.
④ NADH를 사용하여 NADPH 생성한다.
⑤ 미토콘드리아 내막과 틸라코이드 막을 가로지르는 양성자 농도 기울기가 같은 방향으로 형성된다.

중앙대 19

292 광합성의 명반응에서 최초로 전자를 공급하는 물질과 최종적으로 수용하는 물질이 바르게 짝지어져 있는 것은?

	공급	수용
①	물	NADP+
②	물	NAD+
③	이산화탄소	NADP+
④	이산화탄소	NAD+

우석대 한의대 19

293 다음 중 틸라코이드 막에서 생성되어 스트로마에서 소비되는 화합물로 옳은 것은?

① CO_2, H_2O
② ATP, NADPH
③ NADP+, ADP
④ ATP, NADPH, CO_2

연세대 21

294 다음 중 광합성 색소와 관련한 설명으로 옳지 <u>않은</u> 것은?

① 주요한 색소인 엽록소 a는 자색과 청색, 적색 파장을 흡수한다.
② 보조 색소인 엽록소 b 의해 적색-청색 이외의 파장 빛을 흡수하는 것을 돕는다.
③ 엽록소 a와 b는 공통적으로 포르피란 구조를 가지고 두 작용기가 달라 다른 파장의 빛을 흡수하는 것이 가능하다.
④ 보조 색소인 카로티노이드는 청색-녹색 파장의 빛을 흡수한다.
⑤ 일부 카로티노이드는 엽록소의 손상을 줄이고 세포에 유해한 활성 산소의 발생을 억제하여 광보호 작용에 기여한다.

연세대 13

295 광합성에서 전자는 물 → ( ) → 탄소고정 반응(캘빈 회로)로 전달된다. ( )는?

① ATP
② NADPH
③ FADH2
④ 엽록소a
⑤ 카로티노이드

중앙대 17

296 식물의 광합성에 대한 설명 중 옳은 것만을 〈보기〉에서 모두 고른 것은?

〈보기〉
가. 명반응은 틸라코이드막에서 일어나며, 캘빈회로는 스트로마에서 일어난다.
나. 명반응은 태양에너지를 화학에너지인 ATP와 NADPH로 전환한다.
다. 캘빈회로를 통해 CO_2는 당 분자로 전환된다.
라. 캘빈회로 과정에서 O_2가 방출된다.

① 가, 나, 다
② 가, 나, 라
③ 가, 다, 라
④ 나, 다, 라

중앙대 18

297 광합성에 대한 설명으로 옳지 <u>않은</u> 것은?

① 명반응은 틸라코이드에서 일어나고, 캘빈 회로는 스트로마에서 일어난다.
② 캘빈회로로부터 3탄당인 글리세르알데히드 3-인산이 만들어진다.
③ 캘빈회로가 저해되어도 명반응은 정상적으로 진행될 수 있다.
④ 녹색 빛이 광합성을 일으키는 데 가장 비효율적이다.

298 식물의 광합성 과정에 대한 설명으로 옳지 않은 것은?

① 명반응에서 광계 II는 P700 엽록소 a 분자를 반응중심 복합체에 가지고 있다.
② 캘빈회로 반응은 ADP, 무기인산 그리고 $NADP^+$를 명반응으로 되돌린다.
③ 한 분자의 포도당을 합성하기 위해, 캘빈 회로는 6개의 CO_2 분자와 12개의 NADPH 분자를 사용한다.
④ 명반응 동안의 선형 전자 흐름은 광계 I과 II를 사용하며, NADPH, ATP 그리고 산소를 생성한다.

299 광합성 과정에 대한 설명이다. 〈보기〉에서 광합성 과정을 바르게 설명한 것을 모두 고르시오.

〈보기〉
가. 엽록소가 빛에너지를 흡수하여 전자를 활성화(excited) 시킨다.
나. 광계는 안테나 복합체, 반응중심, 빛에너지를 ATP와 NADPH로 저장하는 데 필요한 다양한 효소로 구성된다.
다. 광계 I에서 활성화된 전자는 광계 II로 전달된다.
라. 캘빈회로의 산물은 포도당이다.

① 가
② 가, 나
③ 가, 나, 라
④ 나, 다
⑤ 나, 다, 라

300 〈보기〉의 실험과 관련된 설명으로 틀린 것은?

〈보기〉
1단계 : 신선한 잎으로부터 엽록체 틸라코이드를 순수 분리한다.
2단계 : 틸라코이드를 pH 4의 완충용액에서 평형화 시킨다.
3단계 : 틸라코이드를 ADP와 Pi가 포함된 pH 8의 완충용액으로 옮긴다.
4단계 : ATP의 생성을 확인한다.

① 틸라코이드 막은 H^+에 대한 투과성이 낮다.
② ATP 생성 효소를 통한 양성자 이동은 촉진확산 방식이다.
③ 실험에서 ATP 생성을 위해서는 광조건이 필요하다.
④ ATP 생성 효소의 인산화 부위(CF1)는 스트로마 쪽에 위치한다.

301 긴 띠 모양의 조류〈alga〉를 배지에 배양하며, 프리즘을 통해 분산된 빛을 비추는 실험을 진행하였다. 이 배지에 호기성 박테리아를 첨가하면 빛의 파장이 650nm인 부분과 480nm인 부분에 집중적으로 모이는 것을 관찰하였다. 그러나 배지에서 조류를 제거하면 호기성 박테리아의 집중 현상은 나타나지 않았다. 이 실험에서 관찰된 호기성 박테리아의 운동을 가장 적절하게 설명한 것은?

① 박테리아는 650nm와 480nm빛에 자극되어 굴광성 반응을 보였다.
② 650nm와 480nm빛을 받은 부분에서 광합성이 일어나, 당이 합성되고 분비되었다.
③ 650nm와 480nm빛을 받은 부분의 광합성으로 생성된 산소가 박테리아를 유인하였다.
④ 조류와 박테리아는 공생관계에 있으므로, 박테리아는 조류에서 생성된 이산화탄소가 필요하고, 조류는 박테리아에서 생성된 산소를 필요로 한다.

연세대 21

302 광계의 순환적 전자 흐름에서만 나타나는 현상으로 옳은 것은?

① 광계 I의 1차 전자수용체로 전달된 전자가 페레독신으로 이동한다.
② NADP+ 환원 효소가 NADPH를 생성한다.
③ 엽록체의 스트로마에서 H^+가 제거된다.
④ ATP와 NADPH 모두 생성된다.
⑤ 전자는 페레독신-시토크롬 복합체·플라스토시아닌을 거쳐 P700 중심으로 유입된다.

원광대 16

303 다음 중 광합성의 명반응 과정에서 순환적 광인산화와 비순환적 광인산화 반응의 차이를 가장 잘 설명한 것은?

① 순환적 광인산화는 제1 광계만 포함하며 ATP만을 생성하고, 비순환적 광인산화는 제1, 2 광계 모두를 포함하고 ATP와 NADH를 모두 생성한다.
② 순환적 광인산화와 비순환적 광인산화 반응은 제1, 2 광계를 모두 포함하고, ATP와 NADPH를 모두 생성한다.
③ 순환적 광인산화는 ATP만을 생성하며, 제1 광계만 관여한다. 비순환적 광인산화는 물이 광분해되어 ATP와 NADPH를 생성하는 과정을 말한다.
④ 순환적 광인산화는 NADP+의 환원과 산소의 방출을 포함한다.
⑤ 순환적 광인산화에서만 물의 광분해가 일어난다.

강원대 24

304 광합성 식물을 방사성 H와 O를 포함한 물에 두었을 때, 어떤 광합성 산물이 방사성을 띠는가?

① 포도당의 H와 O
② 포도당의 H와 물의 O
③ 포도당의 H와 산소의 O
④ 물의 H와 산소의 O
⑤ 물의 H와 이산화탄소의 O

강원대 24

305 RuBP에 CO_2 대신 O_2를 결합할 때 일어나는 과정을 무엇이라 하는가?

① 세포호흡   ② 광호흡
③ 광 인산화   ④ 산화적 인산화
⑤ 산소 호흡

연세대 21

306 다음 중 루비스코에 대한 설명으로 옳지 **않은** 것은?

① 캘빈회로의 1단계 탄소고정 과정을 매개한다.
② 이산화탄소분만이 아니라 산소도 결합이 가능하다.
③ C3 식물의 광호흡에 관여한다.
④ 자연계에서 가장 풍부한 효소이다.
⑤ 생성물은 2개의 G3P이다.

307 캘빈-벤슨회로에 대한 다음 설명 중 옳지 <u>않은</u> 것은?

① CO_2는 RuBP와 반응하여 3PG(PGA)를 형성한다.
② 루비스코 효소에 의해 CO_2가 고정된다.
③ 3PG가 환원될 때, ATP NADPH+H^+가 생성된다.
④ 빛이 없어지면, 3PG의 농도가 높아진다.
⑤ 루비스코는 CO_2와 RuBP의 반응을 촉매한다.

308 식물에서 일어나는 광합성에 관한 〈보기〉의 설명하는 설명 중에서 옳지 <u>않은</u> 것을 모두 고르시오.

〈보기〉
가. 철(Fe)가 부족하여도 광합성의 효율에는 영향이 없다.
나. CAM 식물은 최초 CO_2 고정과 Calvin 회로는 다른 세포에서 발생한다.
다. 광계 I이 작동하지 않으면 NADPH는 생성 되지 않지만, ATP는 생성될 수 있다.
라. 엽록체의 전자전달계에서 최초의 전자 공여체는 H_2O이며, 이 과정은 광계 I에서 일어난다.

① 가, 나   ② 다, 라
③ 가, 나, 다   ④ 나, 다, 라
⑤ 가, 나, 라

309 식물에서 일어나는 광합성에 관한 다음의 설명 중 옳지 <u>않은</u> 것을 모두(2개) 고르시오. (부분 점수 없음)

① 광반응이 일어나면 틸라코이드 내강(Thylakoid lumen)의 pH가 낮아진다.
② Stroma의 [NADPH]/[NADP+] ratio가 높으면 광계 II에 의한 산소 발생 속도가 높아진다.
③ 미토콘드리아 내막과 엽록체의 thylakoid 막의 막간 양성자 기울기가 같다면 같은 양의 ATP 생산한다.
④ C4 식물의 엽육세포에서 최초로 이산화탄소를 수용하는 화합물은 phosphoenolpyruvate이다.
⑤ C4 식물에서 암반응은 유관속초세포에 일어난다.

310 C4 식물에서 첫 번째 탄소고정(carboxylation) 단계를 거쳐 만들어지는 유기물은?

① 포도당(glucose)
② 글리세르일데히드 3-인산염(glyceraldehyde 3-phosphate)
③ 옥살로아세트산(oxaloacetic acid)
④ 리뷸로오스 2인산염(ribulose biphosphate)

311 C4 식물에 대한 다음 설명 중 (1) 식물이 C3 식물보다 더운 날씨에 더 잘 사는 이유는?

① 뜨겁고 건조한 날씨에도 기공을 닫지 않는다.
② C3 식물과 달리 잎 내 CO_2 농도가 낮아도 고정을 할 수 있다.
③ 차가운 날씨에서 진화하였지만, 열대지방으로 이동하여 잘 살게 되었다.
④ 열이 있으면 광합성을 연장한다.
⑤ 일부 세포가 CO_2에 결합하여 Calvin Cycle을 수행한다.

312 C4 식물의 광합성 과정에서 CO_2는 최초로 _____ 와(과) 결합한 후 _____의 형태로 관다발수초(bundle-sheath cell)로 들어간 후 CO_2와 _____(으)로 분해된다.

① 포스포에놀피루브산(phosphoenolpyruvate) - 말산(malate) - 피루브산(pyruvate)
② 피루브산 - 옥살로아세트산(oxaloacetate) - 피루브산
③ 포스포에놀피루브산 - 옥살로아세테트산 - 말산
④ 피루브산 - 말산 - 피루브산
⑤ 포스포에놀피루브산 - 피루브산 . 옥살로아세테트산

연세대 21

313 다음 중 C4 식물과 CAM 식물의 유사성에 해당하는 것은?

① 엽육세포에서 탄소고정이 이루어지고 유관 속초 세포에서 캘빈회로가 진행된다.
② 밤 동안 이산화탄소를 흡수하여 유기산과 결합한 후 액포에 저장한다.
③ 시간에 따른 기공 개폐 여부를 통하여 탄소고정과 캘빈회로를 조절한다.
④ 유기산으로부터 방출된 이산화탄소로 루비스코에 의한 캘빈회로를 통해 당을 생성한다.
⑤ 루비스코의 초기 이산화탄소 고정 산물은 4-탄소 화합물이다.

중앙대 21

314 CAM 식물이 광호흡을 피하는 방법은 다음 중 무엇인가?

① 엽육세포에서 CO_2를 4탄소 화합물로 고정한 다음, 유관속초세포에서 CO_2를 방출한다.
② 밤에 캘빈회로를 수행한다.
③ 밤에 CO_2를 4탄소 화합물로 고정한 후, 낮에 CO_2를 방출한다.
④ 다육성 줄기와 잎에 물을 저장한다.

원광대 10

315 CAM 식물에 대한 설명 중 <u>틀린</u> 것끼리 묶여 있는 것은?

〈보기〉
A. 밤 시간에 기공을 열어 CO_2를 받아들여 옥살초산으로 신속히 고정하여 말산으로 전환시킨다.
B. 사탕수수는 대표적인 CAM 식물이다.
C. 명반응이 일어나는 동안 ATP와 NADPH가 만들어지며 동시에 말산은 액포에서 엽록체로 들어간다.
D. CAM 회로는 C4 회로와 비슷하나, PEP 카르복시화효소가 밤에 엽육세포에서 탄소를 고정하고, 낮 동안에는 유관속초세포 내에서 Calvin 회로가 진행된다.

① A, B
② A, C
③ C, D
④ B, D
⑤ A, D

연세대 23

316 세포 주기에 대한 설명으로 맞는 것은?

① 정상적인 인간의 체세포는 23개 염색체를 갖는다.
② 핵 분열의 전기에는 두 자매 염색분체가 separase라는 효소에 의해 절단된다.
③ DNA 복제는 간기에 발생한다.
④ 동물세포의 세포질 분열동안 세포판을 형성한다.
⑤ 중심체는 복제 된 염색체 DNA 중 두 자매 염색분체가 가장 붙어있는 부분이다.

연세대 23

317 세포 주기와 관련되어 <u>틀린</u> 것은?

① 원핵세포는 이분법으로 번식하며, 복제원점에서 염색체 복제가 시작된다.
② 세포주기를 조절하는 MPF의 활성 종료는 구성요소인 CDK의 분해에 의해 일어난다.
③ 세포가 Gi checkpoint에서 출발신호를 받지 못하면 G0기 phase로 전환한다.
④ 암세포는 밀도의존성 억제 조절이 나타나지 않는다.
⑤ 중기에 20개의 자매염색분체를 가지는 세포는 G2기에는 염색체를 10개 갖는다.

연세대 23

318 감수분열의 다음 단계 중 상동염색체가 분리되는 단계는?

① anaphase Ⅱ
② prophase Ⅰ
③ mitosis
④ anaphase Ⅰ
⑤ metaphase Ⅱ

319 감수분열에 대한 설명 중 옳은 것을 〈보기〉에서 모두 고른 것은?

〈보기〉
가. 유전자의 교차는 감수 I 분열 중기에 일어난다.
나. 감수 I 분열에서는 상동염색체가 분리된 후 DNA 복제가 다시 일어난다.
다. 감수 II 분열에서는 자매염색분체의 분리가 일어난다.
라. 감수 II 분열 중기의 자매염색분체는 교차 때문에 유전적으로 동일하지 않다.

① 가, 나　　　　　　② 가, 다
③ 다, 라　　　　　　④ 나, 라

320 아래 그림은 A 세포와 B 세포를 동일한 조건에서 일정 시간 동안 배양하면서 증가하는 세포의 수를 측정한 실험 결과이다.

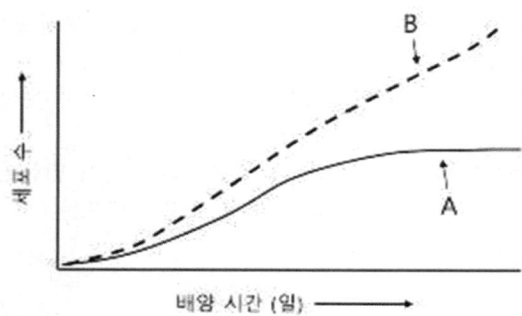

이 그래프를 보고 A, B 세포의 특성을 유추한 설명으로 옳은 것을 〈보기〉에서 모두 고른 것은?

〈보기〉
가. A 세포는 세포분열 과정에서 MPF와 사이 클린의 농도 일정하게 조절된다.
나. A 세포는 부착 의존성이 결여되어 있어서, 세포를 배양하기가 쉽다.
다. A 세포와 B 세포 모두 밀도 의존적 분열 억제 현상이 일어난다.
라. B 세포는 성장인자가 고갈되어도 분열할 수 있는 능력이 있다.

① 가, 나　　　　　　② 가, 라
③ 다, 라　　　　　　④ 나, 다

321 다음은 동물세포를 유세포 분석기(flow cytometry)로 조사한 것이다. 세포자살(apotosis) 증가시와 콜히친 처리시 그래프에서 어떤 부분이 각각 변하는지 순서대로 연결한 것은 무엇인가?

	세포당	DNA의 양(상대값)
①	A	B
②	B	C
③	C	D
④	A	D
⑤	C	B

322 다음은 세포주기를 측정한 실험이다.

〈실험 과정〉
1) 영양분이 풍부한 조건에서 배양한 체세포를 집단 A와 B로 나누어 배양한다.
2) 집단 A는 아무것도 처리하지 않고, 집단 B에는 물질 Y를 용매 S에 녹여 처리한다.
3) 두 집단의 세포를 고정하고, 각 집단의 세포 당 DNA 양을 측정하여 DNA에 따른 세포수를 나타내었다.

〈실험 결과〉

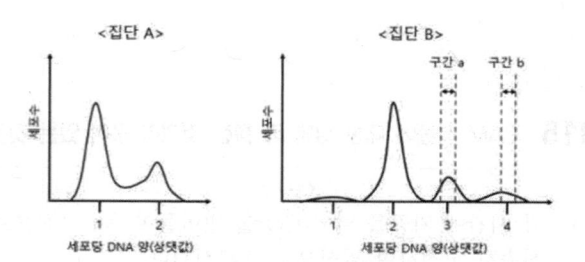

이에 대한 설명으로 옳은 것만 〈보기〉에서 고른 것은?

〈보기〉
가. 구간 a와 b는 물질 Y가 G2기에서 M기로의 전환을 억제하여 나타난 결과이다.
나. 물질 Y의 기능을 정확히 확인하기 위해서는 용매 S만 처리한 집단의 실험 결과가 더 필요하다.
다. 집단 A의 세포는 G1기보다 G2기가 더 길다.

① 가, 나　　　　　　② 가, 다
③ 나, 다　　　　　　④ 가, 나, 다

고신대 23

323 세포 복제과정에서 생긴 오류를 최종적으로 잡아내는 시기는 언제인가? (체크포인트 묻는 문제)

① G1에서 S기로 지나는 시기
② S기에서 G2기로 지나는 시기
③ G2기에서 M기로 지나는 시기
④ M기에서 G1기로 지나는 시기

연세대 미래 23

324 다음 중 각 단백질과 이들의 사이클린 cdk 복합체가 잘못 연결된 것은 무엇인가?

① 사이클린 D : Gi-Cdk
② 사이클린 A : S-Cdk
③ 사이클린 B : M-Cdk
④ 사이클린 E : G2-Cdk

원광대 23

325 세포주기 중 체세포 분열에 대한 설명으로 옳은 것은?

① 전기 - DNA를 합성한다.
② 중기 - 방추사가 염색체의 동원체에 부착한다.
③ 후기 - 염색분체가 중심체로 끌려간다.
④ 말기 - 핵막이 소실된다.
⑤ 말기 - 염색체가 형성된다.

원광대 23

326 다음 중 세포주기에 대한 설명으로 옳은 것을 모두 고르시오.

〈보기〉
ㄱ. cyclin E는 세포주기 중 G1/S phase에 관여한다.
ㄴ. DNA 손상시 p21 활성이 증가하고, p21에 의해 p53이라는 cdk 억제인자의 전사가 촉진된다.
ㄷ. cyclin B/Cdk 1 복합체는 세포분열 전중기의 핵막 분해를 촉진한다.

① ㄱ   ② ㄷ
③ ㄱ, ㄴ   ④ ㄴ, ㄷ
⑤ ㄱ, ㄴ, ㄷ

전북대 치대 23

327 아래 그림은 세포분열의 한 단계를 나타낸 것이다. 이 단계에 대해 옳은 것을 고르시오.

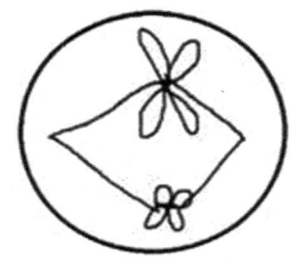

① 상동염색체가 관찰된다.
② 제2 감수분열의 모습이다.
③ 핵상은 2n = 2이다.
④ 이 단계를 거치면 염색체 수가 반감된다.
⑤ 사람의 경우 상피세포에서 이 단계가 관찰된다

연세대 24

328 Mitosis 관련 설명 중 맞는 것은?

① 정상적인 인간의 모든 신체세포는 2세트의 염색체를 갖는다.
② Mitosis M-phase는 interphase보다 보통 길다.
③ 세포의 생장은 interphase 전체에서 일어난다.
④ Centrosome은 interphase동안 복제되며 세포 양쪽으로 이동한다.
⑤ Kinetochore는 centrosome에 결합한다.

329 세포주기(Cell cycle) 조절 관련 설명 중 맞는 것은?

① 인체 세포의 대부분은 분열하지 않는 상태인 G1 phase 에 있다.
② 세포가 Gi checkpoint에서 출발 신호를 받으면 S phase로 전환되고, 받지 못하면 M phase로 전환된다.
③ 세포주기를 조절하는 MPF(성숙유도인자)의 활성종료는 구성 요소인 cycin의 분해에 의해 일어난다.
④ MPF는 세포가 G1 phase를 지나 S phase로 들어가도 록 유도한다.
⑤ mitosis G1기에 20개의 염색체를 지니는 세포는 중기 에 10개의 자매염색분체를 갖는다.

330 인간의 mitosis 관련 설명으로 맞는 것은?

① 정상적인 인간의 haploid(반수체) number는 22이다.
② 수정이 안 된 인간의 난자는 X 염색체를 가지는 반면, 정자는 Y 염색체를 갖는다.
③ 자매염색분체 분리는 anaphase Ⅰ에서 일어난다.
④ 상동염색체의 독립적 분리(independent assortment of chromosome)은 prophase Ⅰ에서 발생한다.
⑤ 교차(crossing over)는 prophase Ⅰ에서 발생한다.

331 식물의 세대교번(alternation of generation) 관련 설명 중 틀린 것은?

① 식물의 세대교번에서 diploid(이배체)와 haploid(반수 체) 모두 다세포 시기(multicellular stage)를 갖는다.
② 식물의 세대교번에서 각각 spore(포자)는 mitosis를 통해 sporophyte로 성장한다.
③ spore는 haploid이다.
④ sporophyte에서는 meosis를 한다.

332 유전물질의 복제가 일어나는 시기는?

① 유사 분열기　　　　② G0
③ G1　　　　　　　　④ S
⑤ G2

333 감수분열에 관한 설명 중 옳지 않은 것을 고르시오.

① 감수분열은 두 번의 세포주기가 연속으로 수행되며, 그 결과로 4개의 반수체가 형성된다.
② 제 1감수분열에서 교차가 일어나고 이는 새로운 유전자 조합을 통해 자손의 유전적 다양성에 기여한다.
③ 제 1감수분열에서 2개의 반수체가 형성된다.
④ 제 2감수분열에서 DNA의 양은 반이 되지만, 염색체 수 는 변화가 없다.
⑤ 1~4번 모두 옳다.

334 동물세포의 체세포분열에 대한 설명으로 틀린 것은?

① 간기의 G2기 - S기 동안에 복제된 염색체가 응축되어 각각이 구분되어 관찰된다.
② 전기 - 인이 소실되며 체세포분열 방추체가 형성되기 시 작한다.
③ 중기 - 염색체는 이동하여 방추체의 양극 사이 중앙에 있는 가상의 면인 중기판에 모인다.
④ 후기 - 코헤신 단백질이 끊어지며 2개의 자매염색분체가 분리되기 시작된다.

유형 29 ▶ 감수분열 주기

중앙대 24

335 감수분열은 감수 I 분열과 감수 II 분열로 나누어진다. 다음 〈보기〉에서 제시된 감수분열 단계의 순서를 바르게 나열한 것은?

〈보기〉
가. 상동염색체 쌍이 중기판에 정렬한 이후, 서로 분리되고 방추장치의 도움으로 극 쪽으로 이동한다.
나. 각 상동염색체가 쌍을 이루며 교차가 일어나 교차점 (chiasma) 형성한다.
다. 두 개의 염색분체로 구성된 염색체가 중기판으로 이동한 후, 체세포분열에서와 같이 중기판에 배열한다.
라. 각 염색체가 두 개의 염색분체로 이루어져 있는 두 반수 체 딸세포를 형성한다.
마. 동원체에서 자매염색분체를 붙들고 있는 단백질의 분해로 염색분체도 분리되어 개별적인 염색체로서 반대 극으로 이동한다.
바. 핵이 형성되고 염색체는 풀어지기 시작한다. 네 개의 딸세포가 생성되고 각각은 반수체의 염색체를 갖는다.

① 나-가-다-마-라-바
② 나-라-마-다-가-바
③ 나-가-라-다-마-바
④ 나-라-다-마-가-바

충남대 약대 24

336 세포 주기에는 세 개의 확인점(검문지점, checkpoint)이 존재한다. 다음 중 자매염색분체가 존재하는 확인점을 모두 고른 것은?

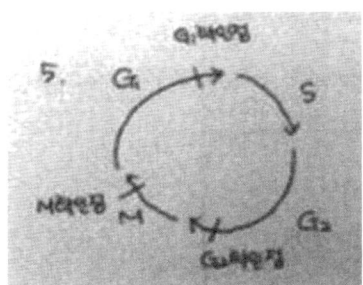

① G₁ 확인점
② G₁ 확인점, G₂ 확인점
③ G₁ 확인점, M 확인점
④ G₂ 확인점, M 확인점
⑤ G₁ 확인점, G₂ 확인점, M 확인점

삼육대 약대 24

337 간기의 G1 기에 있는 한 세포에 4개의 염색체가 있다. 아래 표는 이 세포가 아래의 세포분열기를 진행함에 따라 세포당 형성되는 염색체와 DNA 분자의 수를 나타낸 것이다.

	염색체 수	DNA 분자의 수
G₂기	4	8
체세포분열의 중기	4	8
체세포분열의 후기	(가)	8
체세포분열의 세포질분열 후	4	4
감수분열 제1 중기	4	(다)
감수분열 제2 중기	(나)	(라)
제2 감수분열 세포질분열 후	2	2

(가)~(라) 숫자를 모두 더한 것은?

① 16
② 18
③ 20
④ 22
⑤ 24

경상대 수의대 24

338 감수분열에 대한 설명으로 옳은 것을 모두 고르시오.

ㄱ. 감수 1분열에서 교차가 일어난다.
ㄴ. 감수 2분열에서 염색분체 분리가 일어난다.
ㄷ. 총 감수분열 과정에서 DNA 복제는 2번 일어난다.

① ㄱ
② ㄱ, ㄴ
③ ㄱ, ㄷ
④ ㄴ, ㄷ
⑤ ㄱ, ㄴ, ㄷ

339 (가)는 동물 ㄱ, ㄴ의 염색체 수와 핵상을 나타낸 것이다. 동물 ㄱ, ㄴ의 성염색체는 XX이다. (나)는 ㄱ, ㄴ 중 하나의 생식세포를 나타낸 것이다.

동물	염색체 수	핵상
(가) ㄱ	4	2n
ㄴ	8	2n

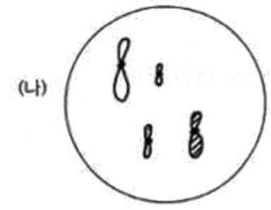

(나)

다음을 보고 옳지 <u>않은</u> 것을 고르시오.

① (나)는 ㄴ의 생식세포이다.
② ㄱ의 생식세포에서 상염색체는 1개이다.
③ 하나의 생식세포에서 상염색체 수/성염색체 수는 ㄴ이 ㄱ의 2배이다.
④ ㄴ의 감수 1분열 중기에서 2가염색체는 4개가 관찰된다.
⑤ ㄴ의 체세포에서 상염색체는 6개이다

340 세포 주기 그래프를 보고 옳은 것을 모두 고르시오.

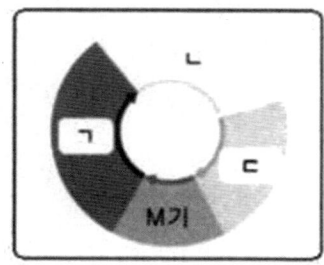

ㄱ. 핵 1개에 존재하는 DNA의 양은 ㄱ이 ㄷ의 2배이다.
ㄴ. ㄴ시기에 방추사가 생성된다.
ㄷ. M기에 핵막의 소실과 재형성이 관찰된다.

① ㄱ, ㄴ   ② ㄱ, ㄷ
③ ㄴ, ㄷ   ④ ㄱ, ㄴ, ㄷ
⑤ ㄷ

341 다음은 세포주기가 조절되는 과정을 나타낸 그림이다.

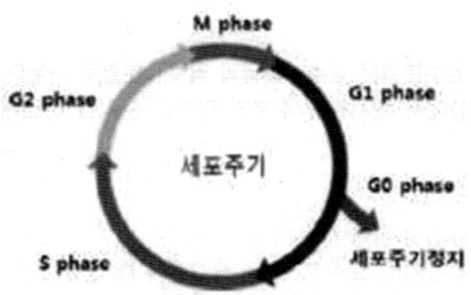

세포주기에 대한 설명으로 옳지 <u>않은</u> 것은?

① M기는 핵분열 및 세포질 분열이 일어나는 시기이다.
② G1기는 세포주기의 시작 시기며 리보솜과 단백질 합성이 활발하게 일어난다.
③ G0기에는 세포분열을 하지 않으며 인체 세 포의 대부분은 G0기에 있다.
④ 사이클린 단백질의 수준은 S와 우기 동안에 증가되며 M기 동안에 최고조에 이른다.

342 세포분열에 대한 설명 중 옳은 것을 〈보기〉에서 있는 대로 모두 고른 것은?

〈보기〉
가. 간기는 세포가 새로운 물질과 세포 내 소기관을 합성하는 세포 성장기이다.
나. 전기에 중심체로부터 미세소관이 빠르게 자라나 방추사가 형성된다.
다. 중기에 DNA 복제가 일어나 개개의 염색체가 두 개의 자매염색분체로 된다.
라. 후기에 염색체 구조가 염색사로 풀리고 방추사가 사라지기 시작한다.

① 가, 나   ② 나, 다
③ 다, 라   ④ 가, 나, 라

원광대 18

343 다음의 세포분열에 관한 설명으로 가장 옳지 <u>않은</u> 것은?

① G1기에는 단백질의 합성 및 세포소기관의 숫자가 증가 되고, 세포의 크기가 커진다.
② 세포의 종류에 따라 세포주기의 시간은 다양하다.
③ 세포분열의 중기에는 핵막이 소실되고 방추사가 나타나 기 시작한다.
④ 뇌세포와 근육세포에서는 G0기가 관찰된다.
⑤ DNA 복제가 이루어지는 시기는 간기이다.

연세대 19

344 균류와 조류의 일부는 세포질 분열 없이 체세포 분열만 반복한다. 그 결과는?

① 염색체 수의 감소
② DNA 복제가 불가능해짐
③ 핵이 없는 많은 세포
④ 핵이 많은 큰 세포가 생긴다.
⑤ 유성생식의 빠른 진행

대구 카톨릭대 17

345 사람의 간암 세포주인 HepG2 세포에서 서로 다른 세포 주기 상태에 있는 두 개의 세포 A와 B를 융합한 후, 두 세포의 핵 상태를 관찰한 결과는 다음 표와 같았다.

융합 전 세포주기 상태		융합후 세포주기 상태	
A 세포	B 세포	핵 A	핵 B
S기	G1기	DNA 복제 진행	DNA 복제를 즉시 개시함
G1기	G2기	정상적인 S기 진행	정상적인 M기로 진행
G2기	S기	핵 B의 DNA 복제가 끝난 후 M기로 진행	DNA 복제 진행
G1기	M기	염색체가 조기 응축됨	세포 분열함

위의 실험 결과에 대한 설명으로 옳은 것을 〈보기〉에서 있는 대로 고른 것은?

〈보기〉
ㄱ. M기의 세포에는 세포분열을 유도하는 물질이 있다.
ㄴ. G2기의 세포에는 DNA 복제를 억제하는 물질이 있다.
ㄷ. S기 세포와 G1기 세포가 융합되었을 때, 핵 B의 pRB 단백질은 인산화가 억제될 것이다.

① 없음   ② ㄱ   ③ ㄴ
④ ㄷ   ⑤ ㄱ, ㄴ   ⑥ ㄱ, ㄷ
⑦ ㄴ, ㄷ   ⑧ ㄱ, ㄴ, ㄷ

연세대 19

346 S phase의 세포를 G1 단계의 세포와 융합하면?

① G1 세포핵에서 DNA 합성을 시작한다.
② S 단계 세포핵에서의 DNA 복제가 끝난다.
③ 두 핵이 융합되어 더 이상 세포분열이 일어나지 않는다.
④ G1 핵의 염색체가 뭉쳐져 체세포 분열을 준비한다.
⑤ G1 세포는 바로 분열할 것이다.

중앙대 19

347 다음은 세포 당 DNA 함량을 유세포 분석기로 분석한 그림이다. 결과에 대한 설명으로 옳지 <u>않은</u> 것은?

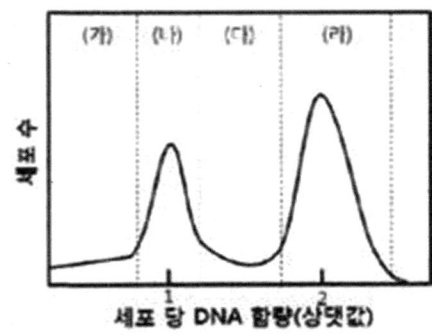

① (나)는 세포주기 Gi기의 세포 수를 의미 한다.
② 방추사 형성을 억제한다면 (다)의 세포 수가 증가한다.
③ (라)의 세포에서 현미경을 통한 염색체 구조의 관찰이 용이하다.
④ 염색체 절편화가 일어나면 (가)의 세포 수가 증가한다.

348 인간의 위암 세포를 저해제가 들어 있는 배양액에서, 대조군 위암 세포는 저해제가 없는 배양액에서 72시간 동안배양한 후 수거하였다. 각 세포가 세포주기의 어느 시기에 있는지 알아보기 위하여 DNA에 결합하는 형광물질을 시료에 처리한 후 각 세포의 형광 수준을 유세포분석기(flow cytometer)로 조사하였다. 결과는 아래의 그림과 같다.

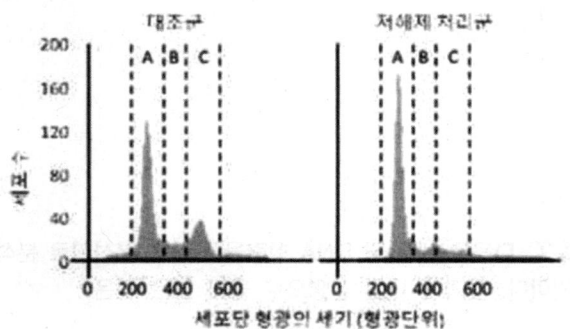

위 실험 결과를 바탕으로, 다음 〈보기〉의 설명 중 옳은 것만을 모두 고른 것은?

〈보기〉
ㄱ. B 구간에 있는 세포의 DNA는 염색질 형태로 존재한다.
ㄴ. 미세소관(microtubule)의 합성을 억제하는 물질을 넣고 일정 시간이 지나면 저해제 처리군의 실험 데이터와 유사한 결과를 얻을 수 있다.
ㄷ. 교차는 C 구간에 있는 세포에서 주로 발생한다.
ㄹ. UV에 노출된 후 일정 시간이 지나면 저해제 처리군의 실험 데이터와 유사한 결과를 얻을 수 있다.

① ㄱ, ㄴ, ㄷ　　　　② ㄱ, ㄴ, ㄹ
③ ㄱ, ㄷ, ㄹ　　　　④ ㄴ, ㄷ, ㄹ
⑤ ㄱ, ㄴ, ㄷ, ㄹ

349 체세포 분열이 끝난 식물세포가 8개의 염색체를 가지고 있을 때, 이 세포는 G2기에는 p개의 염색체와 q개의 염색분체를 가진다. p+q의 값은?

① 12　　　　② 24
③ 32　　　　④ 48

350 Taxol은 주목나무에서 추출된 항암제인데 microtubule의 (+)말단에 결합하여 구조를 매우 안정화시킨다. 다음 중 어떤 과정을 억제하여 taxol이 mitosis를 방해하겠는가?

① 동원체 방추사의 작용
② 극성 방추사의 작용
③ 중심체의 형성
④ 염색분체의 결합
⑤ S 기

351 체세포 분열의 후기(anaphase) 동안 염색체의 이동을 억제할 수 있는 시약은?

① cyclin의 양을 줄이는 시약
② cyclin의 양을 늘리는 시약
③ microtubule의 길이가 늘어나는 것을 억제하는 시약
④ microtubule의 길이가 짧아지는 것을 억제하는 시약
⑤ kinetochore에 microtubule이 붙는 것을 방해하는 시약

352 세포분열에 관한 설명으로 틀린 것은?

① 곰팡이나 조류 중에는 발달 초기 단계에서 세포질 분열 없이 핵분열만 거듭하여 다핵세포가 형성되기도 한다.
② Cytochalasin B는 미세섬유(microfilament) 중합을 억제하는 화학제로 세포분열 과정 중 방추사의 형성을 억제한다.
③ 노화되거나 손상된 세포에서도 세포분열은 일어날 수 있다.
④ 다운증후군은 21번 염색체의 비분리 현상에 의해 발생한다.
⑤ 제1 감수분열 전기에 상동염색체는 4분체를 형성하여 상동염색체 간에 교차가 일어난다.

유형 30 ▶ 종양과 예정사

연세대 19

353 종양 관련 유전자에 대한 설명으로 옳은 것을 고르시오.

① ras와 p53 유전자는 각각 proto-oncogene과 tumor suppressor gene이다.
② p53 단백질은 탈인산화를 통해 활성화된다.
③ ras 유전자에 과활성 돌연변이가 발생하면 세포분열이 중지된다.
④ ①, ②
⑤ ①, ②, ③

영남대 09

354 다음 〈보기〉는 세포자멸사(apoptosis)에 대한 설명이다. 옳은 것을 모두 고르면?

〈보기〉
가. caspase 유전자가 중요한 역할을 함
나. 염색질은 응축되고 핵은 여러 개의 조각으로 나누어짐
다. 죽은 세포는 원형질막의 변화가 일어나 대식세포에 의해 포식됨
라. 신경세포의 과다 세포자멸사에 의한 대표적인 경우로 알츠하이머병이 있음
마. 정상적인 발생 및 조직의 유지를 위하여 정해진 규칙에 따라 세포가 사멸되는 기전

① 가, 나, 다, 라
② 가, 나, 다, 라
③ 가, 나, 라, 마
④ 나, 다, 라, 마
⑤ 가, 나, 다, 마

충남대 09

355 세포의 괴사와 세포자살에 대한 설명으로 잘못된 것은?

① 괴사는 세포 위축(cellular atrophy), 막 기포화 (membrane blebbing)가 일어나지만, 세포자살은 세포 종창(cellular swelling), 세포소기관 파괴가 일어난다.
② 괴사는 저산소, 독소, ATP 고갈 등 병리적인 자극으로 발생하고 세포자살은 유전적으로 계획된 생리적 신호에 의해서 발생한다.
③ 괴사는 에너지 의존성이 없으나, 세포자살은 에너지 의존성이 있다.
④ 괴사는 세포 집단에서 발생하고, 세포자살은 단일세포에서 발생하는 경우가 흔하다.
⑤ 괴사는 탐식세포에 의해, 세포자살은 주위의 세포에 의해 제거된다.

연세대 21

356 아폽토시스(apoptosis)가 관여하는 과정과 거리가 먼 것은?

① 올챙이로부터 개구리 성체로 발생하는 과정
② 자가 면역 활성을 가진 세포 제거
③ 포유류의 발가락 형성
④ 알츠하이머와 같은 퇴행성 신경 질환 환자의 뇌기능 저하
⑤ 손상된 혈관 내벽의 혈전 생성

357 아래 그래프는 정상 상파세포를 배양접시에서 배양하는 동안 세포의 수를 매시간 측정하여 얻은 결과이다. 시간 A에서 세포를 배양 용기에서 떼어낸 후 화석하여 액체 배양액에서 부유상태로 배양하는 동안 세포의 수를 측정하여 얻은 결과로서 옳은 것을 고르시오.

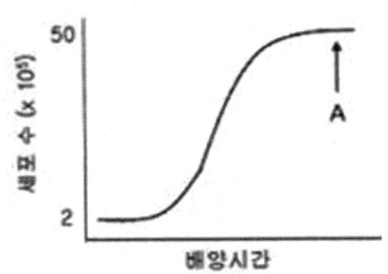

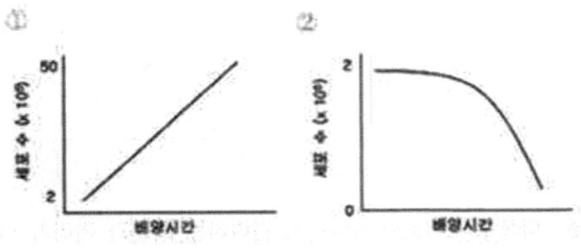

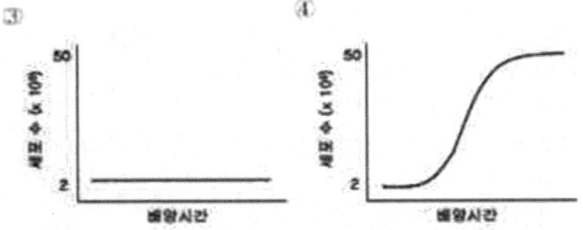

358 분열 중인 쥐 세포를 현미경으로 관찰하였을 때 각각 2개의 염색분체로 된 17개의 염색체가 관찰되었다면, 이는 다음 중 세포분열의 어느 시기를 관찰한 것인가?

① 체세포 분열 전기
② 제1 감수분열 전기
③ 제2 감수분열 전기
④ 제2 감수분열 말기

359 동물세포의 세포분열에 대한 설명으로 옳지 <u>않은</u> 것은?

① 감수 Ⅰ분열 중기에서 한 상동염색체의 두 염색분체는 동원체 방추사부착점 미세소관과 부착되어 있다.
② 감수 Ⅰ분열 전기에서 비자매염색분체의 DNA 분자가 절단되어 다른 분체와 다시 연결된다.
③ 유사분열 후기는 유사분열 중 가장 짧은 시간 안에 끝나며, 자매염색분체가 분리되기 시작한다.
④ 유사분열 전중기에서 핵막이 붕괴되고 코헤신(cohesin)이 끊어지며, 염색체가 전기보다 더 응축한다.

360 다음 중 체세포 분열과 생식세포 분열의 유사점을 설명한 것 중 옳은 설명을 모두 고르시오.

〈보기〉
가. 이배체의 모세포에서 세포분열을 시작한다.
나. 딸세포와 모세포의 염색체 개수가 같다.
다. 간기 때 염색체 복제로 인하여 자매염색분체가 형성된다.

① 가, 나　　　　② 나, 다
③ 가, 다　　　　④ 가, 나, 다

중앙대 20

361 유성생식을 하는 생물은 감수분열을 통해 염색체 수가 일정하게 유지된다. 감수분열의 특징에 대해 바르게 설명된 것을 〈보기〉에서 모두 고른 것은?

〈보기〉
가. DNA 복제 후에 하나의 염색체의 두 복사 본인 자매염색분체의 접합이 형성된다.
나. 염색체 접합과 키아즈마타 형성은 감수 1분열의 전기에서 발생한다.
다. 감수 1분열에서 상동염색체가 분리되며, 감수 2분열에서 자매염색분체가 분리된다.

① 가, 나, 다   ② 가, 나
③ 나, 다   ④ 가, 다

중앙대 21

362 다음은 감수분열의 시기를 순서 없이 나열한 것이다. 감수분열의 순서를 올바르게 배열한 것은?

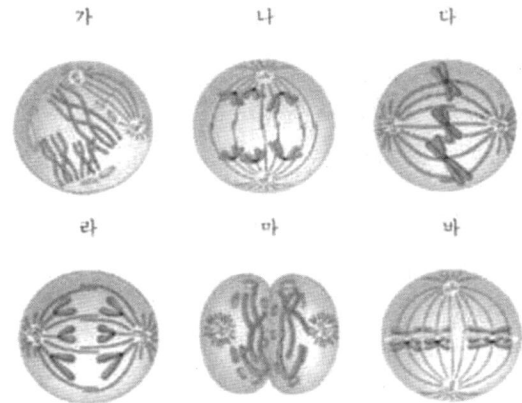

① 가-나-다-바-라-마
② 가-다-라-나-바-마
③ 가-다-나-라-바-마
④ 가-바-나-다-라-마

중앙대 17

363 감수분열에 대한 설명 중 옳은 것만을 〈보기〉에서 모두 고른 것은?

〈보기〉
가. 전기 Ⅰ 시기 동안 DNA 복제가 일어난다.
나. 상동염색체의 접합이 일어난다.
다. 딸세포는 유전적으로 부모세포와 동일하게 형성된다.
라. 유전자 재조합으로 교차가 발생한다.

① 가, 나, 다   ② 가, 나, 라
③ 가, 다, 라   ④ 나, 다, 라

중앙대 15

364 감수분열을 통해 형성된 정자와 난자의 유전적 다양성을 갖게 해주는 과정이 아닌 것을 모두 고르시오.

〈보기〉
가. 제1 감수분열 전기에서 상동 염색체 간의 교차에 의한 유전자 교환
나. 제1 감수분열 중기에서의 염색체의 배열에 의한 조합
다. 제2 감수분열 전기에서의 유전자 재조합 과정
라. 제2 감수분열 중기에서의 염색체 비분리 현상

① 가, 나   ② 나, 다
③ 다, 라   ④ 가, 라

365 무성생식을 하는 생물과 다르게 많은 생물은 유성 생식을 통해 자손이 다양한 유전자를 보유하게 된다. 그 이유는?

① 각 부모로부터 생식세포에 전달되는 염색체가 다양하게 조합된다.
② homologous chromosome 사이에 crossing over가 일어난다.
③ 다양한 유전자를 지닌 부와 모가 만나서 수정을 하게 된다.
④ 돌연변이가 일어난다.
⑤ ①, ②와 ③이 모두 정답이다.

366 감수분열 과정에 대한 설명이다. 옳은 것을 모두 고르시오.

〈보기〉
가) 전기 Ⅱ에 접합과 교차 현상이 일어난다.
나) 염색체의 숫자가 2n에서 1n으로 줄어들게 된다.
다) 유전자의 재조합은 감수 제1 분열에서 일어난다.
라) 자매염색분체는 코헤신 단백질을 매개로 결합한다.
마) 감수 제1 분열 후 각 세포는 23개의 염색체를 가진다.

① 가, 나, 라
② 나, 다, 라
③ 가, 나, 다, 라
④ 가, 나, 다, 라, 마
⑤ 나, 다

유형 32 ▶ 멘델유전법칙

367 멘델의 유전법칙과 관련하여 부모의 유전자형은 PpYyRr × Ppyyrr이며 모든 형질이 우성과 독립의 법칙을 따른다고 가정했을 때, 태어나는 자손에서 최소한 2개에 대하여 열성 형질이 나타날 확률은?

① 1/8
② 3/8
③ 1/16
④ 3/16
⑤ 5/16

368 염색체와 관련하여 틀린 것은?

① 모든 암컷 포유류에서는 불활성화된 x 염색체가 바소체 형태로 응축된다.
② 유전자 연관에서 한 염색체 상에 두 유전자가 가까울수록 그 사이에서 교차가 생길 확률이 낮아진다.
③ 감수분열로 들어간 한 세포에서 감수2분열 시기에 한쪽 딸세포에서만 비분리가 발생했다면, 그 세포로부터 유래된 모든 배우자 세포의 1/4은 n+1, 1/4은 n-1이고 나머지 반은 n이다.
④ 만성골수성 백혈병에서 보이는 필라델피아 염색체라고 불리는 짧은 형태의 22번 염색체는 결실에 의한 염색체 구조 이상으로 생겨 나타난다.
⑤ 부모 중 어느 쪽으로부터 대립 유전자를 받았는가에 따라 달라지는 표현형의 변이를 유전체 각인이라고 한다.

369 우성 대립형질 P_ 보라색, pp는 흰색이다. 또 다른 우성 대립 C는 색소를 형성하고, cc는 흰색이다. ppCc × PpCc의 교배시 나온 자손이 보라색일 경우 확률은 무엇인가? (C 유전자는 P 유전자에 대해 상위이다.)

① 1/8
② 3/8
③ 1/2
④ 3/4
⑤ 무작위

유형 33 ▶ 멘델 예외

단국대 23

370 한성유전(sex-limited inheritance)과 종성유전 (sex-influenced inheritance) 설명한 문제

〈보기〉
ㄱ. 둘 다 성염색체 연관 유전현상이다.
ㄴ. 한성유전은 양성 모두 나타난다.
ㄷ. 여자는 탈모 유전자가 열성이고, 남자는 탈모 유전자가 우성형질인데, 이를 종성유전이라 한다.

① ㄱ
② ㄴ
③ ㄷ
④ ㄱ, ㄷ
⑤ ㄴ, ㄷ

단국대 23

371 다음 바소체에 관련 설명으로 올바른 것은 고르시오.

〈보기〉
ㄱ. 노란털과 검은털을 함께 가지는 고양이는 암컷이다.
ㄴ. 불활성화된 X 염색체에서는 XIST와 그 외 일부 유전자가 더 발현된다.
ㄷ. XIST에 의해 여성은 같은 유전질환이더라도 발병 정도와 위치에 차이가 생긴다.

① ㄱ
② ㄴ
③ ㄷ
④ ㄱ, ㄷ
⑤ ㄴ, ㄷ

고신대 23

372 칼리코 고양이는 삼색을 띤다. 이렇게 삼색을 띠는 이유와 가장 연관된 것은?

① 뉴클레오좀
② 중심립
③ 진정염색질
④ 이질염색질
⑤ 말단소체(텔로머레이스)

단국대 23

373 봄베(Bombay) 유전자는 ABO 혈액형에 영향을 주는 것과 관련된 제시문이다.

- 자녀 3과 결혼한 사람의 봄베 유전자는 HH이다.
  (단, H는 h에 대해 우성이다.)

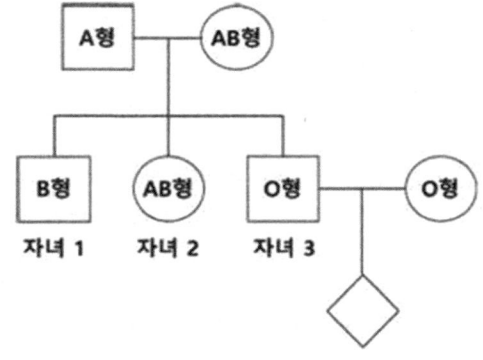

〈보기〉
ㄱ. 아버지의 유전자형은 IAIO이다.
ㄴ. 부모의 봄베 유전자형은 둘 다 Hh이다.
ㄷ. 자녀 3의 유전자형은 hh이다.
ㄹ. 자녀 3의 자식은 O형이 나올 수 없다.

① ㄱ, ㄴ
② ㄱ, ㄷ
③ ㄷ, ㄹ
④ ㄱ, ㄴ, ㄷ
⑤ ㄴ, ㄷ, ㄹ

단국대 23

374 후성 유전학을 이용해서 법의학적으로 범죄를 조사할 수 있는 케이스를 고르시오.

〈보기〉
ㄱ. DNA 유전체 검사를 해서 범인을 지적했더니, 용의자가 자신이 아니고 자신의 일란성 쌍둥이가 범인이라고 지목했다.
ㄴ. 범죄현장에서 찾은 머리카락으로 범인의 연령대를 알아낸다.
ㄷ. 다양한 인종이 모이는 장소에서 강간 사건이 일어났다. 피해자에게서 범인의 타액을 수집했다.

① ㄱ
② ㄴ
③ ㄷ
④ ㄱ, ㄷ
⑤ ㄴ, ㄷ

375 포유류의 X 염색체 불활성화와 관련하여 옳은 것을 고르시오. [5점]

① X 염색체 불활성화는 XIST 유전자 발현이 억제된 X 염색체 불활성화 중심(X-inactivation center)에서 시작된다.

② 불활성화된 X 염색체 내의 모든 유전자는 전사가 억제된다.

③ 불활성화된 X 염색체의 CpG 섬(CpG island)에서는 일반적으로 DNA 메틸화가 감소한 상태이다.

④ 여성의 X 염색체 한 쌍 중 한 염색체에서 XIST 유전자가 결실된 경우, 정상적으로 XIST 유전자를 가진 X 염색체가 항상 불활성화된다.

⑤ 불활성화된 X 염색체의 복제는 전사 수준이 매우 낮아 DNA 복제가 효율적으로 일어날 수 있다. 따라서 S기초기에 빠르게 복제가 완료된다.

376 교차율이 12.5%, 정자 80개 생성되었을 때 ab인 정자의 개수는?

① 4   ② 5
③ 6   ④ 7
⑤ 8

377 대립유전자 A, B, C는 a, b, c에 대해 우성이다. A는 효소 1을 만들고, B는 효소 2를 만든다. C는 효소 3을 만든다. 효소 1은 흰색을 회색으로 만들고, 효소 2는 회색을 검은색으로 만든다. 효소 3은 효소 1을 억제한다. 검은색 고양이의 유전자형으로 옳은 것은?

① AABBCC   ② AaBbcc
③ aaBbcc   ④ aabbCc
⑤ aabbcc

378 다음은 유전자형이 AaBbCc인 초파리를 검정교배했을 때의 결과이다. 유전자 지도로 옳은 것을 골라라. (ABC가 각각 abc에 대해 우성이다.)

AaBbCc	AaBbcc	aabbCc	AabbCc	aaBbcc	aabbcc
343	102	98	63	57	337

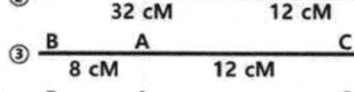
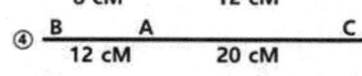

전북대 치대 23

379 포유동물의 염색체 양적 보상에 대해 옳지 <u>않은</u> 것은?

① XXY 성염색체를 갖는 남성에게 X 염색체 불활성화가 일어난다.
② 포유 암컷(XX)인 경우, X 염색체 중 한 개는 무작위적으로 불활성화된다.
③ 포유 암컷의 X 염색체 불활성화는 암컷 유전자 산물이 2배 되는 것을 차단한다.
④ 포유 수컷(XY)는 X 염색체를 2배 이상 증가시켜 암컷과 양적 균형을 이룬다.
⑤ 일부 고양이의 신체의 털색이 다르게 나타나는 이유도 X 염색체 불활성화 때문이다.

전북대 치대 23

380 표는 철수 식구의 혈중 콜레스테롤 정도를 나타낸 것이다. 그래프는 지방 흡수 조절 유전자 A에서 각 대립 유전자의 DNA양을 상대적으로 나타낸 것이다.

	혈중 콜레스테롤
아버지	높음
철수	높음
누나	높음
형	낮음

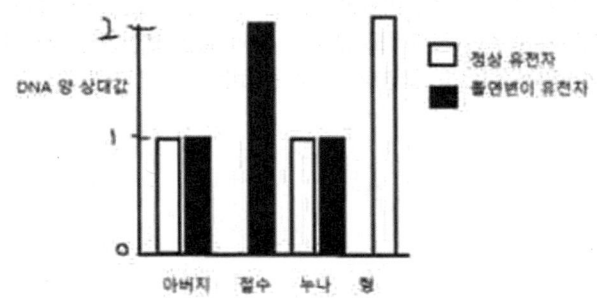

옳은 것을 모두 고른 것은?

〈보기〉
가. 유전자 A는 X 염색체 상에 존재한다.
나. 어머니의 혈중 콜레스테롤은 정상이다.
다. 어머니의 유전자 A는 이형접합이다.
라. 돌연변이 유전자 A는 정상유전자 A에 대해 우성이다.

① 가, 나　　　　② 다, 라
③ 가, 나, 다　　④ 가, 나, 라
⑤ 나, 다, 라

연세대 24

381 인간의 inheritance pattern에 대한 설명으로 <u>틀린</u> 것은?

① incomplete dominance에서 F1 잡종의 표현형이 두 부모 사이 어딘가에 있다.
② epistasis에서는 한 유전자가 다른 유전자 산물의 상호작용으로 인해 다른 유전자의 표현형에 영향을 미친다.
③ pleiotropy에서 여러 유전자들이 독립적으로 하나의 형질에 영향을 미친다.
④ 왜소증(dwarfism)의 한 형태인 achondroplasia는 우성 유전병의 한 예로 우성 대립유전자에 의해 나타난다.
⑤ 신경계의 퇴화를 초래하는 질병인 huntington's disease는 우성으로 유전되는 질환이다.

연세대 24

382 염색체 행동과 관련하여 다음 설명 중 틀린 것은?

① x 연관 열성 유전병은 남성보다 여성에서 훨씬 빈번하다.
② 정상적인 포유류의 암컷에서 두 개의 염색체 중 한 개만 무작위로 Barr body를 형성한다.
③ 유전자 연관(gene linkeage)에서 한 염색체 상 두 유전자가 가까울수록 그 사이에 교차가 생길 확률이 낮아진다.
④ 만성골수성백혈병에서 보이는 Philadelphia chromosome이라 불리는 짧은 형태의 22번 염색체는 translocation에 의한 염색체 구조 이상이 생겨 나타난 것이다.
⑤ Genomic imprinting 관련하여 생쥐의 insulin like growth factor-2 유전자는 부계에서 온 대립유전자만 발현된다.

385 사람의 유전현상을 분석하기 위해 수행하는 것으로 옳은 것을 고르시오.

① 핵형 조사
② 표현형 조사
③ 교배 실험
④ 가계도 분석
⑤ 집단분석

전남대 약대 24

386 전통적 멘델의 유전법칙을 따르는 것은?

① 완두콩 씨앗 색
② ABO 혈액형
③ 흰색, 분홍색, 붉은색 꽃 금어초
④ 사람 키

중앙대 24

383 염색체 이상으로 인한 인간의 유전병에 대한 설명으로 틀린 것은?

① 클라인펠터 증후군이라고 부르는 질환이 있는 XXY 남성은 불임이다.
② 비상동염색체끼리 조각을 교환하는 상호 전좌는 만성 골수성 백혈병에 영향을 준다.
③ 필라델피아 염색체는 역위에 의해 염색체 구조에 이상이 생겨 발생한다.
④ 역위나 비상동염색체 사이에 발생한 상호 전좌는 모든 유전자가 정상적인 양으로 존재한다.

전남대 약대 24

387 일란성 쌍둥이처럼 인간을 구성하는 모든 체세포의 유전자가 동일한 경우에도 모양, 기능과 같은 표현형은 다양하게 형성되는 이유를 설명할 수 있는 것은?

① miRNA
② 바소체
③ 역전사
④ DNA 메틸화

동의대 한의대 24

384 하나의 유전자가 2개 이상의 표현형 발현에 관여하는 것을 무엇이라고 하는가?

① 상위성　　　　② 공동우성
③ 불완전우성　　④ 다면발현
⑤ 교차

강원대 약대 24

388 다음 〈보기〉 중 후성유전(epigenetics)에 대한 설명으로 옳은 것만을 있는 대로 고른 것은?

〈보기〉
ㄱ. X 유전자 발현되지 않은 삼색고양이가 그 예
ㄴ. 환경에 따라 유전자가 다르게 발현
ㄷ. 히스톤 단백질의 화학적 변형
ㄹ. 부모와 조부로부터 전달된 유전자의 영향

① ㄱ, ㄴ
② ㄴ, ㄷ
③ ㄷ, ㄹ
④ ㄱ, ㄴ, ㄷ
⑤ ㄴ, ㄷ, ㄹ

강원대 약대 24

389 다음 〈보기〉중 검정교배(testcross)의 대상으로 옳게 짝지어진 것은?

〈보기〉
ㄱ. 유전자형을 모르는 개체
ㄴ. 유전자형을 아는 개체
ㄷ. 우성 동형접합 개체
ㄹ. 열성 동형접합 개체
ㅁ. 이형접합 개체

① ㄱ, ㄷ
② ㄱ, ㄹ
③ ㄴ, ㄷ
④ ㄴ, ㄹ
⑤ ㄹ, ㅁ

원광 메디컬 24

390 x 염색체 불활성화에 대해 옳은 것을 모두 고르시오.

〈보기〉
ㄱ. XIST 유전자가 발현되지 않으면, X 염색체가 불활성화 된다.
ㄴ. 불활성화된 X 염색체는 난자 생성 시에도 불활성 화된 상태를 유지한다.
ㄷ. 저한성 외배엽 이형성증의 여성은 X 염색체 이형접합자 이다.

① ㄴ
② ㄷ
③ ㄱ, ㄴ
④ ㄱ, ㄷ
⑤ ㄴ, ㄷ

충북대 약대 24

391 다음 중 X 염색체 비활성화(X chromosome inactivation)를 조절하는 주요 RNA는?

① miRNA
② mRNA
③ XistRNA
④ rRNA

원광 메디컬 24

392 유전형이 AaBb인 어떤 생물을 자가교배 시켰을 때, 자손 1세대의 유전자형 비율이 다음과 같다. 이때 유전자 A와B의 교차율은? (단, A가 a에 대해 우성, B가 b에 대해 우성이다.)

A_B_ : A_Bb : AaB_ : aabb = 204 : 96 : 96 : 4

① 5%
② 10%
③ 15%
④ 20%
⑤ 25%

충북대 의대 24

393 Sickle cell anemia는 이형접합일 때 병적 표현형이 나타난다. 부모가 모두 보인자일 때 자녀가 Sickle cell anemia 가 아닐 확률은?

① 0%
② 25%
③ 50%
④ 75%
⑤ 100%

394 상염색체 열성 질병에 대하여 어떤 부모는 모두 보인자이다. 이 부모가 자식에게 질병의 영향을 줄 수 있는 확률을 구하시오.

① 25% ② 50%
③ 75% ④ 100%
⑤ 0%

395 라이온(Lyon) 가설에 대한 설명으로 옳은 것을 고르시오.

① 이 가설이 적용되는 시기는 8세포기 이후이다.
② 여성의 경우 X 염색체 산물은 모두 부계에서 유래한 것이다.
③ 여성의 경우 X 염색체 산물은 모두 모계에서 유래한 것이다.
④ 남성의 경우 X 염색체 산물은 모두 모계에서 유래한 것이다.
⑤ X 염색체 유전자 산물의 발현량은 남녀에게서 모두 비슷하게 맞추어진다.

396 정상인 남성 A와 유전병을 가진 여성 B 사이에서 정상인 딸 C와 유전병을 가진 아들 D가 태어났고, 이후에 아들 D가 동일한 유전병을 가진 여성 E와 결혼하여 정상인 아들 F1을 낳았다. 이에 대한 설명으로 옳은 것만을 〈보기〉에서 있는 대로 고른 것은?

〈보기〉
ㄱ. 아들 D와 여성 E 사이에서 낳게 되는 딸이 유전병을 가질 확률은 100%이다.
ㄴ. 아들 F는 정상으로 태어날 확률이 50%였었다.
ㄷ. 아들 D의 유전병 대립유전자는 여성 B로부터 전해진 것이다.
ㄹ. 여성 E의 유전병 유전자형은 이형접합이다.

① ㄱ, ㄴ ② ㄱ, ㄷ
③ ㄴ, ㄹ ④ ㄱ, ㄷ, ㄹ
⑤ ㄱ, ㄴ, ㄷ, ㄹ

397 〈자료〉는 초파리 모계 효과를 보이는 유전자 A에 대한 설명이다. A에 대한 이형접합자 암컷과 이형접합자 수컷이 교배하여 F1을 낳았을 때 F1에 대한 설명으로 옳은 것을 〈보기〉에서 있는 대로 고른 것은?

- A가 암호화하는 단백질은 초파리의 초기 배아 발생에 필요하다.
- 대립유전자 A는 a에 대해 완전우성이다.

〈보기〉
ㄱ. F1에 열성 동형접합자인 성체가 나올 확률은 25%이다.
ㄴ. F1은 성별에 관계없이 25%가 배아 상태일 때 죽는다.
ㄷ. F1의 열성 동형접합자 암컷이 우성 동형접합자 수컷을 만나 F2를 낳으면 F2는 50%의 확률로 성체가 된다.

① ㄱ ② ㄴ
③ ㄱ, ㄴ ④ ㄴ, ㄷ
⑤ ㄱ, ㄴ, ㄷ

398 다음은 개의 털 색에 대한 설명이다. 설명을 보고 빈칸에 들어갈 확률을 고르시오.

1. 개의 털 색은 색소 침착이 되면 결정된다.
2. 검은색 털 색 유전자(A)은 노란색 털 색 유전자(a)에 대해 우성이다.
3. 색소 침착이 되는 유전자(B)는 색소 침착이 되지 않은 유전자(b)에 대해 우성이다.
4. 유전자형이 AaBb인 부모 세대가 자손을 낳을 때 노란색 색을 띄는 자손을 낳을 확률은 (   )이다.

① 1/16 ② 3/16
③ 4/16 ④ 6/16
⑤ 7/16

경상수의대 24

399 유전자형이 AaBbCcDd인 개체와 AaBbCcdd인 개체가 자손을 생산한다면 자손의 유전자형이 AabbCcDd일 확률은 얼마인가? (이때 모든 유전자는 독립이고, 멘델의 유전 법칙을 따름)

① 1/4

② 1/16

③ 1/32

④ 1/64

⑤ 1/128

계명대 24

400 성염색체에 관련된 설명 중 옳은 것을 고르시오.

① 사람과 조류는 모두 X, Y 염색체 체계를 가진다.

② 벌, 개미는 하나의 성염색체를 가진다.

③ Y 염색체는 바소체(Barr body)의 형성에 관여한다.

④ 온도에 의존하여 성별이 결정되는 종도 있다.

⑤ 난소 결정 유전자인 WNT4는 X 염색체 상에 존재한다.

중앙대 19

401 다음 중 다면발현(Pleiotropy)을 설명하는 현상으로 적절한 것은?

① 특정 유전자 돌연변이로 빈혈이 일어났을 뿐만 아니라 콩팥과 뇌도 손상되었다.

② 성인의 키를 결정하는 유전자가 수 십여 개 알려져 있다.

③ 서로 다른 환경에서 자란 일란성 쌍둥이의 키와 피부색이 서로 다르다.

④ 가까운 친척끼리 결혼하는 고립된 집단에서 청각장애자 비율이 높다.

원광대 04

402 다인자유전과 가장 관련이 높은 것은?

① 유전자의 다면발현(pleiotropy)

② 환경의 영향

③ 피부색이나 키와 같은 연속적 변이

④ 둘 이상의 유전자가 관여

⑤ 유전자의 DNA 다양성 (polymorphism)

원광대 04

403 상염색체 열성유전 질환과 관련이 없는 것은?

① 양친 모두 이형접합이라면 자식에 있어 질환의 발생 가능성은 25%이다.

② 근친결혼 시 발생 빈도가 높다.

③ 남성의 발생 빈도가 여성에 비해 높다.

④ 질환이 발생할 가능성은 우성 유전질환보다 작다.

⑤ 부모가 모두 이형접합이라면 자식이 이형접합이 될 가능성은 50%이다.

중앙대 19

404 생물학자 모건은 야생형(GgLl) 초파리와 돌연변이처(ggll) 초파리를 교배시키는 양성교배를 수행하였으며 아래와 같은 자손의 표현형을 얻었다.

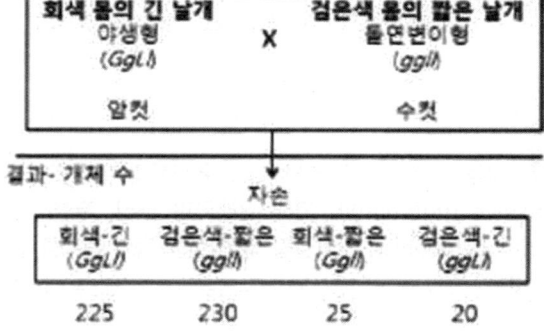

모건의 실험에서 관찰된 재조합 표현형에 대한 재조합 빈도(recombination frequency)는 몇 %인가?

① 9.0%

② 9.9%

③ 16.7%

④ 20.0%

405 [3.0점] 염색체 이상으로 인한 인간의 유전병에 대한 설명으로 **틀린** 것은?

① 클라인펠터 증후군이라고 부르는 질환이 있는 XXY 남성은 불임이다.
② 비상동염색체끼리 조각을 교환하는 상호 전좌는 만성 골수성 백혈병에 영향을 준다.
③ 필라델피아 염색체는 역위에 의해 염색체 구조에 이상이 생겨 발생한다.
④ 역위나 비상동염색체 사이에 발생한 상호 전좌는 모든 유전자가 정상적인 양으로 존재한다.

406 다음 〈보기〉에서 인간 유전 형질의 돌연변이 중 X연관 유전과 관련된 것을 묶은 것은?

〈보기〉
가. 곱슬머리
나. A형 혈우병
다. 낭포성 섬유증
라. 적록색맹
마. 고환성 여성화증후군

① 가, 나, 다
② 나, 다, 라
③ 다, 라, 마
④ 가, 다, 마
⑤ 나, 라, 마

407 다음 질환 중 X-염색체 상 유전자의 열성변이 (recessive mutation)에 의해 초래되며 습진, 저혈소판혈증 (thrombocytopenia), 면역결핍 및 백혈병 등의 증세를 발생시키는 것은?

① 다운 증후군(Down syndrome)
② 클라인펠터 증후군(Klinefelter syndrome)
③ 위스콧-알드리치 증후군(Wiscott-Aldrich syndrome)
④ 터너 증후군(Turner syndrome)
⑤ 워너 증후군(Werner syndrome)

408 혈우병에서 어머니가 보인자이고 아버지가 병을 갖고 있을 때 딸이 혈우병일 확률은?

① 100%
② 25%
③ 50%
④ 33%
⑤ 모두 정상

409 사람에서 적록색맹은 X-연관 유전질환이다. 만약 나는 정상인 어머니와 색맹인 아버지의 딸이고 외할아버지가 색맹이었다면 내가 색맹일 확률은 얼마인가?

① 1
② 1/4
③ 1/2
④ 3/4
⑤ 0

410 평범한 빨간 눈을 가진 두 마리의 초파리를 교배하였고 그 사이에서 나온 자손은 다음과 같았다.

77마리의 빨간 눈을 가진 수컷, 71마리의 주황색 눈을 가진 수컷, 152마리의 빨간 눈을 가진 암컷.

이 경우 주황색 눈에 대한 대립인자는?

① 상 염색체상에 있으며 열성인자이다.
② 상 염색체상에 있으며 우성인자이다.
③ 성 연관 유전자이며 열성인자이다.
④ 성 연관 유전자이며 우성인자이다.

대구 카톨릭대 18

411 다음 〈보기〉는 성염색체에 대한 설명이다. 옳은 것만을 모두 고른 것은?

〈보기〉

ㄱ. 대부분의 벌과 개미에서는 성염색체가 없으며, 수컷은 수정되지 않은 난자로부터 발생하는 반수체이다.

ㄴ. 초파리의 암컷과 수컷에서 각 1개씩 X염색체를 선발하여 발현율을 검증한 결과 수컷에서 2배 높았다.

ㄷ. 만약 암컷 고양이의 X염색체 상에 각각 검은색 털과 흰색 털을 암호화하는 두 대립유전자가 존재한다면 이 고양이의 털색은 회색이 된다.

① 없음   ② ㄱ   ③ ㄴ
④ ㄷ   ⑤ ㄱ, ㄴ   ⑥ ㄱ, ㄷ
⑦ ㄴ, ㄷ   ⑧ ㄱ, ㄴ, ㄷ

대구 카톨릭대 09

412 X-염색체의 불활성화에 대한 설명이다. 틀린 것은?

① 동물 암수의 성염색체량(유전자량)의 차이를 보정하기 위한 방법이다.

② 포유동물의 X-염색체 불활성화는 X-염색체에 존재하는 Xist 유전자에 의해 조절된다.

③ Xist 유전자가 발현되면 번역(translation)되지 않는 긴 RNA가 자신의 X-염색체를 뒤덮는다.

④ Xist RNA가 X-염색체에 결합하면 일련의 과정을 거쳐 그 X-염색체의 CG-섬의 전반적인 메틸화가 일어난다.

⑤ 두 개의 X-염색체 중 어느 쪽이 선택되어 불활성화가 일어나는지는 명확하지 않으나, 메틸화된 Xist 유전자를 가진 X-염색체가 결국 불활성화된다.

중앙대 18

413 포유동물 x 염색체 불활성화에 대한 설명 중 옳지 않은 것은?

① 암컷 세포에서 발현되는 유전자의 양을 맞추기 위해 두 개의 x염색체 중 하나를 불활성화 시킨다.

② 암컷 세포의 X염색체가 불활성화되면 조밀한 물체로 응축되고 핵막 안쪽에 위치한다.

③ 배아 세포에서 두 개의 X염색체 중 암컷으로부터 물려받은 한 개가 불활성화된다.

④ 고양이의 거북 무늬 표현형은 각각 다른 색의 털을 암호화하는 두 개의 대립유전자가 존재해야 한다.

영남대 09

414 달팽이 패각 방향을 결정짓는 유전자는 모계영향(maternal effect) 유전자이다. 우측 꼬임(D)이 좌측 꼬임(d)에 대해 우성일 때, 암컷 이형접합자 A(Dd)에 대한 설명 중 맞는 것을 모두 고른 것은?

〈보기〉

가. A의 자식은 모두 우측 꼬임이다.

나. A의 엄마가 좌측 꼬임이면 A도 좌측 꼬임이다.

다. A의 형제자매의 패각은 모두 같은 방향이다.

① 나   ② 가, 나
③ 가, 다   ④ 나, 다
⑤ 가, 나, 다

경희대 21

415 모계 유전에 관한 다음 설명을 읽고 답하시오.

모계 유전(maternal inheritance)은 자손의 표현형이 자손의 유전형과 무관하게 어미의 유전형을 따라 발현되는 현상이다. 예를 들어 같은 종의 귀뚜라미 집단에서 긴 날개 또는 짧은 날개를 지닌 성체가 모두 나타나며, 날개 길이의 발현은 어미의 유전형에 의해서 결정된다고 가정하자. 긴 날개를 발현시키는 우성 대립 유전자를 W, 짧은 날개를 발현시키는 열성 대립 유전자를 w라고 하자. 우성 대립유전자 W 동형접합(homozygote)으로 가지고 있는 수컷과 열성 대립유전자를 동형접합으로 가지고 있는 암컷을 교미시켜서 생성된 자손(F1)의 표현형은 모두 짧은 날개였다.

위에서 얻은 F1 개체끼리 교배(intercrossing)를 시켜서 F2 세대의 개체를 얻었다면, F2 세대에서 긴 날개 대 짧은 날개를 가진 개체 수의 비율(긴 날개 개체 수 : 짧은 날개 개체 수)은 얼마인가?

① 3 : 1   ② 1 : 3
③ 1 : 0   ④ 0 : 1
⑤ 1 : 1

416 유전체 각인(genomic imprinting)에 관련 없는 2가지는?

① Angelman syndrome
② X chromosome inactivation center
③ Graves disease
④ DNA Methylation
⑤ Prader-Willi syndrome

417 염색체의 비분리 현상의 결과가 아닌 것은?

① xo
② XXY
③ 13 삼염색체성
④ XXXY
⑤ XX male

418 만성 골수성 백혈병(CML) 환자의 암세포는 필라델피아 염색체라 불리는, 비정상적으로 짧은 22번 염색체와 비정상적으로 긴 9번 염색체를 가지고 있다. 이러한 염색체 구조가 변형된 원인은?

① 결실　　　　　② 중복
③ 전좌　　　　　④ 역위

419 DNA 복제 가설에 대한 설명으로 옳은 것은?

ㄱ. 허쉬와 체이스가 진행한 실험은 DNA가 인을 포함하고, 단백질에는 인이 없다는 것을 이용한 것이다.
ㄴ. 방사성 티민을 사용하면, 대장균의 DNA분열 과정을 추적할 수 있다.
ㄷ. 메셀슨과 스탈이 진행한 실험에서 중간에 14N 배지로 옮겨 진행한 후 결과를 확인했을 때 DNA와 단백질이 모두 표지된다.
ㄹ. DNA복제가 보존적 복제라면 14N 배지에서만 키웠을 때 복제가 끝난 다음 1개의 띠가 나타난다.

① ㄱ, ㄴ, ㄹ　　　　② ㄴ
③ ㄱ, ㄴ　　　　　　④ ㄴ, ㄷ
⑤ ㄱ, ㄴ, ㄷ

420 다음 중 핵산(nucleic acid)에 대한 일반적인 설명으로 옳지 <u>않은</u> 것은?

① 핵산을 구성하는 단량체(monomer)는 뉴클레오타이드(nucleotide)이다.
② RNA의 당은 리보스(ribose)라 불리는 5탄당이다.
③ 중합체인 폴리뉴클레오타이드는 탈수반응을 통해 단량체로부터 합성된다.
④ 중합반응이 일어날 때 폴리뉴클레오타이드의 인산기가 새롭게 추가되는 뉴클레오타이드의 수산기와 결합한다.
⑤ DNA 뉴클레오타이드는 아데닌(A), 티아민(T), 구아닌(G), 사이토신(C)의 네 가지 질소 염기 중 하나를 갖는다.

연세대 미래 24

421 과거 과학자들은 다양한 실험을 실시하여 유전 물질 및 이와 연관된 기능과 관련된 발견을 하게 되었다. 다음 중 DNA의 X-선 회절 실험 결과로부터 얻게 된 정보로서 알맞은 자문은?

① 아데닌의 양과 티민의 양은 동일하다.
② DNA는 이중 나선 구조로 되어있다.
③ 유전정보의 다양성을 제공하는 질소 함유 염기는 축의 밖에 위치한다.
④ 생명체에서 유전물질로서 기능을 하는 것은 DNA이다.

우석대 24

422 다음 중 생명체의 유전 물질에 관한 설명으로 옳지 <u>않은</u> 것은?

① 아데닌과 구아닌은 퓨린 염기이고, 시토신과 티민은 피리미딘 염기이다.
② DNA 바깥쪽에 2종류의 홈은 그 크기가 대칭적이지 않다.
③ G+C 염기쌍의 수는 생물마다 다르다.
④ 실제 유전자의 수는 게놈 DNA 크기와 무관하다.

연세대 미래 24

423 다음 중 DNA 복제와 관련한 보전적 모델 가설을 실험적으로 검증한 과학자는?

① 왓슨과 크릭
② 메셀슨과 스탈
③ 그리피스
④ 허시와 체이스

원광대 24

424 이중가닥 DNA 변성에 대한 설명으로 옳은 것을 모두 고르시오.

〈보기〉
ㄱ. DNA 이중 가닥이 단일 가닥으로 풀리면 260nm 흡광도가 감소한다.
ㄴ. DNA를 구성하는 염기 중 G/C의 비율이 높으면 Tm이 증가한다.
ㄷ. DNA 주변 환경이 산성인 경우 안정성이 증가한다.

① ㄴ   ② ㄷ
③ ㄱ, ㄴ   ④ ㄱ, ㄷ
⑤ ㄱ, ㄴ, ㄷ

연세대 24

425 대장균의 DNA 복제 기작 관련해서 다음 설명 중 맞는 것은?

① topoisomerase는 복제 분기점에서 이중나선을 풀어준다.
② primase라는 효소는 짧은 RNA단편인 primer를 합성하며 primer의 5′쪽에서 새로운 DNA 합성이 시작된다.
③ Lagging strand를 합성하기 위해 한 개의 primer만 필요하다.
④ Leading strand를 합성하기 위해 DNA Pol3는 복제 분기점에서 반대방향으로 작동한다.
⑤ DNA pol 1은 primer를 제거한다.

연세대 23

426 대장균 DNA 복제 기작 관련하여 **틀린** 것은?

① DNA 복제의 원리는 template에 상보적인 염기쌍을 형성하는 것이다.
② DNA 복제는 반보존적으로 이루어진다.
③ DNA 복제를 위해 helicase는 복제 분기점에서 이중나선을 풀어준다.
④ Topoisomerase는 DNA가닥을 끊고, 감고, 재결합시켜 이중나선의 비틀림을 완화한다.
⑤ DNA 복제를 위해 primase라는 효소는 짧은 DNA 단편인 primer를 합성한다.

427 대장균 DNA 복제 기작 관련하여 **틀린** 것은?

① 합성되는 새로운 DNA 가닥은 leading strand와 lagging strand 모두 5′에서 3′방향으로 신장된다.
② Leading strand를 합성하는데 오직 한 개의 primer만 필요하다.
③ Lagging strand를 합성하기 위해 DNA pol III는 복제 분기점에서 반대 방향으로 작용한다.
④ Lagging strand의 합성과정 동안 Okazaki fragment가 형성된다.
⑤ DNA Pol1은 Okazaki fragment 사이에 생긴 틈을 연결한다.

428 방사성을 나타내는 티민을 활발히 분열하고 있는 대장균이 자라고 있는 배지에 첨가했다. 대장균의 단일 세포 분열 후에 나타나는 결과는?

① 딸세포 중 하나는 방사능 DNA를 가지고, 다른 하나는 방사능 DNA를 가지고 있지 않을 것이다.
② 두 개의 딸세포 중 어느 것도 방사능이 없을 것이다.
③ DNA의 네 가지 염기 모두가 방사성일 것이다.
④ 두 딸세포의 DNA는 모두 방사성일 것이다.
⑤ RNA는 방사능을 나타내고, DNA는 방사능을 나타내지 않을 것이다.

429 진핵세포 염색체와 관련하여 **틀린** 것은?

① 진핵세포 염색체 말단에는 telomere라는 반복적인 짧은 뉴클레오타이드 서열이 존재한다.
② 인간의 체세포에는 telomerase나는 효소가 존재하여 telomere가 짧아지는 것을 보충한다.
③ Histone이라는 단백질이 염색질에 있는 DNA 포장의 첫 번째 단계에 관여한다.
④ 간기 동안 염색체의 일부 부위에서 보이는 응축된 구조를 heterochromatin이라고 한다.
⑤ Euchromatin은 heterochromatin에 비해 덜 응축되어 있다.

430 dna 복제에 대한 설명 중 옳지 **않은** 것은?

① 새롭게 합성되는 DNA는 5′-3′ 방향으로 신장(elongation)된다.
② DNA 합성 개시를 위해서 3′ OH기를 제공하는 RNA 프라이머가 필요하다.
③ DNA 중합효소가 주형가닥(template)에 존재하는 티민 이량체(T dimer)를 만나면, 새롭게 합성되는 DNA 가닥을 연속적으로 신장시킬 수 없다.
④ 진핵세포의 경우, DNA 복제원점(replication origin)은 각 염색체의 동원체 부위에 하나씩 위치한다.
⑤ 불연속된 지연가닥(lagging strand)은 DNA 연결 효소로 연결된다.

431 진핵세포의 복제원점을 가진 정상적인 체세포 선형 DNA의 가닥 말단을 나타낸 모식도이다. DNA 복제가 완료된 다음 DNA 복제 전보다 더 짧아진 DNA 가닥이 나타나는 부분을 모두 선택한 것은?

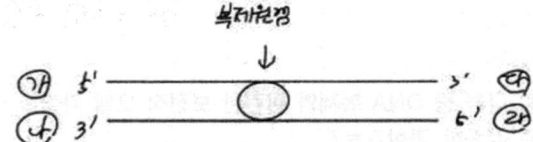

① 가, 나　　　② 다, 라
③ 가, 라　　　④ 나, 다
⑤ 가, 나, 다, 라

경상수의대 24

432 그림 (가)와 (나)는 진핵세포의 핵에서 일어나는 두 가지 핵산 합성과정을 모식적으로 나타낸 것이다.

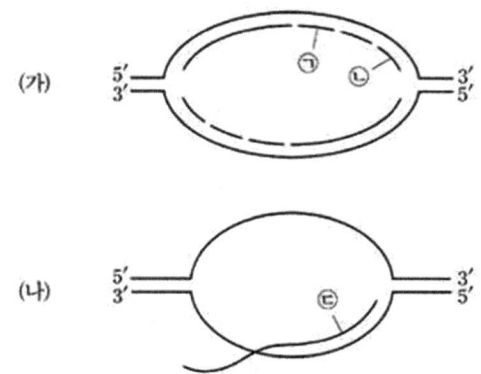

이에 대한 설명으로 옳은 것은?

① (가)에서 ⓒ이 ⊙보다 먼저 합성된다.
② (가)는 세포주기의 M기에 일어난다.
③ (가)와 (나)에서 모두 RNA 합성이 일어난다.
④ (나)에는 프라이머(primer)가 필요하다.
⑤ (나)에서 ⓒ의 합성은 3′ – 5′ 방향으로 일어난다.

2025 동국약대

433 [3점] 그림은 대장균의 DNA 복제 과정 중 지연가닥이 형성되고 있는 상황을 나타낸 것이다.

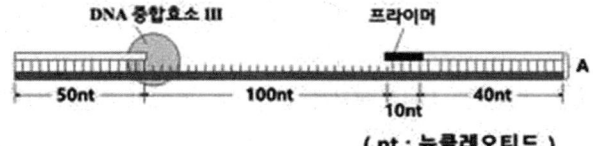

(nt : 뉴클레오티드)

이에 대한 설명으로 옳은 것만을 〈보기〉에서 있는 대로 고른 것은? (단, 그림에서 생략된 나머지 DNA부분은 고려하지 않는다.)

〈보기〉
ㄱ. A에서 지연가닥의 주형말단은 3′이다.
ㄴ. 지연가닥에서 DNA 중합효소 III는 DNA 중합효소 I으로 교체된다.
ㄷ. DNA 연결효소에 의해 150 nt와 50 nt 크기의 두 DNA 절편이 연결되어 200 nt 크기의 DNA가 완성된다.

① ㄱ   ② ㄴ
③ ㄱ, ㄷ   ④ ㄴ, ㄷ
⑤ ㄱ, ㄴ, ㄷ

중앙대 24

434 아래 표는 세균 DNA 복제 단백질과 그 기능을 나타낸 것이다.

단백질	기능
(가)	부모 DNA의 이중나선을 푼다.
(나)	주형으로서 부모 DNA를 사용하여, 새로운 DNA 가닥을 합성한다.
(다)	지연가닥의 오카자키 절편들을 연결한다.
(라)	단일가닥 DNA에 결합하고 안정화시킨다.

이에 대한 설명으로 **틀린** 것은?

① 단백질 (가)는 복제분기점에 위치하여 주형가닥을 두 가닥으로 분리한다.
② 단백질 (나)는 지연가닥과 선도가닥에 모두 작용하여 새로운 DNA 가닥을 합성한다.
③ 단백질 (다)는 DNA 복제분만 아니라 손상된 DNA의 절제 수선에도 관여한다.
④ 단백질 (라)는 쌍을 이루지 못한 DNA 가닥에 결합하여 다시 쌍을 형성할 수 있도록 도움을 준다.

연세대 미래 24

435 다음 중 진핵세포에서 염색체가 DNA 복제를 위해 반드시 포함해야 할 요소가 아닌 것은?

① 말단소립   ② 복제기점
③ 중심절   ④ 프라이머

충북대 약대 24

436 DNA 복제 시 ATP 가수분해와 연계하여 부모 DNA의 풀림을 촉매하는 효소는?

① 프리메이즈(primase)
② 헬리케이즈(helicase)
③ 토포이소머레이즈(topoisomerase)
④ 라이게이즈(ligase)

437 대장균의 DNA 복제에 대한 설명으로 옳지 않은 보기를 고르시오.

① ligase는 DNA와 DNA 조각을 서로 연결시킨다.
② SSBP는 단일가닥 사이에 수소결합을 형성하도록 하여 DNA 이중가닥을 형성한다.
③ 헬리케이스는 ATP 가수분해 에너지를 사용하여 DNA 이중가닥을 단일가닥으로 풀어준다.
④ 토포아이소머레이스는 ATP 가수분해 에너지를 이용하여 DNA를 절단하여 DNA의 꼬임을 푼다.
⑤ 프라이메이스(primase)는 주형 지연가닥에서 프라이머를 합성한다.

438 텔로미어의 기능은?

① 유전자 돌연변이 방지
② 세포분열 시 염색체 보호
③ 단백질 분해 억제
④ 방추사 부착점 제공

439 DNA 복제에 관여하는 단백질에 대한 설명이 잘못된 것은?

① DNA 중합효소 I - 5′ 말단부터 RNA 프라이머를 제거하고 DNA로 교체한다.
② 프리메이스 - 선도가닥의 5′ 말단에서 RNA 프라이머를 합성한다.
③ 헬리케이스 - 복제분기점에서 DNA 이중나선을 푼다.
④ 단일가닥 결합 단백질 - 단일가닥 DNA를 이중가닥 DNA로 안정화시켜준다.

440 대장균의 DNA 복제과정을 설명한 것 중 옳은 것만을 〈보기〉에서 모두 고른 것은?

〈보기〉
가. DNA 주형가닥에 결합된 프라이머로부터 5′에서 3′으로 합성되어진다.
나. 지연가닥의 오카자키 절편에서 단일가닥 DNA가 노출된다.
다. 복제원점을 중심으로 한 쪽 방향으로 빠르게 개시된다.
라. DNA 연결효소가 없으면 DNA 복제과정은 완성되지 않는다.

① 가, 나, 다   ② 가, 다, 라
③ 나, 다, 라   ④ 가, 나, 라

441 대장균의 DNA 복제와 DNA 수선 과정에 필요한 효소가 아닌 것은?

① DNA 중합효소   ② 헬리케이즈
③ 제한효소   ④ DNA 연결효소

442 다음 중 DNA 복제에 관여하는 효소가 아닌 것은?

① 헬리카제(helicase)
② 프리마제(primase)
③ 역전사효소(reverse transcriptase)
④ DNA 연결효소(DNA ligase)

중앙대 14

443 다음 중 DNA 복제에 관한 설명으로 옳지 <u>않은</u> 것은?

① 복제 시 주형 DNA 3′-에서 5′- 방향으로 읽혀진다.
② DNA 합성에는 디옥시리보뉴클레오시드 삼인산 (deoxyribonuceloside triphosphate)이 사용되며, 합성 중에 바깥쪽 한 개의 인산기가 방출된다.
③ DNA 복제에서 프라이머는 많은 경우 단일가닥의 RNA 이다.
④ 새로 합성되는 DNA 가닥 중 지연가닥(lagging strand) 은 복제분기점에서 멀어지는 방향으로 신장한다.

중앙대 20

444 아래 (가)와 (나)는 세포 내에서의 DNA 혹은 RNA 합성에 대한 모식도이다.

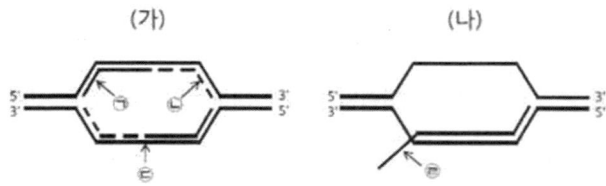

이에 대한 설명으로 옳지 <u>않은</u> 것은?

① (가)의 ㉠에서 세균은 DNA 중합효소Ⅲ가 필요하며, 헬리케이스에 의해 주형가닥은 분리된다.
② (가)의 ㉡에서 세균은 DNA 연결효소와 DNA 중합효소 Ⅰ을 사용하여 복제를 완성한다.
③ (가)는 진핵세포의 S기에서 발견되며, 복제분기점인 ㉢에서 시작하여 양방향으로 진행한다.
④ (나)의 ㉣을 합성하기 위해 진핵세포의 전사인자들은 RNA 중합효소보다 먼저 TATA 상자에 부착한다.

중앙대 16

445 다음은 DNA 복제(replication) 과정을 나타낸 모식도이다. 이 과정이 일어날 때 필요한 효소(enzyme)를 모두 고른 것은?

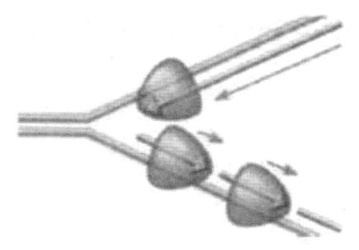

| 가. DNA 중합효소(polymerase) |
| 나. DNA 연결효소(ligase) |
| 다. DNA 프리마제(Primase) |

① 가, 나, 다   ② 가, 나
③ 가, 다   ④ 나, 다

연세대 21

446 다음 중 replication fork의 지연 사슬(lagging strand) replication과 관계가 없는 내용은?

① DNA ligase가 활성을 나타낸다.
② DNA polymerase에 의해 Okazaki fragment가 합성된다.
③ RNA primer를 이용하여 연속적으로 긴 DNA를 합성한다.
④ DNA 복제를 위한 여러 개의 primer가 필요하다.
⑤ No answers above

연세대 21

447 당 안산 골격의 이 안산에스테르 결합을 형성하여 DNA 복제 시 nick을 없애는 효소는?

① DNA ligase
② reverse transcription enzyme
③ restriction enzyme
④ terminator enzyme
⑤ DNA polymerase

448 진핵생물의 DNA pdymerase가 가진 기능적 한계로 인해 진핵세포의 염색체의 복제에는 문제가 동반된다. 즉, 진핵생물의 DNA 복제 시 5′ 말단의 합성이 불가능하여 길이가 짧아지는 문제가 발생하는 것이다. 이를 해결하기 위한 특별한 뉴클레오타이드 서열의 DNA 말단부를 일컫는 것은?

① Centromere
② Telomere
③ Replication origin
④ Kinetochore
⑤ Heterochromatin

449 다음은 replication fork에서 DNA 복제가 일어나는 과정에 참여하는 단백질이나 효소들이다. 이의 작용 순서대로 나열된 것은?

> 가. primase
> 나. DNA polymerase
> 다. Single-strand binding protein
> 라. DNA helicase
> 마. DNA ligase

① 라-다-가-나-마　　② 가-라-사-나-마
③ 다-가-마-라-다　　④ 다-나-마-가-라
⑤ 다-라-나-가-마

450 유전물질인 DNA는 여러 환경요소에 의해 손상된다. 이때 손상된 DNA를 수선(repair)하는 데 필요한 효소는?

① RNA 중합효소(polymerase)
② 인산화효소(kinase)
③ 제한효소(restriction enzyme)
④ DNA 연결효소(ligase)

451 DNA의 복제(Replication)와 회복(Repair)에 대한 설명으로 옳은 것을 〈보기〉에서 있는 대로 고른 것은?

> 〈보기〉
> ㄱ. 오카자키 절편은 RNA를 분해하는 Nuclease에 의해 제거된다.
> ㄴ. 원핵세포에서 복제분기점이 대칭인 이유는 서로 다른 2개의 DNA 중합효소를 가지기 때문이다.
> ㄷ. DNA 복제의 정확도는 DNA 중합효소 자체가 가지는 교정 기능과 DNA 미스매치 회복효소의 작용으로 증가한다.

① 없음　　　　　　② ㄱ
③ ㄴ　　　　　　　④ ㄷ
⑤ ㄱ, ㄴ　　　　　⑥ ㄱ, ㄷ
⑦ ㄴ, ㄷ　　　　　⑧ ㄱ, ㄴ, ㄷ

452 DNA 합성과 관련된 효소에 대한 설명으로 옳은 것은?

> ㄱ. DNA polymerase는 DNA를 주형으로 DNA를 합성하는 효소이다.
> ㄴ. DNA ligase는 sticky end를 형성한다.
> ㄷ. Restriction endonuclease는 세균에서 유래하며 박테리아를 파지로부터 유전자를 보호하기 위한 효소로서 처음 발견하였다.
> ㄹ. Reverse transcriptase를 사용하면 RNA를 주형으로 DNA를 합성할 수 있다.

① ㄱ, ㄷ　　　　　② ㄱ, ㄴ
③ ㄱ, ㄷ, ㄹ　　　④ ㄴ, ㄹ

연세대 24

453 유전자 발현의 전사과정 관련해서 다음 중 맞는 설명은 무엇인가?

① RNA Pol가 프로모터에 붙어서 전사를 개시하며 일반적으로 primer를 필요로 한다.
② 한 개의 유전자에 여러 개의 RNA Pol가 붙어 동시에 전사가 가능하다.
③ RNA 가공을 통해 인트론은 제거되고 모든 엑손은 남게 된다.
④ Splicesome 내 small DNA molecule은 가공 반응에 관여하는 ribozyme 역할을 한다.
⑤ 진핵세포에서 전사 종결을 신호하는 DNA 서열을 termination라고 부른다.

연세대 23

454 유전자 발현의 transcription 과정에 대해 **틀린** 것은?

① RNA polymerase가 붙어 transcription을 개시하는 DNA 서열을 promoter라고 부른다.
② 진핵세포에서 transcription의 종결을 신호하는 DNA 서열을 terminator라 부른다.
③ RNA polymerase는 전사과정을 위해 primer가 필요 없다.
④ 진핵생물에서 mRNA를 합성하는데 사용되는 것은 RNA pol Ⅱ이다.
⑤ Transcription이 진행되는 방향을 downstream이라 부른다.

충북대 약대 24

455 진핵세포 RNA 중합효소 Ⅰ에 의해서 전사되는 RNA는?

① mRNA
② tRNA
③ miRNA
④ 28S rRNA

충북대 약대 24

456 초기 전사체로부터 mRNA 가공이 일어나는 과정의 첫 단계는?

① 3′ 말단의 poly-A tail의 첨가
② 5′ 말단의 7-methylguanosine capping 반응
③ 5′ 말단의 poly-A tail의 첨가
④ 3′ 말단의 7-methylguanosine capping 반응

계명대 약대 24

457 이 서열은 진핵세포의 전사 종결 부위에 존재하는 고도로 보존된 서열이며, mRNA 3′ poly A tail로부터 upstream 10~30bp 위에 존재하는 서열로, 핵산내부가수분해효소가 이 서열의 20bp 떨어진 지점을 절단하게 된다. 이 서열로 옳은 것은?

① 5′ AAUAAA 3′
② 5′ AAUGGG 3′
③ 5′ TATAA 3′
④ 5′ TTATTT 3′
⑤ 5′ TTAGGG 3′

원광대 24

458 진핵생물의 RNA 중합효소에 대해 옳은 것을 모두 고르시오.

〈보기〉
ㄱ. RNA pol Ⅰ은 16s rRNA를 합성한다.
ㄴ. RNA pol Ⅱ은 miRNA의 전구체와 mRNA의 전구체를 합성한다.
ㄷ. RNA pol Ⅲ는 tRNA의 전구체와 5s rRNA를 합성한다.

① ㄱ
② ㄴ
③ ㄱ, ㄴ
④ ㄴ, ㄷ
⑤ ㄱ, ㄴ, ㄷ

459 RNA polymerase Ⅰ에 의해 합성되는 것을 고르시오.

① mRNA　　　　　② miRNA
③ snoRNA　　　　④ 5s rRNA
⑤ 45s rRNA

460 유전자 발현(gene expression)에 관한 설명으로 가장 적절한 것은?

① 세포 분열 과정에서 DNA의 복제
② 부모에서 자손으로 유전정보의 흐름
③ DNA가 단백질 합성을 지시하는 과정
④ DNA 절편을 여러 사본으로 생산하는 과정
⑤ 유전적 다양성을 유발하는 DNA의 변화 과정

461 박테리아 RNA 중합효소 소단위체 중 하나인 시그마인자의 특징으로 옳은 것은?

① 전사를 위해 DNA 풀림을 일으킨다.
② 시그마 인자가 없는 경우 RNA 중합효소가 DNA에 결합할 수 없다.
③ 전사 종결 지점을 인식하여 전사의 종료를 일으킨다.
④ 중합효소가 DNA의 프로모터 부위에 특이적으로 부착하는 것을 돕는다.

462 원핵세포의 전사(transcription)와 번역(translation)에 대한 설명으로 옳은 것만을 〈보기〉에서 있는 대로 고른 것은?

〈보기〉
ㄱ. 전사와 번역 모두 세포질에서 이루어진다.
ㄴ. 인트론 절단(Splicing) 과정이 존재한다.
ㄷ. 하나의 mRNA는 하나의 단백질만 번역한다.

① ㄱ　　　　　② ㄴ
③ ㄱ, ㄴ　　　④ ㄴ, ㄷ
⑤ ㄱ, ㄴ, ㄷ

463 진핵생물의 유전자가 발현하는 데 관여하는 요소가 아닌 것은?

① 프로모터　　　　② 인핸서(enhancer)
③ repressor　　　④ 전사인자
⑤ RNA 중합효소

464 다음 보기 가운데 진핵세포의 transcription 과정에서 일어나는 modification에 대한 설명으로 **틀린** 것은?

① 전사된 pre-mRNA의 5′말단 쪽에 변형된 염기인 5′-CAP이 결합하고, 3′ 말단 쪽에는 poly-A tail이 결합한다.
② ①의 modification은 mRNA의 세포질 이동과 리보솜 결합을 도와주고 가수분해 효소로부터 보호해준다.
③ mRNA에서 intron을 제거하는 과정을 RNA splicing이라고 부른다.
④ RNA splicing은 small nuclear RNA로만 구성된 효소인 splicesome에 의해서 진행된다.
⑤ Small nuclear RNA는 mRNA를 절단할 수 있는 효소 활성을 가진다.

465 다음 〈보기〉에서 진핵세포와 원핵세포에서 공통적으로 존재하는 유전자발현 조절 단계가 아닌 것을 모두 고르시오.

〈보기〉
가. mRNA에서 인트론이 제거되는 선택적 RNA 스플라이싱(alternative RNA splicing)
나. mRNA의 모자형성(capping)과 꼬리첨가(tailing) 과정
다. 유전정보를 포함하는 DNA에서 mRNA가 만들어지는 전사(transcription) 과정
라. 해독(translation)된 폴리펩티드(polypeptide)가 단백질의 3차 구조를 이루는 과정

① 가, 나　　　　② 나, 다
③ 다, 라　　　　④ 가, 라

연세대 21

466 진핵세포와 원핵세포의 전사 기작에는 공통점과 차이점이 있다. 이에 대한 설명으로 옳지 <u>않은</u> 것은?

① 모두 RNA polynwase의 결합 부위(DNA segment)를 promoter라 한다.
② 전사를 위해 응축된 DNA가 풀려야 하는 점은 원핵세포와 진핵 세포가 동일하다.
③ 모두 전사인자가 RNA 중합효소에 결합하여 활성 조절에 중요한 역할을 한다.
④ 전사의 진행 방향을 downstream, 반대 방향을 upstream이라고 한다.
⑤ 만들어진 mRNA의 염기서열은 DNA 두 가닥 중 template strand와 동일하다.

고신대 22

467 유전자의 transcription에 관련된 DNA 서열이 아닌 것은?

① operator
② enhancer
③ repressor
④ promotor
⑤ silencer

중앙대 19

468 전사(transcription)에 대한 설명으로 옳지 <u>않은</u> 것은?

① RNA 중합효소가 5′ 말단부터 프라이머를 제거하고 RNA로 교체한다.
② 프로모터에 RNA 중합효소가 특이적으로 결합하여 전사를 시작한다.
③ RNA가 신장(elongation)됨에 따라 RNA는 DNA 주형으로부터 분리되어 나온다.
④ 전령 RNA(mRNA) 전사가 종결되기 전에 인트론 제거가 일어난다.

단국대 24

469 다음은 생명체가 공유하는 유전부호이다.

UUU UUC } Phe UUA UUG } Leu	UCU UCC UCA UCG } Ser	UAU UAC } Tyr UAA UAG } Stop	UGU UGC } Cys UGA } Stop UGG } Trp
CUU CUC CUA CUG } Leu	CCU CCC CCA CCG } Pro	CAU CAC } His CAA CAG } Gln	CGU CGC CGA CGG } Arg
AUU AUC } Ile AUA AUG } Met	ACU ACC ACA ACG } Thr	AAU AAC } Asn AAA AAG } Lys	AGU AGC } Ser AGA AGG } Arg
GUU GUC GUA GUG } Val	GCU GCC GCA GCG } Ala	GAU GAC } Asp GAA GAG } Glu	GGU GGC GGA GGG } Gly

다음 중 옳지 <u>않은</u> 것은?

① 각 코돈의 처음 두 글자는 코돈의 특이성에 대한 주요 결정인자이다.
② AAX에서 X에 A, G, C, U 중 어느 것이 오더라도 아미노산은 차이나지 않는다.
③ 번역은 triplet nucleotide가 중복되지 않으며 연속으로 읽힌다.
④ mRNA 코돈의 첫 번째 염기는 anticodon의 세 번째 염기와 수소결합 한다.

연세대 23

470 유전자 발현의 translation 과정에 관해 <u>틀린</u> 것은?

① Aminoacyl-tRNA synthestase는 ATP를 사용해 각 아미노산을 정확한 tRNA와 결합시킨다.
② Stop codon을 제외한 mRNA codon과 tRNA의 anticodon은 각각 61개씩 존재한다.
③ Translation이 일어나는 장소인 ribosome에는 P, A, E site 세 개의 tRNA 결합자리가 있다.
④ Ribosome은 free ribosome과 bound ribosome 두 집단으로 나눌 수 있으나 둘은 동일하다.
⑤ Translation 종결을 위해 release factor라는 단백질이 A site에 직접 결합한다.

471 mRNA로부터 폴리펩티드를 생성하는 과정을 순서대로 배열한 것을 고르시오.

〈보기〉
a. 펩타이드 결합을 형성한다.
b. A 위치에서 아미노아실 tRNA가 코돈에 상응하는 안티코돈을 결합시킨다.
c. tRNA가 A 위치에서 P 위치로 이동되고 아미노산과 떨어진 tRNA는 E 자리에서 리보솜을 떠난다.
d. P 위치에서 개시 tRNA와 함께 리보솜 소단위체와 대단위체가 서로 결합한다.
e. 리보솜 소단위체가 mRNA와 개시 tRNA와 결합한다.

① d → e → c → b → a
② d → e → b → a → c
③ e → d → c → b → a
④ e → d → a → b → c
⑤ e → d → b → a → c

472 번역 과정에 대한 설명으로 옳은 것을 모두 고르시오.

ㄱ. 안티코돈에 포함된 이노신은 우라실, 아데닌, 시토신과 수소결합한다.
ㄴ. 아미노아실 tRNA가 합성될 때 ATP를 사용한다.
ㄷ. 리보솜의 코돈 이동 시 GTP를 사용한다.

① 없음　　　　　　② ㄱ
③ ㄴ　　　　　　　④ ㄷ
⑤ ㄱ, ㄴ　　　　　⑥ ㄱ, ㄷ
⑦ ㄴ, ㄷ　　　　　⑧ ㄱ, ㄴ, ㄷ

473 유전자 발현(gene expression)의 translation 과정과 관련해서 다음 중 설명으로 맞는 것은?

① ribosome의 small subunit과 large subunit의 결합이 initiator tRNA 결합을 유도하여 translation이 개시된다.
② ribosome과 mRNA는 같은 방향으로 움직인다.
③ translation의 elongation 뿐 아니라 termination 과정에도 GTP hydrolysis에 의한 에너지 소비가 필요하다.
④ polypeptide 합성은 cytosol 또는 ER에서 시작된다.
⑤ translation의 종결을 위해 release factor라는 단백질이 E site에 위치하게 된다.

474 그림 (가)는 분비단백질의 합성과 분비에 연관된 세포소기관을 나타낸 것이다. 그림 (나)는 3H로 표지된 류신(3H-Leucine)을 여러 마리의 생쥐에 1회 정맥주사한 후, 자기방사법(autoradiopraphy)으로 시간에 따라 방사능이 표지된 췌장세포 내 세포소기관의 비율을 분석한 것이다.

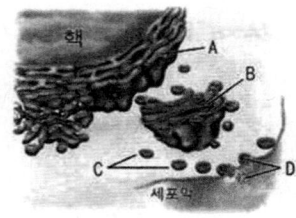
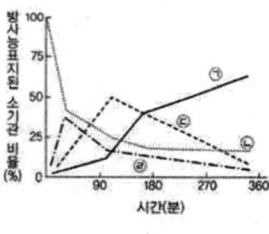

(가)　　　　　　　(나)

	㉠	㉡	㉢	㉣
①	A	B	C	D
②	A	C	B	D
③	C	D	A	B
④	D	A	C	B
⑤	D	C	B	A

동국약대 2025

475 [3점] 다음 그림은 번역 중인 단백질을 소포체내강으로 운반하는 과정을 나타낸다. A, B, C는 각각 신호펩타이드, 신호인식인자(SRP), 신호인식인자수용체(SRP receptor) 중 하나이다.

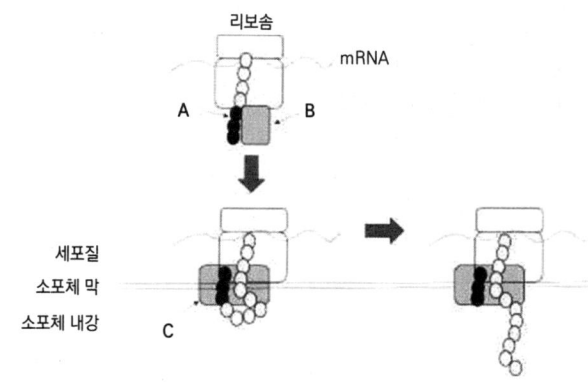

이에 대한 설명으로 옳은 것만을 〈보기〉에서 있는 대로 고른 것은?

〈보기〉
ㄱ. A는 신호펩타이드이고 소수성을 띤다.
ㄴ. B는 신호인식인자이고 신호펩타이드와 결합해 리보솜의 번역을 중단시킨다.
ㄷ. C는 신호인식인자 수용체이고 신호펩타이드를 끊어주는 활성을 가진다.

① ㄱ   ② ㄱ, ㄴ
③ ㄱ, ㄷ   ④ ㄴ, ㄷ
⑤ ㄱ, ㄴ, ㄷ

중앙대 24

476 그림은 세균에서의 전사와 번역의 연결을 나타낸 것이다.

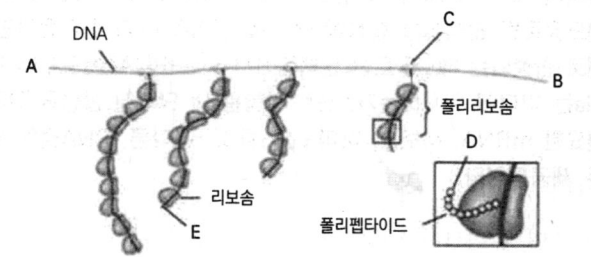

이에 대한 설명으로 옳은 것만을 〈보기〉에서 모두 고른 것은?

〈보기〉
가. 전사 방향은 B에서 A이다.
나. C는 RNA 중합효소이다.
다. D는 폴리펩타이드의 아미노 말단이다.
라. E는 mRNA 3′ 말단이다.

① 가, 나, 다   ② 가, 다, 라
③ 나, 다, 라   ④ 가, 나, 라

원광대 23

477 번역(translation) 과정에 대한 설명으로 옳은 것을 모두 고르시오.

ㄱ. 진핵생물은 샤인-달가노 서열을 인식하여 번역이 개시된다.
ㄴ. 원핵생물과 진핵생물은 소단위체 리보솜이 먼저 mRNA에 결합하고 나중에 대단위체 리보솜이 결합하여 번역이 진행된다.
ㄷ. IF1, IF2, IF3은 원핵생물의 번역개시인자이다.

① ㄱ   ② ㄴ
③ ㄱ, ㄷ   ④ ㄴ, ㄷ
⑤ ㄱ, ㄴ, ㄷ

478 실험적으로 Cys-tRNAcys의 일부인 Cys을 Ala로 변화시켜 Ala-tRNAcys을 만드는 것이 가능하다. 시험관내에서 헤모글로빈 단백질을 합성할 때 Ala-tRNAcys가 첨가된다면, 새로 합성되는 헤모글로빈 단백질에서 Ala-tRNAcys로부터 온 Ala는 어디에 위치하는가? (단, 시험관 내 단백질 합성을 위해 필요한 mRNA, 리보솜, 아미노산, 효소 및 다른 tRNA들은 모두 제공되었다.)

① 주어진 정보만으로는 알 수 없다.
② Ala이 있어야 하는 곳에만 위치한다.
③ Cys이 있어야 하는 곳에만 위치한다.
④ Ala와 Cys이 있어야 하는 곳에만 위치한다.
⑤ Ala와 Cys 이외의 아미노산이 있어야 하는 곳에 위치한다.

479 리보솜은 P(Peptidyl), A(aminoacyl), E(Exit)로 지정된 3개의 자리(site)를 가지고 있다. 다음 중 E Site의 설명으로 옳은 것은?

① methionyl tRNA가 결합하는 자리이다.
② mRNA의 개시코돈에 결합한다.
③ peptidyl tRNA가 결합하는 자리이다.
④ uncharged tRNA가 이동하는 자리이다.

480 Shine-Dalgamo 서열의 설명 중 옳은 것은?

① 진핵생물의 번역 개시 지정 서열이며 40S 리보솜 소단위체의 부착서열이다.
② 원핵생물의 mRNA 종결코돈 뒤에 있는 서열로서 전사 종결을 유도한다.
③ 원핵생물의 16S rRNA 3′ 말단 근처의 상보적 서열과 염기쌍을 이룬다.
④ 진핵생물의 mRNA가 리보솜에 결합할 수 있도록 가이드 역할을 한다.

481 다음 중 미토콘드리아 단백질 및 엽록체 단백질이 합성되는 곳은?

① 세포질 내 리보솜
② 골지체
③ 퍼옥시즘
④ 소포체 내 리보솜

중앙대 23

482 DNA 돌연변이에 대한 설명으로 **틀린** 것은?

① 넌센스(nonsense) 돌연변이는 단백질 번역이 미완성 상태로 종결된다.
② 침묵(silent) 돌연변이는 유전자의 변화는 있으나 아미노산은 바뀌지 않는 돌연변이다.
③ 겸상적혈구 빈혈증은 미스센스(missense) 돌연변이에 의해서 발생하는 대표적인 질병이다.
④ 넌센스(nonsense) 돌연변이가 일어나도 단백질의 기능은 보존될 수 있다.

동덕여대 24

483 〈자료〉는 진핵생물 유전자의 암호화 부위에 속하는 치환 지점과 침묵 지점에 대한 정의이다.

〈자료〉
- 치환 지점에서의 점 돌연변이는 아미노산 서열 변화를 유도한다.
- 침묵 지점에서의 점 돌연변이는 아미노산 서열 변화를 유도하지 않는다.

다음 중 옳은 것을 〈보기〉에서 있는 대로 고른 것은? (단, 점 돌연변이는 염기치환 돌연변이만을 의미한다.)

〈보기〉
ㄱ. 코돈의 세 번째 뉴클레오타이드도 치환 지점에 해당할 수 있다.
ㄴ. 유전자 암호화 부위에는 침묵 지점의 수가 치환 지점의 수보다 더 많다.
ㄷ. 코돈의 첫 번째 뉴클레오타이드도 침묵 지점에 해당할 수 있다.

① ㄱ
② ㄴ
③ ㄱ, ㄴ
④ ㄴ, ㄷ
⑤ ㄱ, ㄴ, ㄷ

건양대 24

484 낫형적혈구빈혈증의 원인이 되는 것을 고르시오.

① 염기의 삭제
② 종결코돈의 형성
③ 틀이동 돌연변이
④ 넌센스 돌연변이
⑤ 미스센스 돌연변이

건양대 24

485 단백질에 부정적인 효과가 발생하지 않을 확률이 가장 높은 돌연변이 상황을 고르시오.

① 코돈 1번째 염기서열의 치환
② 코돈 2번째 염기서열의 치환
③ 코돈 3번째 염기서열의 치환
④ 코돈 1번째 염기서열의 삽입
⑤ 코돈 3번째 염기서열의 결실

고신대 24

486 프로모터에 이상이 생겼을 때 나타나는 현상으로 옳은 것은?

① 발현증가
② 발현억제
③ 발현 산물의 과활성
④ ① 또는 ②
⑤ ①, ②, ③ 모두

487 붉은빵 곰팡이는 글루탐산, 시트룰린, 아르기닌, 오르니틴 등의 중간 대사산물을 만든다. 다음은 붉은빵 곰팡이의 생육 시 일어나는 물질대사 과정의 효소와 유전자와의 관계를 나타낸 것이다.

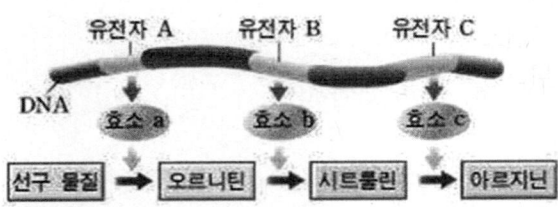

아르지닌 합성에 관여하는 유전자와 효소 관계

이에 대한 〈보기〉의 설명 중에서 옳은 것만을 모두 고른 것은?

〈보기〉
ㄱ. 하나의 유전자가 하나의 폴리펩타이드의 합성을 조절한다.
ㄴ. 여러 개의 유전자가 하나의 효소합성을 조절한다. 또한 Ⅱ형 돌연변이주는 효소 b를 생산하지 못하며, 오르니틴을 넣어주면 자란다.
ㄷ. 하나의 유전자가 하나의 효소 합성을 조절한다. 만약 유전자 3에 돌연변이가 일어난 개체를 배양하려고 한다면, 최소배지와 아르기닌을 넣어 주어야 한다.

① 없음
② ㄱ
③ ㄴ
④ ㄷ
⑤ ㄱ, ㄴ
⑥ ㄱ, ㄷ
⑦ ㄴ, ㄷ
⑧ ㄱ, ㄴ, ㄷ

488 표는 페닐알라닌 합성 과정의 중간산물을 최소배지에 각각 첨가했을 때 얻은 붉은빵곰팡이의 생장 결과이다. 이에 대한 설명으로 옳은 것은? (단, + : 생장함, − : 생장 안함)

구분	최소배지	첨가물			
		페닐피루브산	프리펜산	코리슴산	페닐알라닌
야생형	+	+	+	+	+
돌연변이 Ⅰ	−	+	−	−	+
돌연변이 Ⅱ	−	−	−	−	+
돌연변이 Ⅲ	−	+	+	−	+

① 돌연변이 Ⅰ형은 페닐알라닌을 합성한다.
② 돌연변이 Ⅱ형은 페닐피루브산을 기질로 이용하지 못한다.
③ 돌연변이 Ⅲ형은 코리슴산합성효소에 돌연 변이가 발생하였다.
④ 돌연변이 Ⅰ형의 페닐알라닌 합성효소는 페닐피루브산과 결합하지 못한다.
⑤ 페닐알라닌 합성 과정은 코리슴산 → 페닐피루브산 → 프리펜산 → 페닐알라닌이다.

489 전사 과정이 복제 과정에 비해 높은 에러율 (misincorporation rate)을 나타내는 이유는?

① T 대신 U를 사용하기 때문에
② RNA primer를 사용하지 않기 때문에
③ topoisomerase 기능이 없기 때문에
④ RNA polymerase가 3´ – 5´ exonuclease 기능이 없기 때문에
⑤ 수많은 전사 인자(transcription factor)를 사용하기 때문에

490 mRNA로부터 단백질의 1차 구조가 합성되는 과정에서 정확성이 지켜지는 이유는?

① 리보솜과 mRNA의 결합
② 리보솜의 A와 P site 부위의 모양
③ anticodon과 codon의 결합
④ 아미노산이 tRNA에 부착하는 과정
⑤ ③과 ④가 맞다.

중앙대 20

491 단백질을 합성하는 과정인 번역의 개시, 신장, 종결에 대한 설명으로 옳지 <u>않은</u> 것은?

① 번역의 개시단계에서 리보솜의 작은 소단위체가 mRNA 에 결합하고, 안티코돈 UAC를 갖는 개시 tRNA는 개시 코돈인 AUG와 염기쌍을 이룬다.

② 번역의 신장단계에서 GTP의 가수분해는 아미노아실 tRNA의 안티코돈이 상보적인 리보솜 A 자리의 mRNA 코돈과 효율적으로 염기쌍을 형성할 수 있도록 한다.

③ 번역의 종결에서 방출인자는 리보솜 P 자리에 있는 tRNA와 폴리펩타이드의 마지막 아미노산 사이의 결합을 가수분해한다.

④ 번역의 신장은 mRNA 상의 종결코돈인 UAA, UAG, UGG가 리보솜 A 자리에 도달할 때까지 계속된다.

우석한의대 18

492 P자리에 tRNA와 결합된 메티오닌을, A자리에 tRNA 와 결합한 페닐알라닌을 가지고 번역이 진행된다. 이어지는 다음 단계의 과정으로 옳은 것은?

① 리보솜이 위치 이동을 한다. → 새로운 아미노아실 tRNA 가 A자리로 들어간다. → 펩티딜 전이효소가 두 아미노산 사이의 펩티드 결합을 촉매한다. → 빈 tRNA가 리보솜으로부터 방출된다.

② 펩티딜 전이효소가 두 아미노산 사이의 펩티드결합을 촉매한다. → 새로운 아미노아실 tRNA가 A자리로 들어간다. → 빈 tRNA가 리보솜으로부터 방출된다. → 리보솜이 위치 이동을 한다.

③ 펩티딜 전이효소가 두 아미노산 사이의 펩티드결합을 촉매한다. → 빈 tRNA가 리보솜으로부터 방출된다. → 새로운 아미노아실 tRNA가 A자리로 들어간다. → 리보솜이 위치 이동을 한다.

④ 펩티딜 전이효소가 두 아미노산 사이의 펩티드결합을 촉매한다. → 리보솜이 위치 이동을 한다. → tRNA가 리보솜으로부터 방출된다. → 새로운 아미노아실 tRNA가 A 자리로 들어간다.

연세대 19

493 다음 그림에 대한 설명으로 <u>틀린</u> 것은?

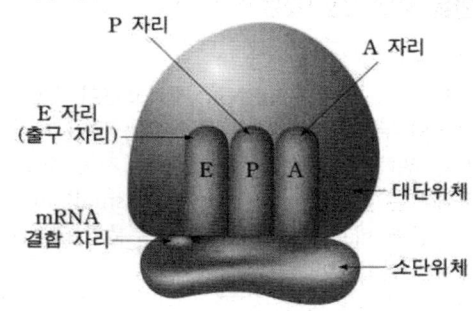

① P site는 polypeptide chain이 결합된 tRNA가 있는 장소이다.

② A site는 새로 결합할 아미노산을 가지고 온 tRNA가 있는 장소이다.

③ E site는 아미노산을 전달한 tRNA가 빠져 나가는 장소이다.

④ P site는 initiator tRNA가 methionine 아미노산을 가지고 와서 결합하는 장소이다.

⑤ Small subunit과 large subunit 결합한 다음에 initiator tRNA가 결합한다.

영남대 11

494 단백질 합성과 관련된 내용으로 옳은 것은?

① 원핵세포에서 샤인-달가노(Shine-Dalgano) 염기서열 은 rRNA에 의해 인식된다.

② 진핵세포의 개시코돈은 포밀(formyl) 메티오닌을 암호화한다.

③ 코돈의 종류보다 안티코돈의 종류가 더 많다.

④ 진핵세포에서 코작(Kozak) 염기서열은 리보솜이 결합하는 자리이다.

⑤ 일반적으로 하나의 세포에 40여개의 아미노아실-tRNA 합성효소가 있다.

495 번역(translation) 개시에 관한 다음 〈보기〉의 설명 중 옳은 것만을 모두 고른 것은?

〈보기〉

ㄱ. 번역의 개시 단계는 mRNA, 메티오닌이 달린 tRNA, 리보솜의 두 소단위체를 한데 모으는 것이 개시복합체 형성을 위해 GTP 분자 형태의 에너지를 소모한다.

ㄴ. 세균에서는 리보솜의 작은 소단위체(small subunit)가 개시코돈에 바로 결합하는데, 이 부분의 염기서열은 rRNA와 결합력이 높다.

ㄷ. 진핵생물에서는 개시 tRNA가 결합된 작은 소단위가 mRNA의 5′ 캡에 결합하고 mRNA를 따라 3′ 쪽으로 이동하여 개시코돈에 도달한다.

ㄹ. 세균 내 하나의 mRNA에는 하나 이상의 유전자 정보를 포함할 수 있으나 번역 개시는 첫 번째 유전자의 개시코돈에서만 진행할 수 있다. 다수의 유전자가 포함된 경우, 하나의 긴 단백질을 먼저 합성하고 단백질을 잘라 각 유전자의 산물로 변환시킨다.

① ㄱ, ㄴ 　② ㄱ, ㄹ
③ ㄴ, ㄷ 　④ ㄱ, ㄴ, ㄷ
⑤ ㄴ, ㄷ, ㄹ

496 번역(translation) 과정에 관한 다음 〈보기〉의 설명 중에서 옳은 것을 있는 대로 고른 것은?

〈보기〉

ㄱ. 진핵세포의 40S 리보솜(ribosome)으로 구성된 개시복합체는 mRNA와 결합하기 전에 Met-tRNA와 결합한다.

ㄴ. Aminoacyl-tRNA 합성효소(Aminoacly-tRNA synthetase)는 GTP를 이용하여 Amino acid를 특정 tRNA에 결합시킨다.

ㄷ. 진핵세포의 펩티딜 전이효소(Peptidyltransferase)는 60S 리보솜에 포함되어 있는 RNA이다.

① 없음 　② ㄱ
③ ㄴ 　④ ㄷ
⑤ ㄱ, ㄴ 　⑥ ㄱ, ㄷ
⑦ ㄴ, ㄷ 　⑧ ㄱ, ㄴ, ㄷ

497 표는 mRNA 서열을 주형으로 번역되는 아미노산 종류를 정리한 것이다. 세 개의 RNA 서열은 하나의 아미노산으로 번역된다. (단, UAA, UAG, UGA 서열은 번역되지 않는 종결코돈이다.) 다음에 제시된 유전자의 DNA를 주형으로 형성된 단백질의 아미노산 서열은?

First Letter	Second Letter				Third Letter
	U	C	A	G	
U	phenylalanine	serine	tyrosine	cysteine	U
U	phenylalanine	serine	tyrosine	cysteine	C
U	leucine	serine	stop	stop	A
U	leucine	serine	stop	tryptophan	G
C	leucine	proline	histidine	arginine	U
C	leucine	proline	histidine	arginine	C
C	leucine	proline	glutamine	arginine	A
C	leucine	proline	glutamine	arginine	G
A	isoleucine	threonine	asparagine	serine	U
A	isoleucine	threonine	asparagine	serine	C
A	isoleucine	threonine	lysine	arginine	A
A	methionine	threonine	lysine	arginine	G
G	valine	alanine	aspartate	glycine	U
G	valine	alanine	aspartate	glycine	C
G	valine	alanine	glutamate	glycine	A
G	valine	alanine	glutamate	glycine	G

3' TACACCAAACCGAGCATT 5'
5' ATGTGGTTTGGCTCGTAA 3'

① Tyr-Thr-Phe-Pro-Ser-Ile
② Leu-Arg-Ala-Lys-Ser-His
③ Met-Trp-Phe-Gly-Ser
④ Asp-Ala-Arg-Phe-Gly-Val

중앙대 15

498 다음 A, B, C, D 중에서 미생물 mRNA 전사개시에 필요한 주형 DNA는 어느 부분인가? 단, 이 부분은 개시코돈을 포함하고, mRNA는 230개 아미노산을 가진 단백질을 합성한다. (필요시 아래 코돈 테이블을 참고하시오.)

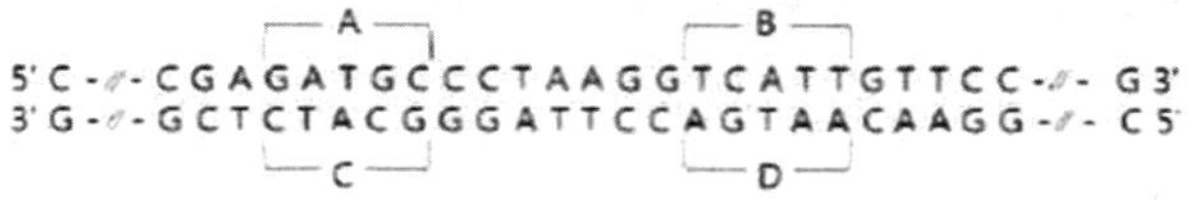

```
          ┌── A ──┐        ┌── B ──┐
5'C-//-CGAGATGCCCTAAGGTCATTGTTCC-//-G 3'
3'G-//-GCTCTACGGGATTCCAGTAACAAGG-//-C 5'
          └── C ──┘        └── D ──┘
```

두번째 위치

		U	C	A	G	
첫번째위치	U	Phe	Ser	Tyr	Cys	U
						C
		Leu		Stop	Stop	A
				Stop	Trp	G
	C	Leu	Pro	His	Arg	U
						C
				Gln		A
						G
	A	Ile	Thr	Asn	Ser	U
						C
		• Met		Lys	Arg	A
						G
	G	Val	Ala	Asp	Gly	U
						C
				Glu		A
						G

(•: 개시코돈의기도 함, Stop 종결코돈)

① A
② B
③ C
④ D

중앙대 15

499 특정 유전자에서 돌연변이가 발생하였지만, 그 유전자가 암호화하여 발현된 폴리펩티드 서열은 변하지 않았다. 다음 중 이러한 결과가 발생할 가능성이 있는 경우는 무엇인지 고르시오.

① 유전자의 암호화 영역 내에서 두 개의 뉴클레오티드가 결손된 경우
② 유전자의 암호화 영역 내에서 하나의 뉴클레오티드가 삽입된 경우
③ 유전자의 암호화 영역 사이의 인트론에 새로운 기능성 스플라이싱 수용체 부위가 생겨난 경우
④ 유전자의 암호화 영역 내에서 하나의 뉴클레오티드가 다른 뉴클레오티드로 치환된 경우

중앙대 17

500 단백질 발현과 기능에 영향이 가장 적은 돌연변이 형태는?

① 암호화 서열 끝 부분의 염기쌍 치환 돌연변이
② 암호화 서열 시작 부분의 사일런스 돌연변이
③ 유전자 중간의 틀이동 돌연변이
④ 프로모터 부위의 결실 돌연변이

연세대 22

501 세포 내에서 DNA 복제과정에 error가 발생하여 G 대신 T가 삽입되었다면 세포에 어떤 영향을 미칠까?

① 각종 단백질이 잘못된 amino acid를 지니게 된다.
② 하나의 amino acid가 각종 단백질에서 없어진다.
③ 한 종류의 단백질이 잘못된 하나의 amino acid를 지니게 된다.
④ 하나의 amino acid가 한 종류의 단백질에서 없어진다.
⑤ 한 종류의 단백질에서 amino acid 서열이 완전히 바뀐다.

연세대 19

502 다음 보기 가운데 아래 그림에 나타난 염기 치환에 대한 설명으로 타당한 것은?

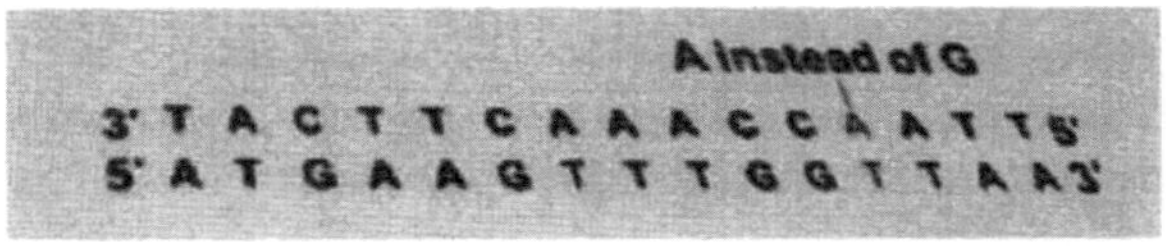

```
                          A instead of G
3' TACTTCAAACCAATT 5'
5' ATGAAGTTTGGTTAA 3'
```

① Point mutation
② Missense mutation
③ Frameshift mutation
④ ①, ②
⑤ ①, ②, ③

503 〈보기〉에 주어진 DNA 서열은 짧은 펩티드를 암호화하는 부위를 포함한다. 이 펩티드는 (a)개의 DNA 염기상에 의해 암호화된다. 이때 이 DNA의 *표시한 T가 A로 바뀐 돌연변이를 (b) 돌연변이라고 부른다. 다음 중 a, b가 올바로 나열된 것을 고르시오. (단, 아래의 유전암호 표를 참조하시오.)

〈보기〉

```
      *
5' - GCCACGATGTTTTCGACGTGCGATTGAACC - 3'
3' - CGGTGCTACAAAAGCTGCACGCTAACTTGG - 5'
```

두번째 위치

		U	C	A	G	
첫 번 째 위 치	U	페닐알라닌	세린	티로신	시스테인	U
						C
		류신		종결	종결	A
				종결	트립토판	G
	C	류신	프롤린	히스티딘	아르기닌	U
						C
				글루타민		A
						G
	A	이소류신	트레오닌	아스파라긴	세린	U
						C
		*메티오닌		리신	아르기닌	A
						G
	G	발린	알라닌	아스파르트산	글리신	U
						C
				글루탐산		A
						G

(*: 개시코돈이기도 함, 종결: 종결코돈)

① 18, 미스센스(mis-sense)
② 21, 미스센스(mis-sense)
③ 18, 난센스(non-sense)
④ 21, 난센스(non-sense)

2025 동국약

504 [2.5점] 다음은 진핵생물의 유전자에 일어나는 세 종류의 염기치환 돌연변이 A, B, C에 대한 설명이다.

- A가 일어난 경우 유전자의 일차전사체가 만들어지지 않는다.
- B가 일어난 경우 정상 전사체와 동일한 길이의 전사체가 만들어지나, 정상 단백질이 만들어지지 않는다.
- C가 일어난 경우 정상 전사체와 동일한 길이의 전사체가 만들어지며, 정상 단백질과 동일한 단백질이 만들어진다.

각 돌연변이에 대한 추정으로 타당한 것만을 〈보기〉에서 있는 대로 고른 것은?

〈보기〉

ㄱ. A와 같은 돌연변이는 주로 단백질 암호화 부위인 엑손(exon)에서 일어난다.
ㄴ. B와 같은 돌연변이는 넌센스(nonsense) 돌연변이에 의해 일어나는 경우가 있다.
ㄷ. C와 같은 돌연변이는 코돈의 첫 번째 염기보다 세 번째 염기에서 더 높은 빈도로 발견된다.

① ㄱ
② ㄴ
③ ㄷ
④ ㄱ, ㄷ
⑤ ㄴ, ㄷ

2025 중앙

505 [3.0점] 다음 중 유전자 발현과정에 대한 설명으로 틀린 것은?

① RNA 가공 과정의 대표적인 과정인 5′ 캡과 폴리A 꼬리 형성은 성숙한 mRNA가 핵 밖으로 빠져 나가지 못하게 막아 mRNA를 안정화한다.
② DNA 염기서열 중 프로모터 부위에 RNA 중합효소가 결합하면 전사가 시작된다.
③ 대체 RNA 스플라이싱을 통해 하나의 유전자에서 두 개 이상의 다른 폴리펩티드를 만들어 낼 수 있다.
④ mRNA의 5′ 말단과 3′ 말단에 있는 비번역 부위(5′ UTR와 3′ UTR로 부름)는 단백질로 번역되지 않지만 리보솜 부착과 같은 기능을 통해 mRNA가 폴리펩티드로 만들어지는 효율을 조절할 수 있다.

연세대 23

506 진핵세포 유전자 발현 조절 기작과 관련해서 틀린 것은?

① Histone 단백질의 acetylation이나 methylation은 염색질 구조를 응축시켜 전사를 억제한다.
② 긴 영역의 불활성 DNA는 활동적인 전사를 가지는 DNA에 비해 더 많이 methylation되어 있다.
③ General transcription factor는 모든 유전자들의 전사에 필수적이다.
④ Enhancer는 유전자의 상부나 하부에 수천 뉴클레오타이드 떨어져 존재한다.
⑤ Enhancer는 인트론 내부에 존재할 수도 있다.

고려대 23

507 진핵생물은 다양한 비암호화 RNA가 있다. 비암호화 RNA(non-coding RNA)의 기능이 아닌 것은?

① 펩티딜 전이과정 촉매
② 상보 mRNA 번역 억제 및 분해 촉진
③ 스플라이싱
④ 염색질 응축 촉진
⑤ 단백질 구조 결정

계명대 24

508 다음 〈보기〉에서 진핵세포만의 특성으로 옳은 것의 개수는 모두 몇 개인가?

〈보기〉
모노시스트론, 오카자키 절편, 복제원점, 텔로미어, 오페론, 뉴클레오좀, 작동자

① 1개　　　　② 2개
③ 3개　　　　④ 4개
⑤ 5개

경희대 23

509 뉴클레오솜(nucleosome)에 대한 설명 중 옳지 않은 것은?

① 하나의 뉴클레오솜은 슈퍼코일 형태의 DNA가 히스톤 단백질 복합체를 둘러싸는 구조이다.
② 히스톤 단백질 복합체는 네 종류의 히스톤 단백질을 각각 두 개씩 가진다.
③ 인핸서(enhancer) 주변에는 뉴클레오솜의 밀도가 높아 상대적으로 더 응집된 염색질 구조를 형성한다.
④ 히스톤은 리신(lysine) 또는 아르기닌(arginine)과 같은 양전하를 띠는 아미노산의 수가 상대적으로 많아 음전하를 띤 DNA와 단단하게 결합한다.
⑤ 히스톤 단백질의 N-말단 부위의 화학 변형은 염색질의 응집 및 개방 수준에 영향을 준다.

경상수의대 24

510 대장균의 유전자 발현에 대해 옳지 않은 것은?

① 전사 조절의 사례에 젖당 오페론이 있다.
② DNA 복제에 에너지가 사용된다.
③ 70S 리보솜을 이용해 세포질에서 단백질을 합성한다.
④ 개시 아미노산은 메티오닌이다.
⑤ 전사가 완료되기 전에 번역 개시가 가능하다.

경희대 24

511 다음 중 진핵생물의 유전자 발현에 관한 내용으로 옳지 않은 것을 고르시오.

① 세포는 가지고 있는 모든 유전자를 발현하지는 않는다.
② 서로 다른 염색체에 산재되어 있는 유전자들이 동시에 통합적으로 조절될 수 있는 이유는 공통된 조절 요소의 조합을 가지고 있기 때문이다.
③ 신경세포는 매우 복잡한 기능을 수행하기 때문에 다른 유형의 세포들보다 월등히 더 많은 종류의 유전자를 발현한다.
④ 한 개체에 존재하는 체세포들은 이론적으로 모두 동일한 유전체를 지니고 있다.
⑤ 히스톤 단백질의 N-말단의 변형은 유전자 발현 양상에 영향을 미친다.

512 DNA와의 결합에 중요한 역할을 하며, 히스톤 내 존재 비율의 합이 약 20%인 아미노산 두 가지를 〈보기〉에서 옳게 고른 것은?

〈보기〉
ㄱ. 아스파라긴
ㄴ. 글리신
ㄷ. 아르기닌
ㄹ. 리신
ㅁ. 아스파르트산

① ㄱ, ㄷ ② ㄱ, ㄹ
③ ㄴ, ㅁ ④ ㄷ, ㄹ
⑤ ㄹ, ㅁ

513 활성화된 프로모터를 포함하는 크로마틴 구조에 대한 설명으로 옳은 것은?

① 대부분 뉴클레오솜이 없다.
② 히스톤 단백질 H3가 메틸화 되어있다.
③ DNA는 대부분 아세틸화 되어있다.
④ 비활성화 상태일 때와 히스톤 종류가 다르다.
⑤ 비활성화 상태일 때보다 뉴클레오솜과 DNA 사이의 길이가 짧아진다.

514 염색체에서 유전자 발현이 가장 활발한 부분을 고르시오.

① 동원체 ② 텔로미어
③ 뉴클레오솜 ④ 이질염색질
⑤ 진정염색질

515 유전자 발현 과정에 대한 설명으로 **틀린** 것은?

① 전사는 DNA를 주형으로 RNA 중합효소에 의해 이루어진다.
② 전사인자는 RNA 중합효소가 프로모터 서열을 인지하여 전사개시복합체가 형성되도록 도움을 준다.
③ 진핵세포는 전사 후 RNA 변형을 통해 한 종류 이상의 mRNA를 생성할 수 있다.
④ 번역을 통해 RNA로부터 단백질을 합성할 수 있는데, tRNA와 리보솜이 관여한다.

516 세포에서 mRNA로부터 만들어지는 단백질의 양에 영향을 끼치는 것은?

① 후성유전학적 조절
② mRNA에 존재하는 인트론의 개수
③ 세포질에 존재하는 리보솜의 종류
④ mRNA 분해 속도와 안정성

517 어떤 세포학자가 2종류의 단백질이 2종류의 서로 다른 mRNAs로부터 합성됨을 알았다. 그러나 이 2종류의 mRNAs는 동일한 유전자로부터 전사된 것도 알게 되었다. 이런 현상이 가능한 이유는?

① DNA를 푸는 체계가 달라 2종류의 mRNAs가 생겼다.
② 돌연변이가 유전자를 변화시켰을 것이다.
③ 동일한 유전자에서 합성된 transcripts에서 exons가 잘려 나오는 부위가 달라 상이한 mRNAs가 생겼다.
④ 유전자가 다른 방향으로 전사되었다.
⑤ 2종류의 단백질은 다른 기능을 나타낸다.

유형 42 ▶ 유전자 발현 조절(원핵; 오페론 진핵; 다단계)

충북의대 24

518 원핵생물에서 전사 조절에 중요한 역할을 하는 것은?

① 오페론
② 플라스미드
③ 리보솜
④ 뉴클레오솜
⑤ RNA 접합

원광대 23

519 다음은 락토오스 오페론에 대한 설명이다. 옳은 것을 모두 골라라.

〈보기〉
ㄱ. lac Z 유전자가 망가진 대장균을 X-gal을 넣은 배지에서 배양하면 흰색 콜로니를 형성한다.
ㄴ. Lac repressor는 작동부위에 결합해서 오페론의 활성을 감소시킨다.
ㄷ. Lac repressor와 CAP은 DNA 결합 단백질이다.
ㄹ. 젖당 농도가 같을 때 cAMP의 양이 많을수록 전사가 활발하다.

① ㄱ, ㄴ
② ㄱ, ㄹ
③ ㄴ, ㄷ
④ ㄱ, ㄴ, ㄷ
⑤ ㄱ, ㄴ, ㄷ, ㄹ

단국대 23

520 제시문에 유전자 발현을 최초로 발견한 사례이다. Lac operon에 대한 〈보기〉 중 맞는 것을 고르기

〈보기〉
ㄱ. 억제자가 유전자 발현을 음성조절한다.
ㄴ. cis 인자는 단백질이고, trans 인자는 프로모터이다.
ㄷ. cAMP-CAP 결합정도와 lac operon 발현량은 비례한다.

① ㄱ
② ㄴ
③ ㄷ
④ ㄱ, ㄷ
⑤ ㄱ, ㄴ, ㄷ

전북대 치대 23

521 (가)는 CRP 결합 장소와 lac Z 유전자 일부를 포함하는 lac 오페론을, (나)는 특정 환경에서 lac 오페론 관련 유전자와 상호작용하는 조절 단백질에 관한 모식도이다.

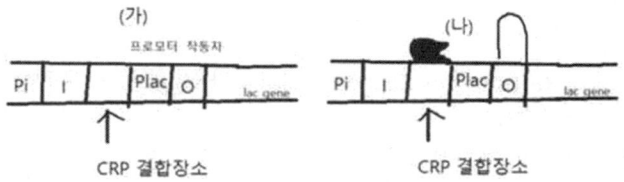

(나)처럼 상호작용 할 수 있는 환경은 무엇인가?

	포도당	젖당	CAMP
①	-	+	-
②	-	-	+
③	-	-	-
④	+	-	+
⑤	+	+	-

경희대 23

522 가상의 F 플라스미드주(plasmid) 안에 정상적인 lac 오페론과 기능상실(loss of function) 돌연변이로 손상된 억제자 유전자 lac Ⅰ가 포함되어 있다. 접합(conjugation)을 통해 해당 F 플라스미드를 정상 대장균으로 전달하였다. 이와 관련하여 다음 〈보기〉의 설명 중 옳은 것만을 모두 고른 것은? (단, 교차 및 재조합은 고려하지 않는다.)

〈보기〉
ㄱ. 포도당이 없고 젖당이 풍부한 환경에서 대장균 내 β-galactosidase 유전자의 전체 발현량은 F 플라스미드의 존재 여부에 상관없이 같다.
ㄴ. F 플라스미드 내 lac 오페론의 작동자에는 억제자가 결합하지 않는다.
ㄷ. F 플라스미드에 존재하는 lac 오페론은 정상적으로 발현이 유도되지 않는다.
ㄹ. lac 오페론의 발현이 유도되는 일반적인 환경에서 β-galactosidase 유전자의 전체 발현량은 F 플라스미드가 있을 때 더 커진다.

① ㄱ
② ㄹ
③ ㄱ, ㄴ
④ ㄷ, ㄹ
⑤ ㄱ, ㄴ, ㄷ

523 세포 성장과 분열을 조절하는 3개의 주요 수용체의 발현 차이에 근거하여 현재 유방암은 4가지 유형(Luminal A, Luminal B, Basal like 및 HER2)으로 분류할 수 있게 되었다. 옳은 것을 모두 고르시오.

〈보기〉

ㄱ. ERα(Estrogen Receptor Alpha)와 HER2는 스테로이드 수용체이다.

ㄴ. Luminal A와 B 유형은 HER2를 발현하지 않는다.

ㄷ. Basal like 유형은 주요 3개 수용체를 모두 발현하지 않는다.

ㄹ. HER2 유형은 HER2 기능을 차단하는 항체를 이용하여 치료할 수 있다.

ㅁ. Basal like 유형은 주로 종양 억제유전자 BRCA1의 돌연변이를 동반하는 경우가 많다.

① ㄴ, ㄷ
② ㄱ, ㄴ, ㄷ, ㄹ
③ ㄴ, ㄹ, ㅁ
④ ㄴ, ㄷ, ㄹ, ㅁ
⑤ ㄱ, ㄴ, ㄷ, ㄹ, ㅁ

524 젖당이 풍부한 환경에서의 대장균 세포의 생화학적 반응이다. 다음 중 옳지 <u>않은</u> 것은?

포도당이 없는 상태에서 젖당이 대장균 세포내로 들어와 갈락토오스와 알로락토오스로 분해되는 과정

① cAMP와 결합된 cAMP 수용체 단백질(CRP)는 DNA에 대한 결합력이 증가한다.

② 알로락토오스가 억제자(Repressor)와 결합하면 Operator의 작동을 방해한다.

③ 포도당 고갈 시 cAMP 농도가 저하되며 젖당 대사와 관련된 유전자 발현이 높은 수준으로 유도된다.

④ 갈락토사이드 투과효소와 β-갈락토시데이즈는 하나의 Promoter에 의해 하나의 전사체로 발현된다.

⑤ 외부의 포도당 농도가 높은 경우 갈락토사이드 투과효소와 β-갈락토시데이즈를 암호화하는 유전자의 발현은 낮거나 없다.

525 아래 그림은 E.coil 가상 오페론이다. 이 오페론은 효소를 코딩하는 두 개의 유전자(A와 B)의 프로모터(Promoter, P)와 작동자(Operator, O)로 구성되어 있다. 어떤 물질 X를 배지에 첨가하였을 때, 유전자 A와 B의 발현이 50배 이상 증가하였다. 이 오페론에 대한 설명으로 옳은 것은?

P	O	A	B

① 유전자 A와 B는 각각의 mRNA가 만들어진다.

② mRNA의 3′ 말단은 이 그림의 왼쪽 끝에 해당한다.

③ 물질 X는 P 부분에 결합하여 RNA 중합효소의 활성을 증가시킨다.

④ RNA 중합효소가 mRNA를 합성할 때, 유전자 B의 오른쪽에서부터 시작한다.

⑤ X를 배지에 첨가함으로써 억제자(Repressor)가 O 부분으로부터 분리된다.

526 포도당과 젖당이 모두 존재하는 배지에서 야생형 대장균과 돌연변이 대장균을 배양하였다. 돌연변이주 A는 Lac 억제자가 알로락토오스와 결합하지 못한다. 아래의 그래프의 ⓐ에 대해 옳은 것을 모두 고르시오.

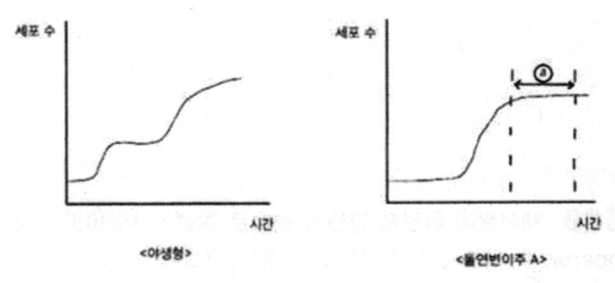

〈야생형〉 〈돌연변이주 A〉

ㄱ. 포도당이 모두 소모되었다.

ㄴ. 젖당 오페론이 발현되었다.

ㄷ. CAMP-CAP 복합체가 젖당 오페론에 결합되어 있다.

① ㄱ
② ㄴ
③ ㄷ
④ ㄱ, ㄴ
⑤ ㄱ, ㄷ

단국대 24

527 다음은 뉴클레오솜의 구조 그림이다. 다음 중 옳지 <u>않은</u> 것은?

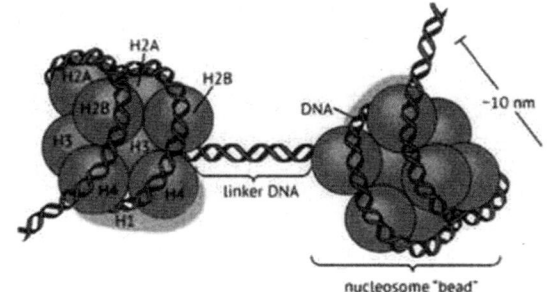

① 히스톤의 중심을 DNA가 둘러싸고 있다.
② H1은 연결 DNA에 결합하여 염색질 구조를 이질 염색질에서 진정 염색질로 풀어준다.
③ 히스톤 단백질의 번역 후 변형은 단백질의 N말단 꼬리에서 발생한다.
④ 뉴클레오솜 1개에는 각각 2개의 H2A, H2B, H3, H4 히스톤 단백질이 중심을 구성하고 있다.
⑤ 히스톤 단백질 아세틸화는 진정염색질 부위에 집중되어 있다.

경성대 24

528 miRNA에 대한 설명으로 옳은 것은?

〈보기〉
ㄱ. mRNA의 번역을 억제한다.
ㄴ. mRNA를 분해한다.
ㄷ. 외부인자의 침입을 방지한다.
ㄹ. Pre-miRNA는 핵에 존재한다.

① ㄱ, ㄴ
② ㄴ, ㄷ
③ ㄱ, ㄷ, ㄹ
④ ㄱ, ㄴ, ㄹ
⑤ ㄱ, ㄴ, ㄷ, ㄹ

2025 동국약

529 [2점] 다음은 세균과 진핵세포의 전사 및 번역과정을 비교한 것이다. 이에 대한 설명으로 옳은 것만을 〈보기〉에서 있는 대로 고른 것은?

〈보기〉
ㄱ. 세균은 전사와 번역이 동시에 진행될 수 있다.
ㄴ. 진핵세포의 경우 인트론을 제거하는 스플라이싱이 세포질에서 진행된다.
ㄷ. 진핵세포의 경우 mRNA의 3′ 말단에 메틸 구아노신 (methyl guanosine)을 추가해 안정성을 부여한다.

① ㄱ
② ㄱ, ㄴ
③ ㄱ, ㄷ
④ ㄴ, ㄷ
⑤ ㄱ, ㄴ, ㄷ

동덕여대 24

530 다양한 형태의 비번역(nonoding) RNA들은 유전자 발현을 조절한다고 알려져 있다. 아래 내용 (가~라) 각각에 해당하는 비번역 RNA를 옳게 짝지은 것은?

가. 이것이 상보적 서열에 결합하여 유전자 발현이 방해받는 현상을 RNA 간섭(RNA interferance)이라고 한다.
나. 약 25nt 크기의 작은 비번역 RNA이며, 여러 단백질들과 함께 표적 mRNA에 상보적으로 결합하여 분해하거나 번역을 억제한다.
다. Piwi 단백질과 함께 RNA 단백질을 복합체를 형성하고 트랜스포존을 억제한다.
라. 길이가 수십만 nt까지 될 수 있으며 전사, 번역, DNA 복제, 스플라이싱 등 여러 기능에 관여한다고 알려져 있다.

	가	나	다	라
①	siRNA	miRNA	piRNA	lncRNA
②	siRNA	miRNA	lncRNA	piRNA
③	miRNA	lncRNA	piRNA	siRNA
④	piRNA	siRNA	lncRNA	miRNA
⑤	lncRNA	miRNA	piRNA	siRNA

531 다음 중 X염색체 비활성화(X chromosome inactivation)를 조절하는 주요 RNA는?

① miRNA
② mRNA
③ lncRNA
④ rRNA

532 조절 염기서열과 더불어, 서로 연관된 기능을 가진 유전자들이 모여 있는 집단을 오페론(operon)이라 한다. lac 오페론은 가장 대표적인 오페론인데 이에 대한 설명으로 맞는 것을 모두 고른 것은?

〈보기〉
가. 젖당이 없을 때 억제자(repressor)가 작동자(operator)에 붙어있다.
나. 젖당이 억제자를 불활성화시킨다.
다. 젖당이 있을 때 RNA 중합효소(polymerase)가 프로모터(promoter)에 달라붙는다.

① 가, 나, 다
② 가, 나
③ 가, 다
④ 나, 다

533 다음 보기 가운데 chromatin 구조의 조절에 대한 설명으로 틀린 것은?

① heterochromatin에서는 보통 유전자발현이 일어나지 않는다.
② 일반적으로 histone 단백질과 chromatin의 화학적 변형은 유전자발현에 영향을 준다.
③ Histone acetylation은 보통 histone tail의 negative 극성을 가지는 lysine 아미노산에 일어난다.
④ Histone acetylation이 되면 보통 유전자발현이 시작된다.
⑤ Chromatin에 methylation과 phosphorylation 일어나면 각각 chromatin의 응축과 풀림 현상이 일어난다.

534 다음 유전자 발현 조절에 관한 설명 중 옳지 않은 것을 모두(2개) 고르시오. (부분점수 없음)

① 이질염색질(heterochromatin)에 존재하는 유전자의 발현은 억제된다.
② 진핵세포의 histone 단백질에 acetylation이 일어나면 일반적으로 유전자 발현이 증가한다.
③ Lac operon에서 억제자(repressor)는 lactose와 결합하여 Lac operon의 발현을 증가시킨다.
④ 고등동물에서 Barr body가 형성된 염색체에는 DNA에 acetylation에 의해 유전자발현이 억제되어 있다.
⑤ Tryptophan(Trp) operon에서 억제자(repressor)는 tryptophan과 결합하여 Trp operon의 발현을 증가시킨다.

535 다음 〈보기〉는 염색체에 대한 설명이다. 옳은 것만을 모두 고른 것은?

〈보기〉
ㄱ. Nucleosome 내의 histone protein은 DNase에 의한 공격으로부터 DNA를 보호하고 있다.
ㄴ. 원핵세포에서 chromatin은 DNA, histone protein, 그리고 non-histone protein으로 구성되어 있다.
ㄷ. Euchromatin 영역에 비하여 Heterochromatin 영역은 염색체가 응축되어 있어 많은 유전자가 존재함으로써 유전자의 발현이 높다.

① 없음
② ㄱ
③ ㄴ
④ ㄷ
⑤ ㄱ, ㄴ
⑥ ㄱ, ㄷ
⑦ ㄴ, ㄷ
⑧ ㄱ, ㄴ, ㄷ

경희대 22

536 A유전자의 단백질 산물은 세포예정사(programmed cell death) 신호 전달을 억제한다. B 유전자의 단백질 산물은 A 단백질의 기능을 억제하는 기능을 한다. 사람의 정상적인 세포에서 B 유전자에 기능상실(loss-of-function) 돌연변이가 1회 발생하였다. 이와 관련하여 다음 〈보기〉의 설명 중 옳은 것만을 모두 고른 것은?

〈보기〉

ㄱ. B는 암 억제(tumor suppressor) 유전자이다.
ㄴ. B는 원암유전자(proto-oncogene)이다.
ㄷ. 두 개의 B 유전자 중 하나는 정상 기능을 할 수 있으므로 세포 성장에는 변화가 거의 없을 것이다.
ㄹ. B의 기능상실 돌연변이로 생애 암 발생 위험성은 감소한다.

① ㄱ, ㄷ
② ㄱ, ㄹ
③ ㄴ, ㄷ
④ ㄴ, ㄹ
⑤ ㄷ, ㄹ

유형 43 ▶ 바이러스와 바이오테크놀로지

경상수의대 23

537 다음 그림은 유전병이 있는 환자의 혈액으로부터 시료를 얻어서 PCR 방법으로 그 유전병을 진단하고자 한다. 이렇게 얻은 시료 (가), (나), (다) 중에서 PCR 방법으로 유전병을 검사하기에 적당한 시료는?

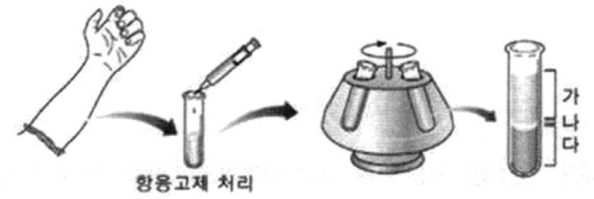

항응고제 처리

① 가
② 나
③ 다
④ 가, 나
⑤ 나, 다

경상수의대 23

538 다음은 DNA서열을 사용하여 재조합 DNA를 만들려고 한다. 이 DNA 서열에서 제한효소에 의해 인식될 수 있는 서열은?

5'-TTGACGATCGTA-3'

① TGACGA
② GACGAT
③ ACGATC
④ CGATCG
⑤ GATCGT

고신대 23

539 유전자클로닝 4요소가 아닌 것은? (필요없는 것은?)

① 제한효소
② 목적 유전자
③ 벡터
④ 숙주세포
⑤ DNA 중합효소

540 코로나선별검사로 RT-PCR1 사용하는데 이 실험기법에서 필요한 요소를 모두 고르시오.

① dNTP
② 코로나 관련 IgM
③ 코로나 관련 프라이머
④ DNA 중합효소
⑤ 역전사효소

541 [2.5점] 양성 가닥 RNA 바이러스의 생활사에 대한 설명으로 옳은 것만을 〈보기〉에서 있는 대로 고른 것은?

〈보기〉
ㄱ. 바이러스의 게놈은 직접 mRNA로 작동한다.
ㄴ. 바이러스의 게놈 복제에 RNA 의존성 RNA 중합효소 (RDRP)가 필요하다.
ㄷ. 바이러스의 게놈 복제는 핵 안에서 이루어진다.
ㄹ. 바이러스의 조립은 원형질막에서 이루어진다.

① ㄱ   ② ㄴ
③ ㄱ, ㄴ   ④ ㄱ, ㄴ, ㄷ
⑤ ㄱ, ㄴ, ㄷ, ㄹ

542 레트로바이러스(retrovims)를 이용한 초기 유전자 치료법은 정상 인터류킨(interleukin) 수용체 유전자의 부재로 인해 발생한 면역결핍 환자의 치료를 위해 사용되었다. 레트로바이러스로 정상 인터류킨 수용체 유전자를 골수세포에 넣어주어 치료는 매우 성공적이었으나 일부 환자들은 백혈병이 발생하는 부작용이 나타났다. 이 부작용의 원인을 가장 잘 설명하는 것을 고르시오.

① 바이러스의 유전체에 넣어둔 정상 인터류킨 수용체 유전자에 돌연변이가 발생했기 때문이다.
② 강력한 인핸서(enhancer)가 포함된 바이러스의 유전체가 사람의 원암유전자 주변으로 삽입되었기 때문이다.
③ 세포의 성장을 촉진하는 유전자의 발현을 높이는 전사인자가 바이러스의 유전체에 존재하기 때문이다.
④ 바이러스가 사람의 세포핵 안으로 이동하기 위해 세포의 분열을 촉진하여 핵막을 없앴기 때문이다.
⑤ 바이러스를 통해 새롭게 유입된 정상 유전자로 인해 면역 작용이 과활성화되어 암이 발생했다.

543 그림 (가)~(다)는 야생형 초파리(WT)와 상염색체 유전자 P의 돌연변이체 A, B, C에서 P와 P의 산물에 대한 서던 롯팅, 노던 블롯팅, 웨스턴 블롯팅 결과를 각각 나타낸 것이다.

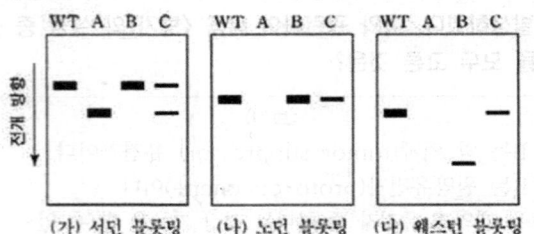

(가) 서던 블롯팅   (나) 노던 블롯팅   (다) 웨스턴 블롯팅

이에 대한 설명으로 옳은 것만을 고른 것은? (단, 각 블롯팅 실험에서 WT A, B, C 시료의 양과 처리 조건은 동일하다.)

〈보기〉
ㄱ. (가)에서 A의 밴드는 P의 전사체를 나타낸다.
ㄴ. B는 P의 프로모터가 결실된 돌연변이체이다.
ㄷ. P에서 발현된 단백질의 양은 WT보다 C에서 적다.

① ㄱ   ② ㄴ
③ ㄷ   ④ ㄱ, ㄷ
⑤ ㄴ, ㄷ

544 아래 표는 어떤 효소 활성의 최적 온도를 측정한 실험 결과 및 촉매 반응을 각각 정리한 것이다. 중합효소 연쇄 반응(polymerase chain reaction)을 위한 DNA 중합효소로 사용하기에 적절한 것은 어떤 효소인가?

	반응 최적 온도 (°C)	촉매 반응
효소 A	37	인산디에스테르 결합
효소 B	37	글리코시딕 결합
효소 C	87	글리코시딕 결합
효소 D	87	인산디에스테르 결합

① 효소 A   ② 효소 B
③ 효소 C   ④ 효소 D

연세대 미래 23

545 유전자의 교정에 사용하는 크리스퍼 시스템에서 이중가닥 DNA내의 표적을 안식하고 결합하는 역할을 하는 것은 무엇인가?

① CRISPR
② 가이드 RNA(gRNA)
③ Cas9
④ PAM

동의대 한의대 24

546 제한효소에 대한 설명으로 옳지 <u>않은</u> 것을 고르시오.

① 메틸화된 염기서열을 인식하여 절단한다.
② 제한효소로 잘린 말단은 점착말단 또는 무딘말단이다.
③ 같은 제한효소로 절단된 DNA는 절단 부위가 같은 염기서열을 가진다.
④ 제한효소는 외부 DNA를 절단하여 보호하는 역할을 한다.
⑤ 제한효소를 통해 절단된 DNA 부위는 DNA 연결효소에 의해 연결이 가능하다.

우석대 24

547 발현 벡터(expression vector)의 조건으로 옳지 <u>않은</u> 것은 무엇인가?

① 리포터 유전자
② 리보솜 RNA
③ 프로모터
④ DNA 복제 기점

건양대 24

548 DNA cloning과 관련이 있는 것을 모두 고르시오.

① Restriction enzyme
② PCR
③ Sticky ends
④ Ligase
⑤ plasmid

건양대 24

549 진핵세포의 유전자 발현에 대한 설명으로 옳은 것을 모두 고르시오.

① cDNA는 프로모터를 포함하여 전사/번역된다.
② miRNA 전구체는 다이서(Dicer)에 의해 절단된다.
③ 인핸서는 유전자의 다양한 위치에 존재할 수 있다.
④ 사일렌서가 억제 유전자에 결합하면 전사를 완전하게 억제할 수 있다.
⑤ 특정 기관에서 추출한 cDNA 라이브러리에서 확인되는 유전자이더라도, 다른 기관 cDNA 라이브러리에서는 확인되지 않을 수 있다.

대구 카톨릭 24

550 genomic DNA library와 cDNA library를 비교한 설명으로 옳은 것만을 고른 것은?

〈보기〉
ㄱ. cDNA library에는 exon이 있다.
ㄴ. cDNA library는 UTR을 포함하고 있다.
ㄷ. cDNA library의 제작에는 역전사 효소가 필요하고, genomic DNA library의 제작에는 제한효소가 필요하다.

① 없음
② ㄱ
③ ㄴ
④ ㄷ
⑤ ㄱ, ㄴ
⑥ ㄱ, ㄷ
⑦ ㄴ, ㄷ
⑧ ㄱ, ㄴ, ㄷ

건양대 24

551 PCR을 수행할 때 50~60도에 annealing, 70~80도에 extension, 90~95도에 denaturing을 수행한다.(PCR 순서대로가 아닌 온도 순으로 나열 되어 있었음) PCR에 대한 설명으로 옳은 것은?

① PCR 수행 시 denaturing, annealing, extension 순으로 진행된다.
② Extension 온도를 높일 경우 타겟으로 하는 가닥이 더 잘 형성된다.
③ Annealing 온도를 높일 경우 염기서열 (가닥이) 더 빨리 형성된다.
④ 짧은 프라이머를 사용할 경우 주형가닥에 더 잘 붙는다.
⑤ 한 주기를 수행하며 반응용액 내의 단백질은 모두 변성된다.

552 단백질이나 핵산을 분석하는데 사용하는 전기영동법은 어떤 차이를 통해 분석 가능한가?

① 염기 서열
② 염기 조성
③ pH
④ 크기
⑤ ④ 모두 옳지 않다

553 다음 〈보기〉에서 유전자 발현 수준을 확인하기 위한 연구 방법에 해당하는 것을 모두 고르시오.

〈보기〉
가. DNA 마이크로어레이 분석법(DNA microarray assays)
나. 역전사효소-중합효소 연쇄반응(reverse transcriptase-polymerase chain reaction)
다. RNA 염기서열 결정법(RNA sequencing)

① 가, 나, 다   ② 가, 나
③ 나, 다   ④ 가, 다

554 CRISPR/Cas9 시스템은 세균이 세균 용해 바이러스에 의한 감염으로부터 생존할 수 있게 도와주는 면역체계의 일부이며 현재는 유전자 편집 기술로도 활용되고 있다. 세포에 야생형(wild type) Cas9을 발현시켜 정상 유전자에 돌연변이를 도입하거나 돌연변이 유전자를 정상 유전자로 치환할 수 있다. 이러한 CRISPR/Cas9 시스템에서 Cas9의 기능은 무엇인가?

① 목표 유전자 서열 제공
② 핵산내부분해효소(endonuclease)
③ DNA 나선효소(helicase)
④ DNA 재조합효소(recombinase)
⑤ DNA 메틸전이효소(methyltransferase)

555 다음은 어떤 DNA의 염기서열을 결정하는 실험이다.

〈자료〉
뉴클레오티드의 구조

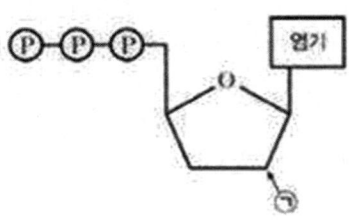

〈실험과정〉
(가) 4개의 시험관을 준비하여, 각 시험관에 ⓒ 단일가닥 주형 DNA dNTP, 프라이머, 32P 표지 dATP의 혼합물을 넣는다.
(나) (가)의 4개 시험관에각각 ddATP, ddCTP, ddTTP, ddGTP를 넣은 후 각 시험관에 DNA 중합효소를 첨가하여 중합반응시킨다.
(다) (나)에서 합성된 DNA를 겔 전기영동으로 분리하고, 방사선 자동사진법(autoradiography)을 이용하여 밴드를 분석한다.

〈실험결과〉
방사선자동사진(autoradiogram)

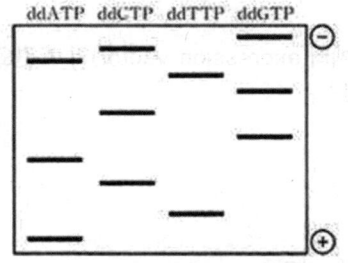

이에 대한 설명으로 옳은 것만을 〈보기〉에서 있는 대로 고른 것은?

〈보기〉
ㄱ. ddNTP와 dNTP 모두 ⑤탄소에 수산기(-OH)가 결합되어 있지 않다.
ㄴ. 실험 결과를 통해 알 수 있는 ⓒ의 염기서열은 5′-CGTACGCTGAT-3′이다.
ㄷ. (가)에서 32P 표지 dATP 대신에 32P 표지 프라이머를 사용하여도 ⓒ의 염기서열을 결정할 수 있다.

① ㄱ   ② ㄴ
③ ㄷ   ④ ㄱ, ㄷ
⑤ ㄱ, ㄴ, ㄷ

단국대 23

556 Sanger method 관련 문제

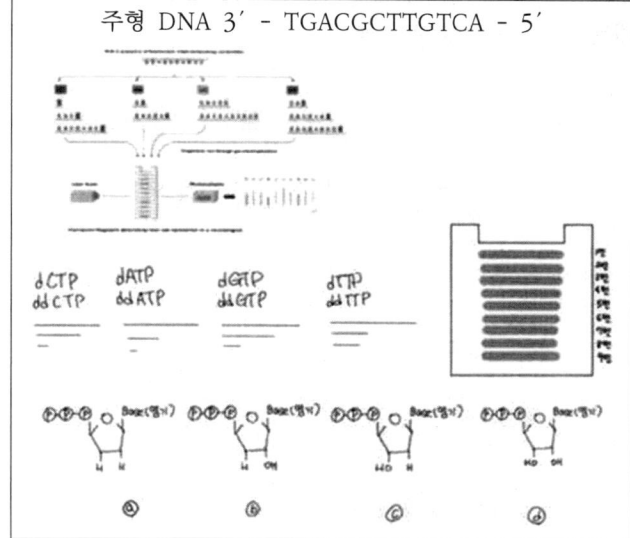

주형 DNA 3′ - TGACGCTTGTCA - 5′

ㄱ. 뉴클레오타이드 구조 중, ddNTP는 ⓐ이고, dNTP는 ⓓ
   이다.
ㄴ. 프라이머에 가장 가까운 염기가 존재하는 것은 9번이다.
ㄷ. 구아닌은 4번과 8번에 위치한다.

① ㄱ   ② ㄴ
③ ㄷ   ④ ㄱ, ㄴ
⑤ ㄴ, ㄷ

우석 한의대 11

557 어떤 생물학자가 사람 세포로부터 유전자를 분리하여 플라스미드에 붙이고 이 플라스미드를 박테리아에 주입하였다. 박테리아는 새로운 단백질을 만들었으나 사람 세포에서 만들어지는 정상적인 단백질과는 크게 달랐다. 다음 중 그 이유로 옳은 것은?

① 박테리아가 형질전환 되어서
② 유전자에 점착성 말단이 없어서
③ 유전자에 인트론이 있어서
④ 유전자를 유전체 도서관에서 얻어낸 것이 아니어서

원광대 10

558 인간의 섬유아세포(Fibroblasts)로부터 분비형 단백질을 만드는 liv라는 유전자를 분리하여 대량으로 단백질을 얻기 위해 분리한 liv 유전자를 플라스미드에 넣은 후 세균에 형질전환을 시켰다. 세균이 새로운 단백질을 만들어 냈으나, 세균이 만든 단백질이 정상적으로 인간 섬유아세포에서 만들어지는 Liv 단백질과 아미노산의 서열이 같지 않았다. 그 이유는 무엇이라고 생각하는가?

① 세균이 변형되어 형질전환이 일어나지 않았기 때문
② liv 유전자가 점착성 말단(sticky end)를 가지고 있지 않
   아 플라스미드에 넣으면서 변형이 일어났기 때문
③ liv 유전자가 genomic library에서 만들어지지 않았기
   때문
④ liv 유전자를 가지고 있는 플라스미드가 세균에 형질 전
   환되면서 세균의 용혈을 초래하였기 때문
⑤ liv 유전자가 인트론(intron)을 포함하고 있었기 때문

중앙대 16

559 상보적 DNA(complimentary DNA, cDNA)에 관한 설명으로 옳은 것은?

① 번역(translation)되는 염기서열로만 구성되어 있다.
② DNA와 같은 염기서열을 갖는다.
③ 엑손(exon)과 인트론(intron)으로 구성되어 있다.
④ mRNA를 주형으로 역전사효소(reverse
   transcriptase)에 의해 만들어진다.

560 [3.3점] 다음 중 유전자분석 기술들에 대한 설명으로 **틀린** 것은?

① 핵산혼성화법(nucleic acid hybridization)은 DNA 마이크로어레이 칩의 핵심 기술 중 하나이다.
② 제자리 혼성화(in situ hybridization) 기술을 사용하여 생명체 내의 특정 세포에서 발현하고 있는 단백질의 양과 위치를 정확히 측정할 수 있다.
③ 역전사효소를 사용하여 세포 내에서 발현하고 있는 유전자들의 mRNA 정보를 상보성 DNA(cDNA) 형태로 변환할 수 있다.
④ DNA 클로닝 기술을 통해 관심있는 유전자 DNA 절편을 제한효소로 잘라 플라스미드에 보관할 수 있다.

561 mRNA를 이용하여 DNA 복제 시 필요 없는 과정은?

① mRNA 분해
② 시발체 첨가
③ 역전사효소로 DNA 합성
④ DNA 분해
⑤ DNA 중합효소로 다시 DNA 복제

562 유전자 mRNA transcript 마련을 시작으로 이루어지는 gene-cloning 실험의 4가지 요소를 순서대로 나열한 것은?

① 제한효소 - 역전사효소 - DNA polymerase - DNA ligase
② 제한효소 - DNA ligase - 역전사효소 - DNA polymerase
③ 역전사효소 - DNA polymerase - 제한효소 - DNA ligase
④ 역전사효소 - DNA ligase - DNA polymerasae - 제한효소
⑤ 역전사효소 - 제한효소 - DNA polymerase - DNA ligase

563 다음 그림은 특정 효소의 작용 원리를 보여준다. 다음 보기 가운데 이 효소의 작용 원리와 이를 활용한 실험방법에 대해서 틀리게 기술한 것을 고르시오.

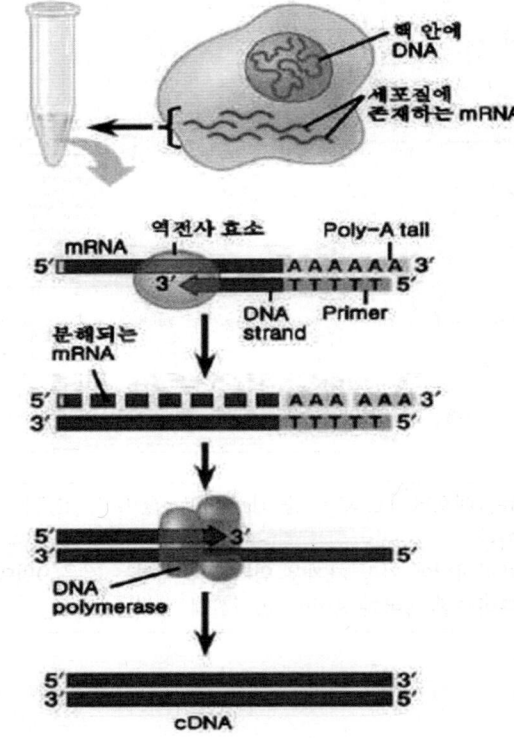

① 이 효소활성을 보여주는 효소는 reverse transcriptase 이다.
② 이 효소를 이용하여 연구자들은 세포 내 유전자 발현의 정도 차이를 비교할 수 있는 RT-PCR을 수행할 수 있다.
③ 이 효소를 이용하여 연구자들은 진핵세포에서 발현되는 유전자의 intron이 없는 mRNA를 토대로 cDNA를 클로닝 할 수 있다.
④ 이 효소를 이용하여 연구자들은 진핵세포에 있는 염색체 말단의 telomere 부분의 길이를 확인할 수 있다.
⑤ 이 효소를 이용하여 연구자들은 진핵세포에서 발현되는 모든 유전자의 cDNA library를 제작할 수 있다.

중앙대 15

564 다음은 DNA 중합효소 연쇄반응(PCR) 과정에 대한 설명으로, 내열성을 가진 Taq 중합 효소를 사용하여 실험실에서 DNA를 증폭할 수 있는 실험방법이다. PCR에 대한 설명으로 옳은 것을 모두 고르시오.

〈보기〉
가. 효과적인 DNA 가닥의 분리를 위하여 PCR 반응액에 NaOH를 첨가한다.
나. 일반적으로 결합(annealing)단계의 온도가 신장 (elongation) 단계의 온도보다 높다.
다. 프라이머(primer) 길이와 염(salt) 농도에 따라서 특정 결합 온도가 결정될 수 있다.
라. 일반적으로 변성(denaturation) - 결합 (annealing) - 신장(elongation) 단계를 순서대로 반복한다.

① 가, 나　　　　　② 나, 다
③ 다, 라　　　　　④ 나, 다, 라

중앙대 17

565 중합효소 연쇄반응(polymerase chain reaction)에 대한 설명 중 옳은 것만을 〈보기〉에서 모두 고른 것은?

〈보기〉
가. 중합효소 연쇄반응은 특정 위치의 DNA를 증폭시키는 반응이다.
나. 1분자의 DNA는 3번째 cycle에서 8분자의 선형 DNA로 증폭된다.
다. DNA 중합효소는 편집을 위한 핵산 분해 기능을 갖는다.
라. 프라이머 결합을 위해 DNA 중합효소가 필요하다.

① 가, 나, 다　　　② 나, 다, 라
③ 가, 나, 라　　　④ 가, 다, 라

연세대 21

566 생명 공학 기술인 polymerase chain reaction(PCR)에서 primer의 서열이 중요한 이유는?

① genome 증폭 부위를 결정하기 때문이다.
② stop codon과 항상 일치한다.
③ 항상 표현형이 없는 돌연변이를 유도하기 때문이다.
④ 반응 온도를 결정하기 때문이다.
⑤ genome tandem의 repeat 수를 결정하기 때문이다.

중앙대 16

567 다음 그림은 생쥐의 조직에서 분리한 DNA 시료에서 유전자 X를 포함하는 부위를 PCR(polymerase chain reaction)을 통해 얻은 DNA 조각이다.

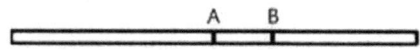

정상 생쥐의 DNA 조각은 A와 B에 EcoR1에 대한 제한효소 자리인 GAATTC를 가지고 있지만, 돌연변이 생쥐는 A에 돌연변이가 일어나 염기 서열이 GGATTC로 바뀌었다. 돌연변이에서 얻는 DNA 조각을 EcoR1으로 잘랐을 때, 전기영동 젤(gel)상에서 어떠한 밴드 패턴이 나타나는가? (단, 이 돌연변이 생쥐는 유전자 X에 대하여 이형접합이다.)

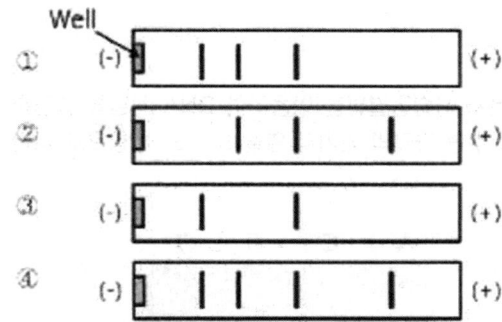

원광대 04

568 중합효소연쇄반응(PCR)에서 당의 3′ OH가 H로 바뀐 뉴클레오티드(a로 표기함)를 첨가할 경우 예상되는 일은?

① a는 이미 합성된 DNA 사슬의 3′ 말단 연결될 수 있으나 붙은 후에는 다른 뉴클레오티드가 연결되지 못한다.
② a 첨가 후에도 DNA 사슬은 계속 신장될 수 있다.
③ a는 DNA 사슬의 3′ 말단에 연결되지는 못 하나 5′ 말단에는 중합효소의 도움을 받아 연결될 수 있다.
④ 중합효소가 변성된다.
⑤ DNA가 변성된다.

569 다음 실험 가운데 "dideoxy ribonucleotide"가 필요한 것은?

① 유전자 클로닝
② cDNA 합성
③ Sanger DNA sequencing
④ PCR
⑤ ①, ②, ③, ④

570 디데옥시 사슬종결법을 이용하여 DNA 서열을 결정한 것이다. DNA 주형 가닥의 염기서 열을 5′ -3′ 방향으로 나타낸 것은?

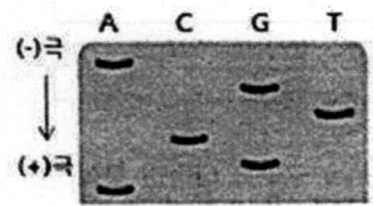

① AGTCGA
② AGCTGA
③ AACGGT
④ TCAGCT
⑤ TCGACT

571 분자생물학 기술에 대한 설명 중 잘못 연결된 것은?

① 역전사효소 - mRNA에서 cDNA 합성 기능
② DNA microarray - cDNA를 혼성화시켜 유전자 발현 분석
③ Western blot - 단백질의 발현 수준을 분석
④ Southern blot - ―a의 발현 수준을 분석

572 다음 중 현대 생물학에서 이용되는 기술에 관한 설명으로 옳지 **않은** 것은 무엇인지 고르시오.

① Northern blot은 DNA 탐침을 이용하여 특정 RNA를 감지하는 방법이다.
② Western blot은 항원-항체 반응을 이용하여 특정 단백질을 감지하는 방법이다.
③ Gel mobility shift assay는 특정 전사인자가 결합하는 DNA 조절 부위를 찾아낼 때 쓰일 수 있다.
④ Yeast two hybrid 방법은 유전자 교환(gene exchange) 현상을 알아내고자 할 때 쓰일 수 있다.

573 유해한 유전자가 침묵하도록 혹은 유전자의 정상적인 기능을 알기 위해 유전자의 발현을 차단하는 생명공학적 기술이 사용되고 있다. 아래에 나열된 기법 중 유전자의 발현을 일시적으로 중지시키는 기법은?

① 안티센스(antisense) RNA
② 유전자 파괴(gene knockout)
③ 형질전환(transformation)
④ 형질도입(transduction)
⑤ DNA 클로닝(cloning)

574 유전자 발현을 일시적으로 정지시킬 수 있는 가장 효과적인 방법은?

① 안티센스 RNA(antisense RNA)를 사용한다.
② 유전자 형질전환을 시도한다.
③ 유전자에 반복적으로 UV를 조사한다.
④ 유전자를 파괴(gene knockout)한다.

중앙대 18

575 유전자 발현 수준을 분석할 수 있는 방법 중 옳은 것만을 〈보기〉에서 모두 고른 것은?

〈보기〉
가. 노던 블롯팅 분석법
나. 마이크로어레이 분석법
다. 서던 블롯팅 분석법
라. 역전사효소-중합효소 분석법

① 가, 나
② 가, 나, 라
③ 가, 다, 라
④ 나, 다

중앙대 20

576 실험쥐의 간세포와 뇌세포에서 RNA를 추출한 후, 역전 사효소를 사용하여 합성된 CDNA에 형광 표지하였다. 형광표지 된 cDNA를 사용 하여 아래와 같이 다양한 형광세기를 갖는 DNA 마이크로어레이 결과를 얻었다.

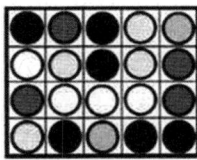 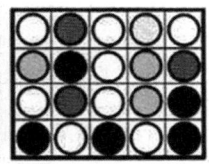

간세포　　　　　뇌세포

실험 결과를 바르게 설명한 내용을 〈보기〉에서 모두 고른 것은?

〈보기〉
가. 같은 개체에서 유래한 간세포와 뇌세포의 유전정보는 동 일하나 특정 mRNA의 양은 달라진다.
나. 염색질의 뉴클레오솜이 아세틸화되어 있지 않으면 전사 가 활발하여 강한 형광세기를 나타낸다.
다. 인핸서와 특수전사인자에 의해 간세포와 뇌세포의 유전 자 발현이 조절되어 다른 형광세기를 나타낸다.

① 가, 나, 다
② 가, 나
③ 가, 다
④ 나, 다

원광대 11

577 아래의 보가는 인간의 질병을 유전자 치료하기 위한 순 서를 무작위 나열한 것이다. 치료 순서에 맞게 나열한 것은?

〈보기〉
가. 정상의 사람 유전자를 분리하여 클로닝(cloning)한다.
나. Virus를 환자에게 주사한다.
다. 클로닝한 사람의 유전자를 virus에 삽입한다.
라. 정상적인 유전자는 체내에서 전사되고 단백질을 합성 한다.

① 가→나→다→라
② 가→라→나→다
③ 가→다→나→라
④ 다→나→가→라
⑤ 나→가→다→라

경상 수의대 24

578 다음은 미생물 수를 측정하는 대표적인 3가지 방법이다.

Ⅰ. 현미경을 이용하여 미생물 수를 직접 측정한다.
Ⅱ. 액체 배지에서 배양하여 분광광도계를 이용하여 흡광도 를 측정한다.
Ⅲ. 고체 배지에서 배양하여 colony의 수를 측정한다.

자연 시료에 존재하는 미생물 수를 측정하는 방법과 염색 없이 살아있는 미생물 수를 측정하는 방법이 순서대로 나열된 것을 고르시오.

① Ⅰ / Ⅱ
② Ⅱ / Ⅲ
③ Ⅲ / Ⅱ
④ Ⅰ / Ⅱ
⑤ Ⅲ / Ⅰ

579 다음 그림은 당근을 이용한 조직 배양 기술을 나타낸 것이다.

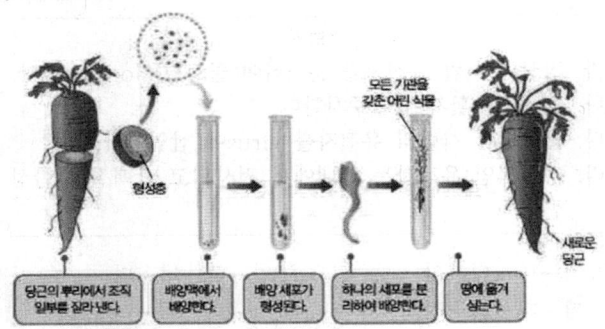

위 기술에 대한 설명으로 다음 〈보기〉에서 옳은 것만을 모두 고른 것은?

〈보기〉
ㄱ. 이 실험에 사용된 당근의 분화과정은 가역적이다.
ㄴ. 이 기술로 희귀식물과 유전자 구성이 동일한 개체를 대량 생산할 수 있다.
ㄷ. 조직배양 기술은 핵치환과 같이 유전적으로 동일한 개체를 얻지만, 체세포 분열을 이용하는 점이 다르다.

① 없음
② ㄱ
③ ㄴ
④ ㄷ
⑤ ㄱ, ㄴ
⑥ ㄱ, ㄷ
⑦ ㄴ, ㄷ
⑧ ㄱ, ㄴ

580 크리스퍼(CRISPR)를 이용한 유전자 편집 기술에 관한 설명 중 옳지 않은 것을 고르시오.

① 박테리아와 고세균이 가지고 있는 바이러스 방어 시스템(anti-phage system)에 기반하여 개발되었다.
② 크리스퍼 좌위(locus)에 존재하는 스페이서(spacer)는 바이러스와 같은 외부 물질의 DNA 정보를 포함한다.
③ 크리스퍼 기반의 유전자 편입에 사용되는 단일 가이드 RNA(sgRNA)는 크리스퍼 RNA(crRNA)와 트랜스- 활성화 크리스퍼 RNA(tracrRNA) 단일 가닥으로 연결한 것이다.
④ 스페이서와 일치하는 모든 서열은 Cas9과 같은 핵산내 절단효소(endonuclease)에 의해 절단된다.
⑤ 크리스퍼를 이용한 유전자 편집 기술은 살아있는 세포에 적용할 수 있으며, 시간과 비용 측면에서도 매우 경제적이다.

581 다음 〈보기〉에서 CRISPR-Cas9. 시스템에 대한 설명 중 옳은 것을 모두 고른 것은?

〈보기〉
ㄱ. Cas9은 CRISPR의 spacer 서열과 바이러스의 proto-spacer 서열을 PAM(proto-spacer adjacent motif) 서열의 유무로 구분하여 절단한다.
ㄴ. DNA 복구에 관여하는 다른 DNA 절단 효소와 유사하게, Cas9은 단일가닥 DNA 분자를 절단하는 뉴클레아제(nuclease)이다.
ㄷ. CRISPR-Cas9 시스템은 바이러스로부터 방어하는 세균의 면역 시스템이다.
ㄹ. CRISPR-Cas9 시스템을 이용한 유전자 제거 기술은 RNA 간섭(RNA interference)에 비해 빠르고 정확하나, 일시적이라는 한계가 있다.
ㅁ. Cas9에 의해 잘린 표적 유전자는 NHEJ(non-homologous end joining) 과정을 통해 복구되면, 무작위 염기서열이 삽입 또는 결실되어 기능을 잃기 쉽다.

① ㄱ, ㄷ
② ㄱ, ㄹ
③ ㄱ, ㄷ, ㅁ
④ ㄴ, ㅁ
⑤ ㄴ, ㄷ, ㄹ, ㅁ

582 다음 중 유전자분석 기술들에 대한 설명으로 <u>틀린</u> 것은?

① 핵산혼성화법(nucleic acid hybridization)은 DNA 마이크로어레이 칩의 핵심 기술 중 하나이다.
② 제자리 혼성화(in situ hybridization) 기술을 사용하여 생명체 내의 특정 세포에서 발현하고 있는 단백질의 양과 위치를 정확히 측정할 수 있다.
③ 역전사효소를 사용하여 세포 내에서 발현하고 있는 유전자들의 mRNA 정보를 상보성 DNA(cDNA) 형태로 변환할 수 있다.
④ DNA 클로닝 기술을 통해 관심있는 유전자 DNA 절편을 제한효소로 잘라 플라스미드에 보관할 수 있다.

계명대 24

583 인체조직과 관련된 설명 중 옳은 것을 고르시오.

> ㄱ. 지방, 연골, 혈액은 결합조직에 해당한다.
> ㄴ. 평활근은 가로무늬가 없고, 자율신경에 의해 조절을 받는다.
> ㄷ. 단층입방상피는 혈관 내피, 폐포에 존재하며 세포의 물질 교환을 쉽게 한다.
> ㄹ. 중층편평상피조직은 구강, 항문, 피부의 겉표면에서 찾아볼 수 있다.

① ㄱ, ㄴ ② ㄴ, ㄹ
③ ㄱ, ㄴ, ㄷ ④ ㄴ, ㄷ, ㄹ
⑤ ㄱ, ㄴ, ㄹ

전남대 약대 24

584 뼈와 골수에 대한 설명으로 옳은 것은?

① 뼈는 적혈구 형성의 주요 장소이다.
② 골수는 면역세포 형성의 장소이다.
③ 뼈는 콜라겐, 인, 칼슘 등으로 구성되어 있다.
④ 지방, 혈액과 더불어 결합조직이다.

중앙대 23

585 다음 〈보기〉에서 동물의 결합조직에 해당하는 것을 모두 고르시오.

〈보기〉
가. 혈액
나. 연골
다. 힘줄
라. 지방세포

① 가, 나, 라 ② 나, 다, 라
③ 가, 다 ④ 가, 나, 다, 라

건양대 23

586 다음 중 소화계통의 상피조직은?

① 단층편평상피 ② 단층입방상피
③ 단층원주상피 ④ 중층편평상피
⑤ 거짓중층상피

중앙대 17

587 동물의 몸을 구성하는 결합조직에 속하지 <u>않는</u> 것만을 〈보기〉에서 모두 고른 것은?

〈보기〉
가. 뼈
나. 연골
다. 지방조직
라. 아교세포
마. 혈액
바. 골격근

① 가, 나 ② 다, 라
③ 다, 마 ④ 라, 바

중앙대 20

588 다음 중 소장의 내강을 둘러싸고 있으면서 소화액을 분비할 수 있는 상피조직은?

① 단층편평상피 ② 단층원주상피
③ 중층편평상피 ④ 유사중층편평상피

중앙대 21

589 피부나 입, 식도의 내벽 등 마찰이 자주 일어나는 표면에 적합한 상피조직은?

① 단층편평상피 ② 단층원주상피
③ 중층편평상피 ④ 유사중층편평상피

590 다음 중 내부 면에서 기저막(basement membrane)을 항상 갖는 조직은?

① 분비샘　　　　　② 연골
③ 인대　　　　　　④ 힘줄
⑤ 혈액

591 인체 조직 중 상피조직의 기능을 모두 고르시오.

① 흡수　　　　　　② 운동
③ 분비　　　　　　④ 보호
⑤ 지지

592 지방조직에 대한 설명 중 옳은 것은?

① 백색지방조직은 체온유지와 관련이 있으며 언커플링 단백질을 이용해 추운 환경에서 열을 발생한다.
② 백색 지방조직은 렙틴을 분비해 포만감을 유도한다.
③ 갈색지방조직은 과증식과 과비대화에 의해 비만을 유도한다.
④ 갈색지방조직은 갓 태어난 어린 아이보다 성인에게 많이 발견된다.

593 골다공증(=eoporosis)에 대한 설명을 모두 고른 것은?

〈보기〉
A. 심각한 퇴행성 골(뼈)질환
B. 폐경기 이후 여성에게 많이 발생하며 에스트로겐의 분비량 감소가 원인이다.
C. 운동 부족, 단백질과 칼슘의 섭취 부족, 흡연 그리고 당뇨병이 골다공증의 원인이 될 수 있다.
D. 비타민 D와 칼슘을 섭취하면 골다공증의 치료에 도움이 된다.

① A　　　　　　　② A, B
③ B, C　　　　　　④ A, B, C
⑤ A, B, C, D

594 골다공증(osteoporosis)에 관해 설명한 것으로 옳지 않은 것은?

① 중년 이후의 파골세포 활성은 조골세포의 활성보다 낮다.
② 척추의 굽음과 같은 골 변형이 유발된다.
③ 폐경 여성의 경우 에스트로겐(estrogen)의 급감으로 골다공증이 유발된다.
④ 알코올 중독과 흡연은 골다공증의 원인이 된다.
⑤ 적당한 운동과 자극은 골다공증의 예방에 효과적이다.

595 체온이 낮아졌을 때 일어나는 반응이다. 체온조절을 위해 일어나는 아래 반응에 대한 설명으로 옳은 것은?

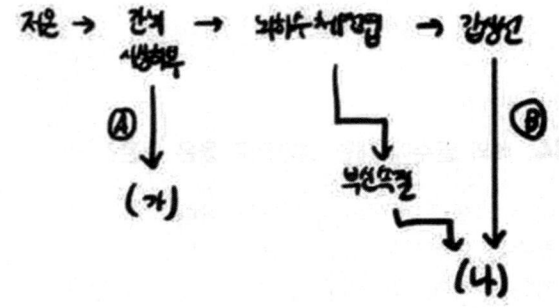

〈보기〉
ㄱ. (가)은 열발생 증가 혹은 감소이다.
ㄴ. B는 신경에 의한 조절이다.
ㄷ. A에 의해 입모근 수축하고 땀분비는 감소한다.

①　ㄱ　　　　　　　②　ㄴ
③　ㄱ, ㄷ　　　　　④　ㄴ, ㄷ
⑤　ㄱ, ㄴ, ㄷ

596 〈보기〉의 체온 되먹임 조절 단계를 올바른 순서로 나열한 것은?

〈보기〉

가. 시상하부가 보온기작을 멈춘다.
나. 체온이 올라간다.
다. 피부혈관이 수축한다.
라. 체온이 정상 이하로 내려간다.
마. 시상하부가 보온기작을 활성화 시킨다.

---

① 나, 마, 다, 라, 가
② 라, 다, 마, 나, 가
③ 라, 마, 다, 나, 가
④ 다, 마, 나, 라, 가

597 온도에 대한 생물의 적응 현상을 설명한 것으로 옳지 않은 것은?

① 대장균은 저온에서 세포막의 포화 지방산의 비율이 높아진다.
② 보리나 밀이 개화하기 위해서는 일정 기간의 저온 자극이 필요하다.
③ 저온에서 양서류나 파충류의 경우 막의 콜레스테롤 비율을 높인다.
④ 기러기의 이동, 물고기의 회유, 다람쥐의 겨울잠은 온도 적응의 예이다.
⑤ 세균에서 외부 온도의 하강은 긴 지방산에 대한 짧은 지방산 사슬의 비율을 높인다.

유형 45 ▶ 인체생리학 - 영양소와 소화

598 비타민에 대한 설명으로 틀린 것은?

① 비타민 B_1은 티아민으로, 결핍 시 베리베리병에 걸릴 수 있다.
② 비타민 B_2는 나이아신으로 $NAD+$ 구성 성분인 조효소이다.
③ 비타민 B_5는 판토텐산으로 조효소 A의 전구체이다.
④ 비타민 B_9은 엽산으로, 결핍 시 빈혈이 생길 수 있다.

599 비타민에 대한 다음 설명 중 옳지 않은 것은?

① 비타민 B_1은 티아민으로 부족 시 각기병이 유발될 수 있다.
② 비타민 B_2은 리보플라빈으로 부족 시, 광공포를 유발한다.
③ 비타민 B_7은 엽산으로 가임기 여성을 위한 보충제로 추천된다.
④ 비타민 K는 혈액응고에 중요하다.

600 소화에 대한 설명으로 옳지 않은 것은?

① 필수 아미노산은 반드시 음식으로 섭취해야 한다.
② 지질의 소화에는 담낭에서 생성한 담즙이 필수적이다.
③ 대부분의 소화는 소장에서 일어난다.
④ 산성으로부터 위벽 세포 보호를 위해 위벽 상피는 활발한 체세포 분열을 한다.
⑤ 소장의 상피세포는 흡수를 증가하기 위한 미세융모 구조를 지닌다.

중앙대 23

601 입안에서 분비되는 침에 대한 설명으로 틀린 것은?

① 항균 요소가 존재하여 박테리아를 죽일 수 있다.
② 아밀라아제가 존재하여 수크로스를 맥아당으로 분해한다.
③ 산을 중화시켜 치아가 상하지 않도록 한다.
④ 당단백질이 존재하여 입안 상피를 보호한다.

건양대 23

602 위에서 분비되는 HCl에 대한 설명 중 옳은 것을 모두 고르시오.

① 펩시노겐을 활성화한다.
② 벽세포에서 분비된다.
③ 음식물의 단백질을 변성시킨다.
④ 살균작용에 관여한다.
⑤ 철분의 흡수에 관여한다.

단국대 23

603 위암에 걸려서 위를 절제한 환자에게서 나타나는 증상은?

ㄱ. 비타민 B_{12} 흡수가 안돼서 빈혈에 걸린다.
ㄴ. 식욕 호르몬이 많이 나와서 비만이 된다.
ㄷ. 철분 흡수가 감소한다.

① ㄱ
② ㄷ
③ ㄱ, ㄴ
④ ㄱ, ㄷ
⑤ ㄱ, ㄴ, ㄷ

중앙대 23

604 다음 〈보기〉에서 작은창자에서 일어나는 소화에 대해 옳게 기술된 문장을 모두 고르시오.

〈보기〉
가. 이자액은 중탄산염이 풍부한 알칼리성이다.
나. 쓸개즙은 지방이 소화효소에 의해 잘 소화되도록 한다.
다. 작은창자 벽에서도 소화효소가 분비된다.
라. 핵산분해효소가 작용하여 DNA를 뉴클레오타이드로 분해한다.

① 가, 나, 다
② 가, 나, 라
③ 다, 라
④ 가, 나, 다, 라

우석대 24

605 건강한 채식주의자가 다른 식물 식품을 추가하거나 달걀이나 우유 제품을 먹어야 하는 이유는?

① 충분한 칼로리를 얻기 위해
② 충분한 비타민을 얻기 위해
③ 단백질 합성을 위한 모든 필수 아미노산을 제공하기 위해
④ 충분한 무기질을 얻기 위해

삼육대 24

606 다음 중 탄수화물의 소화 흡수에 대한 설명으로 바르지 않은 것은?

① 아밀라아제에 의해 이당류나 한계 덱스트린(limit dextrin)으로 분해된다.
② 한계 덱스트린은 덱스트리나아제, 글루코아밀라아제에 의해 포도당으로 분해된다.
③ 포도당과 갈락토오스는 Na^+과 공동수송으로 흡수된다.
④ 과당은 능동수송으로 모세혈관으로 이동된다.

중앙대 24

607 위에서 일어나는 소화과정에 대한 설명으로 옳은 것만을 〈보기〉에서 모두 고른 것은?

〈보기〉
가. 부세포에서 수소이온과 염화이온을 분비하여 위 내강의 pH는 매우 낮다.
나. 위에서는 단백질의 소화만 일어난다.
다. 주세포는 펩신을 펩시노겐이라고 불리는 활성화되지 않은 상태로 내강을 통해 분비한다.

① 가, 나, 다　　　　② 가, 나
③ 나, 다　　　　　④ 가, 다

중앙대 21

608 위액에 대한 설명 중 옳은 것만을 〈보기〉에서 있는 대로 고른 것은?

〈보기〉
가. 펩신은 양성 되먹임을 통해 더 많은 펩신을 만들게 한다.
나. 벽세포에서 염산이 분비된다.
다. 염산에 의해 펩시노겐이 펩신으로 전환된다.
라. 주세포에서 펩시노겐이 분비된다.

① 가, 나, 다　　　　② 나, 다, 라
③ 가, 나, 라　　　　④ 가, 나, 다, 라

경희대 23

609 간의 기능에 관한 다음 〈보기〉의 설명 중 옳은 것만을 모두 고른 것은?

〈보기〉
ㄱ. 혈중 포도당을 글리코겐으로 전환하여 간에 저장하고 필요할 때 당을 혈액으로 방출한다.
ㄴ. 지방과 콜레스테롤을 운반하는 지질단백질을 합성한다.
ㄷ. 소화관에서 흡수된 물질을 독성이 더 적은 형태로 변형시킨다.
ㄹ. 쓸개즙을 생성한다.

① ㄱ, ㄴ, ㄷ　　　　② ㄴ, ㄷ, ㄹ
③ ㄱ, ㄷ, ㄹ　　　　④ ㄱ, ㄴ, ㄹ
⑤ ㄱ, ㄴ, ㄷ, ㄹ

건양대 23

610 담관을 묶었을 때 생길 수 있는 증상은?

① 녹말 분해과정의 차질
② 단백질 분해과정의 차질
③ 지방 분해과정의 차질
④ 핵산 분해과정의 차질
⑤ 비타민 결핍

중앙대 19

611 다음은 사람의 장기를 나타낸 그림이다. 이 중 지방산의 소화를 돕는 담즙(쓸개즙)과 관련이 없는 기관은 어디인가?

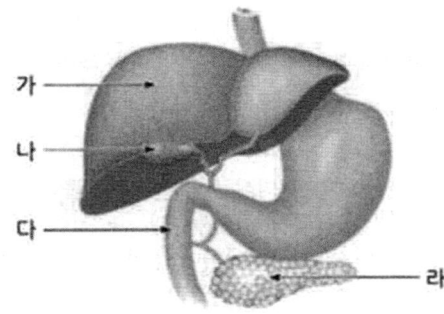

① 가　　　　　　② 나
③ 다　　　　　　④ 라

건양대 24

612 이자의 소화효소 분비를 촉진하는 것을 모두 고르시오.

① 가스트린　　　　② 펩신
③ 세크레틴　　　　④ 콜레시스토키닌
⑤ 트립신

613 다음 중 위장관 호르몬에 대한 설명으로 옳은 것을 모두 고르시오.

〈보기〉

ㄱ. 가스트린은 위의 주세포에서 펩시노겐 분비를, 벽세포에서 염산 분비를 촉진한다.
ㄴ. 콜레시스토키닌은 담낭의 수축과 소장에서 소화효소 분비를 촉진한다.
ㄷ. 세크레틴은 위의 벽세포에서 위산 분비를 억제하고, 이자에서 중탄산염(HCO_3^-)의 분비를 촉진한다.

① ㄱ　　　　　　　　　② ㄴ
③ ㄱ, ㄴ　　　　　　　④ ㄱ, ㄷ
⑤ ㄱ, ㄴ, ㄷ

614 지방의 소화와 흡수와 관련된 설명이 주어지고 옳은 것을 고르시오.

〈보기〉

ㄱ. 중성지방은 쓸개즙에 의해 유화되고 쓸개즙은 소장상피세포로 다시 흡수되어 재활용된다.
ㄴ. 외인성 전달인자(유미입자)의 구성인자 중 콜레스테롤, 중성지방, 단백질 중 가장 비율이 높은 것은 콜레스테롤이다.
ㄷ. 콜레시스토키닌(CCK)는 쓸개즙 분비와 이자액 분비를 촉진한다.

① ㄱ　　　　　　　　　② ㄴ
③ ㄱ, ㄴ　　　　　　　④ ㄱ, ㄷ
⑤ ㄱ, ㄴ, ㄷ

615 다음은 소장에서 영양분별 수송경로이다. (A)와 (B)에 대한 설명으로 가장 적절한 것은?

(A) : 심장으로 가는 정맥(대정맥)
(B) : 간문맥

① 포도당: 림프계를 거쳐 심장으로 가는 정맥(A)로 수송됨
② 지방산: 림프계를 거쳐 간문맥(B)로 수송됨
③ 지방산: 혈액을 거쳐 간문맥(B)로 수송됨
④ 아미노산: 림프계를 거쳐 간문맥(B)로 수송됨
⑤ 아미노산: 혈액을 거쳐 간문맥(B)로 수송됨

616 젖당 분해 효소 부족인 사람에서 설사의 원인은?

① 촉진확산
② 삼투현상
③ 단순확산
④ 능동수송
⑤ 세균 독소에 의한 감염

617 사람의 소화 과정에 대한 설명으로 옳은 것을 〈보기〉에서 있는 대로 고른 것은?

〈보기〉

ㄱ. 세크레틴은 위액분비와 위의 운동을 억제시킨다.
ㄴ. 위(stomach)의 주세포(chief cell)에서 펩신이 분비된다.
ㄷ. 위(stomach)의 벽세포(parietal cell)는 중탄산이온(HCO_3^-)을 혈관 쪽으로 분비한다.

① 없음　　　　　　　　② ㄱ
③ ㄴ　　　　　　　　　④ ㄷ
⑤ ㄱ, ㄴ　　　　　　　⑥ ㄱ, ㄷ
⑦ ㄴ, ㄷ　　　　　　　⑧ ㄱ, ㄴ, ㄷ

618 사람의 소화과정에 대한 설명으로 옳은 것을 〈보기〉에서 있는 대로 고른 것은?

〈보기〉

ㄱ. 십이지장 내강의 pH 하강은 유문부를 통과하는 유미즙의 양을 증가시킨다.
ㄴ. 소장 상피세포로 흡수된 모노글리세리드와 지방산은 상피세포 내에서 트리글리세리드로 합성된다.
ㄷ. 염산이 위(stomach)의 내강으로 분비될 때 위벽을 지나온 정맥혈의 pH는 동맥혈의 pH보다 높다.

① 없음　　　　　　　　② ㄱ
③ ㄴ　　　　　　　　　④ ㄷ
⑤ ㄱ, ㄴ　　　　　　　⑥ ㄱ, ㄷ
⑦ ㄴ, ㄷ　　　　　　　⑧ ㄱ, ㄴ, ㄷ

중앙대 20

619 소화계에 관한 다음 설명 중 옳지 <u>않은</u> 것은?

① 작은창자가 시작되는 부분에 십이지장이 있다.
② 췌장에서 분비되는 세크레틴이 유미즙의 산성을 중화시킨다.
③ 담즙(bile)은 간에서 분비되고 담낭에 저장된다.
④ 담즙염은 지방덩어리를 지방방울로 쪼개어 가수분해가 쉽도록 한다.

대구카톨릭대 19

620 다음 그림은 소장에서 일어나는 포도당 흡수 과정을 도식화한 것이다.

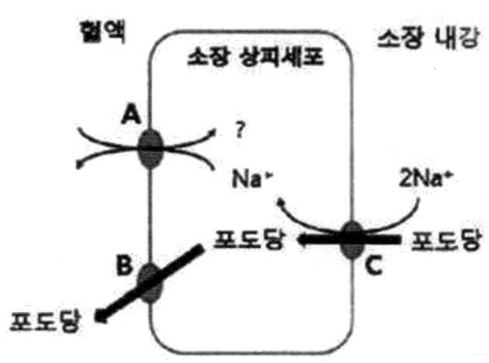

다음 〈보기〉의 설명 중에서 옳은 것만을 모두 고른 것은?

〈보기〉
ㄱ. 소장 상피세포에 2,4-DNP를 처리하면 "A"의 작용 때문에 포도당 흡수속도가 떨어질 것이다.
ㄴ. "B"를 통한 포도당 수송은 ATP 가수분해가 필요하다.
ㄷ. 운반단백질인 "C"는 일차 능동수송 단백질이다.

① 없음 　　　　　　　　 ② ㄱ
③ ㄴ 　　　　　　　　　 ④ ㄷ
⑤ ㄱ, ㄴ 　　　　　　　 ⑥ ㄱ, ㄷ
⑦ ㄴ, ㄷ 　　　　　　　 ⑧ ㄱ, ㄴ, ㄷ

영남대 09

621 에너지 균형과 체중 조절에 관한 설명으로 합당한 것은?

① 정상 몸무게 조절에 꼭 필요한 렙틴은 지방 세포에 작용하여 지방 축적을 억제한다.
② 과체중 혹은 비만한 사람은 대부분 렙틴의 혈중 농도가 현저히 낮다.
③ 소화과정 중 분비되는 위장관 호르몬인 가스트린은 중요한 포만감 신호로 유발한다.
④ 당뇨환자에서 인슐린 부족과 더불어 나타나는 글루카곤의 증가는 식욕을 강하게 억제한다.
⑤ 음식 섭취의 조절은 주로 시상하부에 의해 이루어진다.

중앙대 20

622 렙틴(leptin)에 대한 설명으로 옳지 <u>않은</u> 것은?

① 아디포카인(adipokine) 중 하나이다.
② 렙틴이 없으면 비만 생쥐가 된다.
③ 시상하부에 작용하여 식욕을 불러일으킨다.
④ 지방조직의 염증 작용과 연관되어 있다.

연세대 21

623 다음 중 뇌 포만 중추를 직접적으로 자극하여 식욕을 조절하는 호르몬이 아닌 것은?

① 인슐린 　　　　　　 ② 그렐린
③ 렙틴 　　　　　　　 ④ 콜레시스토키닌
⑤ 호르몬 PYY

계명대 24

624 거대적아구성 빈혈(megaloblastic anemia)에 기인한 악성 빈혈(pernicious anemia)의 원인으로 옳은 것을 고르면?

ㄱ. 위벽손상에 의한 내인성 인자의 결핍
ㄴ. 소장 내벽에서 비타민 B_{12}의 흡수 감소가 원인이다.
ㄷ. 유전적 결함으로 인한 헤모글로빈 감소

① ㄱ 　　　　　　　　 ② ㄴ
③ ㄱ, ㄴ 　　　　　　 ④ ㄱ, ㄷ
⑤ ㄱ, ㄴ, ㄷ

경희대 23

625 혈액을 구성하는 성분들에 대한 설명으로 적절하지 <u>않</u>은 것은?

① 골수의 줄기세포는 적혈구, 백혈구, 혈소판으로 분화되며 일생 동안 지속하여 혈액세포를 생산한다.
② 혈장은 단백질, 이온, 영양소, 비타민, 호르몬, 물질대사 노폐물, 기체가 녹아있는 액체이다.
③ 적혈구는 산소 운반자이며, 성숙 과정에서 핵을 포함한 세포소기관과 리보솜을 잃어버리기 때문에 물질대사 능력과 수명에 한계가 있다.
④ 백혈구는 세포소기관과 리보솜이 없어서 체내의 죽은 세포나 조각들을 제거하며 에너지를 얻어 방어작용에 참여한다.
⑤ 혈소판은 순환계에서 발생한 손상을 수리하는 혈액응고를 유도한다.

중앙대 23

626 심장 혈관계에 대한 설명으로 틀린 것은?

① 개방순환계의 혈액은 세포사이액과 구별이 없다.
② 좌심방 벽에 위치한 동방결절이 전기신호를 발생시킨다.
③ 심장박동 시 생기는 전기적 신호 전달이 방실결절에서 지체된다.
④ c-반응성 단백질의 혈중 농도가 높을수록 심혈관질환 위험이 높다.

원광대 23

627 심장에서 활동전위 전달 순서는?

〈보기〉
ㄱ. 동방결절
ㄴ. 푸르키네 섬유
ㄷ. 방실결절
ㄹ. 히스색

① ㄱ→ㄷ→ㄴ→ㄹ
② ㄱ→ㄷ→ㄹ→ㄴ
③ ㄷ→ㄴ→ㄹ→ㄱ
④ ㄷ→ㄹ→ㄴ→ㄱ
⑤ ㄴ→ㄷ→ㄱ→ㄹ

원광대 23

628 운동 시 심혈관계의 변화로 옳은 것을 골라라.

〈보기〉
ㄱ. 교감신경 자극으로 인해 심장 박동수가 증가한다.
ㄴ. 골격근의 말초저항이 증가한다.
ㄷ. 심장과 피부로 가는 혈류량이 증가한다.

① ㄱ
② ㄴ
③ ㄱ, ㄴ
④ ㄱ, ㄷ
⑤ ㄱ, ㄴ, ㄷ

건양대 23

629 심장에 대한 설명으로 옳은 것을 모두 고르시오.

① 동방결절은 휴지막 전위가 없다.
② 혈관저항이 증가했는데 심박수는 동일할 때 심박출량은 감소한다.
③ 심실 수축기에 반월판이 닫힌다.
④ 푸르키네 섬유의 탈분극은 심전도에서 QRS 파의 형태로 관찰된다.
⑤ 심장박동의 신호는 화학적 시냅스 전달을 통해 전달된다.

건양대 23

630 병원에 내원한 어떤 사람의 심전도 그래프를 분석한 결과 심방의 수축 신호는 정상이고 심실의 수축이 불규칙하게 진행되었다. 이 사람에게 문제가 있는 부분으로 가장 옳은 것을 고르시오.

① 관상동맥
② 동방결절
③ 방실결절
④ 히스색 섬유
⑤ 푸르키네 섬유

우석대 24

631 다음은 심장이 박동할 때 심전도 그래프이다.

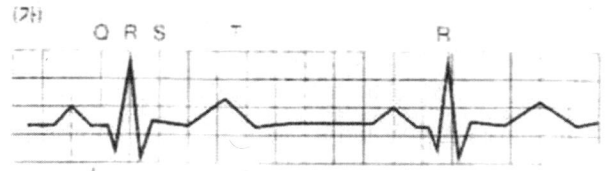

이를 통해 유추할 수 있는 내용으로 옳지 <u>않은</u> 것은?

① 심전도의 p파 생성 이후에 좌심실 부피가 최대이다.
② QRS파가 생성되는 기간은 심방의 탈분극과 심실의 재분극이 일어나는 기간이다.
③ 심전도의 R-R 간격이 짧아지면 심박수가 증가한다.
④ 교감신경 자극에 의해 동방결절의 활동전위 발생빈도가 증가한다.

전남대 24

632 혈관 설명에 대한 설명으로 옳은 것은?

동맥, 정맥, 모세혈관 단면 그림
A : 모세혈관   B : 정맥   C : 동맥

① 혈압 가장 낮은 것은 A이다.
② 혈류속도 가장 낮은 것은 A이다.
③ C의 전체 총 단면적이 가장 넓다.
④ B는 높은 혈압을 견디기 적합한 구조이다.

삼육대 24

633 모세혈관을 통해 혈장 성분이 압력 기울기에 따라 혈액에서 간질액으로 간질액에서 혈액으로 이동할 때, 작용하는 스탈링힘을 나타낸 것이다. 이와 관련된 설명으로 바른 것을 모두 고른 것은?

	인자	크기(mmHg)
a	모세혈관 정수압	40
b	간질액 정수압	1
c	간질액 삼투압	0
d	혈장 삼투압	20

ㄱ. a와 b의 작용 방향은 여과되는 방향으로서 물질이 혈액에서 간질액으로 이동하게 한다.
ㄴ. d의 압력 생성원은 혈장 단백질로서 작용 방향은 흡수이다.
ㄷ. 최종 19mmHg의 크기로 혈장 성분이 여과될 것이다.

① ㄱ, ㄴ   ② ㄱ, ㄷ
③ ㄴ, ㄷ   ④ ㄱ, ㄴ, ㄷ

삼육대 24

634 다음은 혈액을 원심분리하여 나타낸 그림이다. 옳은 것을 모두 고른 것은?

혈액 원심분리 그림을 제시.
A : 혈장
B : 백혈구+혈소판
C : 적혈구

〈보기〉
ㄱ. A는 혈액의 액체성분이며 전체 혈액에서 약 55%를 차지한다.
ㄴ. B는 호중구, 호염구, 호산구 같은 백혈구와 혈장단백질이 포함된 부분으로 혈액에서 약 1% 미만이다.
ㄷ. C는 적혈구가 가라앉아있는 성분으로 (C/A+B+C)의 비율을 알 수 있다.

① ㄱ, ㄴ   ② ㄱ, ㄷ
③ ㄴ, ㄷ   ④ ㄱ, ㄴ, ㄷ

635 부종의 원인이 아닌 것은?

① 모세혈관 압력 증가
② 모세혈관 투과도 증가
③ 혈장 단백질 증가
④ 림프관의 폐쇄
⑤ 염증반응

636 혈장 단백질의 기능이 아닌 것을 고르시오.

① 혈액 응고에 관여
② 삼투압 조절
③ 지질 운반에 관여
④ 면역 반응에 관여
⑤ ①~④ 모두 옳은 보기임.

637 어떤 학생이 축구 시합을 하다가 다쳤는데, 혈액응고가 잘 되지 않았다. 이 학생에서 비타민 K가 부족한 것이 발견되었다면 어떤 혈액응고장애와 연관이 있는가?

① 헤파린 활성 억제
② 혈소판 활성 억제
③ 프로트롬빈 활성 억제
④ 프로트롬빈 과잉 활성
⑤ 피브리노겐 활성 억제

638 혈관 평활근 세포에 대한 설명으로 옳지 <u>않은</u> 것은?

① 혈관벽을 구성하는 요소로 혈관 수축 및 이완에 관여한다.
② 혈관 평활근 세포의 과도한 증식 및 이동이 발생시 혈관 내경이 좁아져 혈액 흐름이 방해 받을 수 있다.
③ 세포 주기 조절에 관여하는 Cyclin dependent kinase inhibitor의 증가 시 혈관 평활근 세포의 증식이 증가한다.
④ 혈관 내경이 막혔을 경우에 처치하는 스탠트 수술 후 혈관 평활근 세포가 증식하는 재협착이 발생할 수 있다.

639 순환계(circulatory system)는 개방순환계와 폐쇄순환계로 나뉜다. 다음 중 개방순환계의 특징을 모두 고른 것은?

<보기>
가. 심장을 가지고 있다.
나. 혈액과 세포사이액의 구분이 없다.
다. 무척추 동물이 가지고 있다.

① 가, 나, 다 　　　② 가, 나
③ 가, 다 　　　④ 나, 다

640 개방순환계에 관한 다음 설명 중 옳지 <u>않은</u> 것은?

① 절지동물에서 발견된다.
② 심장이 존재하지 않는다.
③ 끝이 열린 혈관을 가진다.
④ 혈액이 세포사이액으로 작용한다.

전남대 07

641 다음 중 폐순환과 체순환이 나누어진 동물이 아닌 것은?

① 개구리　　　　　　② 붕어
③ 참새　　　　　　　④ 악어

중앙대 16

642 사람은 순환계를 통하여 산소를 공급하고 이산화탄소를 내보낸다. 다음 중 산소분압이 가장 높은 혈관부터 가장 낮은 혈관 순으로 나열되어 있는 것은?

① 대동맥 – 폐동맥 – 폐정맥 – 대정맥
② 폐정맥 – 대동맥 – 대정맥 – 폐동맥
③ 대동맥 – 대정맥 – 폐동맥 – 폐정맥
④ 폐동맥 – 대동맥 – 폐정맥 – 대정맥

대구가톨릭대 12

643 심장박동을 조절하는 전기신호의 발생과 전달과정에 관여하는 심장에 존재하는 소기관이다. 심장박동 전기신호가 흐르는 순서가 정확한 것을 고르시오.

〈보기〉
1. 방실결절(atrioventricular node)
2. 동방결절(sinoatrial node)
3. 퍼킨지 파이버(Purkinje fiber)
4. 방실다발(atrioventricular bundle)

① 2 → 1 → 4 → 3
② 3 → 1 → 4 → 2
③ 1 → 2 → 3 → 4
④ 3 → 1 → 2 → 4
⑤ 1 → 2 → 4 → 3

중앙대 20

644 인간 심장박동 주기의 순서를 〈보기〉에서 옳게 나열한 것은?

〈보기〉
가. 심실 전체에 신호가 퍼진다.
나. 신호가 심장 끝까지 전달된다.
다. 방실결절에서 신호가 지체된다.
라. 박동원이 생성한 수축 신호가 심방으로 퍼진다.

① 가, 나, 다, 라　　　② 가, 다, 라, 나
③ 라, 다, 나, 가　　　④ 라, 나, 다, 가

중앙대 21

645 인간 심장의 수축기에 일어나는 일이 아닌 것은?

① 심방이 수축한다.
② 심실이 수축한다.
③ 반월판막이 닫힌다.
④ 방실판막이 닫힌다.

영남대 09

646 다음 중 심장 기능에 대한 설명으로 맞지 <u>않는</u> 것은?

① 자체적으로 일어나는 활동전위에 의해 심장 박동이 이루어진다.
② 심실이 기능적 단위체로서 동시에 수축이 가능한 것은 각 세포들 사이에 간극연접(gap junction)이 있기 때문이다.
③ 심방과 심실 사이에는 간극연접이 없다.
④ 골격근의 경우처럼 운동단위 점증(motor unit recruitment)에 의해 수축 강도를 강화할 수 있다.
⑤ 심장근 세포의 대부분은 수축 담당 세포(contractile cell)이다.

647 다음 혈관의 구조와 기능과 관련한 설명 중 옳지 <u>않은</u> 것은?

① 동맥의 가장 안쪽은 내피층, 중간층은 평활근, 가장 바깥쪽은 결합 조직으로 이루어져 있다.
② 소동맥은 기체 성분인 NO의 작용에 의하여 혈관 확장이 이루어진다.
③ 모세혈관의 조직과의 액체 교환은 혈압과 삼투압 차에 의해서 이루어진다.
④ 정맥은 같은 직경의 동맥에 비해 1/3 두께의 혈관벽을 가진다.
⑤ 모세혈관 망의 혈류는 평활근에 의해 조절된다.

648 골격근 수축과 이완이 잘 안되는 환지에서 나타나는 현상으로 옳은 것은?

① 심장근의 수축이 불규칙하게 일어난다.
② 심장 판막의 개폐가 불규칙하게 일어난다.
③ 수축기의 압력이 낮아져서 동맥을 통한 혈액의 흐름이 부분적으로 느려진다.
④ 정맥을 통한 혈액의 흐름이 원활히 이루어지지 않는다.

649 혈장에는 여러 가지 혈장 단백질이 존재한다. 다음 중 혈장 단백질에 속하는 것을 있는 대로 모두 고른 것은?

〈보기〉
가. 피브리노겐(fibrinogen)
나. 글로불린(globulin)
다. 트립신(trypsin)

① 가, 나, 다   ③ 가, 나
② 가, 다   ④ 나, 다

650 혈액 응고에 대한 설명 중 옳은 것은?

① 혈소판은 콜라겐 섬유를 만나게 되면 활성화된다.
② 혈소판은 세포소기관이 발달되어 혈액응고 인자를 분비한다.
③ 트롬빈은 피브린을 피브리노겐의 형태로 만든다.
④ 혈소판은 백혈구가 쪼개져서 만들어진 세포 조각이다.
⑤ 프로트롬빈은 혈소판에서 분비되는 단백질 효소이다.

651 혈액 응고에 대한 〈보기〉의 과정을 순서대로 나열한 것은?

〈보기〉
가. 피브리노겐에서 피브린이 형성된다.
나. 혈액응고인자에 의해 프로트롬빈에서 트롬빈이 형성된다.
다. 혈소판이 상처 부위 조직에 있는 콜라겐에 흡착된다.
라. 피브린 섬유가 엉기면서 응결체가 형성된다.

① 다→나→가→라   ② 나→다→가→라
③ 나→가→라→다   ④ 가→나→다→라

652 혈액 응고에 대한 설명 중 옳은 것을 〈보기〉에서 있는 대로 모두 고른 것은?

〈보기〉
가. 내피에 손상이 생겨 안쪽 결합조직이 노출되면서 응고가 시작된다.
나. 응고인자들이 다단계 효소반응을 통해 프로트롬빈을 트롬빈으로 전환시킨다.
다. 트롬빈이 양성 되먹임 작용을 통해 더 많은 트롬빈이 만들어지도록 한다.
라. 트롬빈이 피브리노겐의 피브린으로의 전환을 억제한다.

① 가, 나, 다   ② 나, 다, 라
③ 가, 나, 라   ④ 가, 나, 다, 라

영남대 09

653 혈액에 대한 설명으로 옳지 <u>않은</u> 것을 모두 고른 것은?

> 가. 혈관 손상으로 노출된 콜라겐은 피브리노겐을 피브린으로 또한 플라스미노겐을 플라스민으로 전환시킨다.
> 나. 모든 혈장 성분은 모세혈관을 통해 자유로이 확산될 수 있다.
> 다. 정상 성인 혈액에서 백혈구와 혈소판이 차지하는 비율은 약 55%이다.
> 라. 헤모글로빈과 결합하는 혈액 내 정상 용존 가스는 산소분이다.
> 마. 교질삼투압을 형성하는 주요 혈장 단백질은 r-글로불린이다.

① 가   ② 가, 나
③ 가, 나, 마   ④ 나, 다, 라
⑤ 가, 나, 다, 라, 마

중앙대 21

654 적혈구에 대한 다음 설명 중 옳지 <u>않은</u> 것은?

① 고산지대에 사는 사람들은 더 많은 적혈구를 생산한다.
② 뼈속질에서의 적혈구 생성은 조직에 도달하는 산소량에 의해 조절된다.
③ 부신에서 적혈구생성촉진인자(EPO)가 생성되어 적혈구 생성을 자극한다.
④ 적혈구는 핵이 없어서 헤모글로빈으로 채울 수 있는 공간이 더 많다.

유형 47 ▶ 인체생리학- 동물의 호흡계

중앙대 23

655 다음 〈보기〉에서 기체교환에 대해 옳게 기술된 문장을 모두 고르시오.

> 〈보기〉
> 가. 어류 아가미 내 혈류 방향은 아가미를 통해 흐르는 물과 같은 방향이다.
> 나. 곤충의 순환계는 체세포로 산소를 이동시키는 데 관여하지 않는다.
> 다. 가로막이 이완하고 갈비사이근이 수축하여 흡식호흡이 일어난다.
> 라. 혈액의 PH에 의해 호흡조절중추의 활성이 조절된다.

① 가, 나   ② 다, 라
③ 나, 라   ④ 나, 다, 라

대구카톨릭대 23

656 헤모글로빈을 구성하는 글로빈을 베타 글로빈 대신 감마 글로빈으로 변화시켰을 때 일어나는 현상과 동일하게 헤모글로빈의 산소친화도를 변화시키는 요인으로 옳은 것은?

> 〈보기〉
> ㄱ. 40℃의 체온
> ㄴ. pH 7.6의 혈액
> ㄷ. 카바미노헤모글로빈(carbaminohemoglobin)

① 없음   ② ㄱ
③ ㄴ   ④ ㄷ
⑤ ㄱ, ㄴ   ⑥ ㄱ, ㄷ
⑦ ㄴ, ㄷ   ⑧ ㄱ, ㄴ, ㄷ

657 그림은 폐포 주위에 모세혈관에 혈액이 흐르는 동안의 기체 농도를 나타낸 그래프이다.

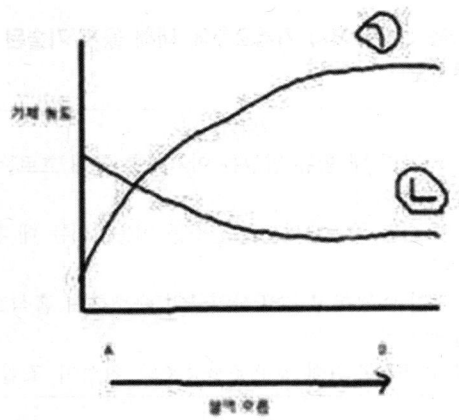

㉠과 ㉡은 O_2와 CO_2 중 하나이다. 옳은 설명을 고르시오.

① ㉠은 O_2이다.
② 폐포에서 모세혈관으로의 O_2 이동은 삼투에 의한다.
③ 우리몸에서 ㉡은 주로 배설계를 통해 몸 밖으로 배출된다.
④ 조직세포에서 모세혈관으로의 CO_2 이동은 촉진확산으로 일어난다.
⑤ O_2 결합 헤모글로빈의 농도는 B보다 A에서 높다.

658 [3.2점] 동물의 기체교환에 대한 설명 중 옳은 것만 〈보기〉에서 고른 것은?

〈보기〉
가. 기체교환은 환경으로부터 O_2를 받아들이고 CO_2를 방출하는 것을 말한다.
나. 기체교환은 혼합기체 속의 특정한 기체에 의해 생성되는 압력인 분압의 차이에 의해 일어난다.
다. 기체교환이 일어나는 호흡 표면은 기체의 확산을 돕기 위해 항상 건조한 상태를 유지해야 한다.
라. 해수면의 기압을 760 mmHg라고 하면, 공기 중 21%의 부피를 차지하는 O_2의 분압은 약 160 mmHg이다.

① 가, 나 　　② 가, 라
③ 나, 다 　　④ 가, 나, 라

659 어류의 역류교환계에 대한 설명으로 옳은 것은?

① 물과 혈액의 흐름이 반대 방향이다.
② 수영 없이도 산소를 얻을 수 있다.
③ 물과 혈액의 산소 농도 차이를 유지시킴으로써 확산이 지속된다.
④ 산소는 농도 기울기를 따라 단순확산된다.
⑤ 위 모두가 해당한다.

660 사람의 호흡과 관련한 설명으로 옳은 것은?

① 숨을 들이쉬면 갈비뼈 사이의 근육이 이완됨에 따라 흉곽이 위쪽과 안쪽으로 움직인다.
② 숨을 들이쉬면 가로막이 수축됨에 따라 흉곽의 부피가 증가한다.
③ 소뇌에서 나온 신경은 가로막과 갈비사이근에 신호를 보내어 호흡을 조절한다.
④ 출생 시 태아의 혈액에 이산화탄소 농도가 높아지면 pH가 낮아져 호흡조절 중추가 자극되면서 호흡이 시작된다.

661 허파꽈리의 표면에는 계면활성제가 존재한다. 이 물질에 대한 설명으로 옳은 것을 고르시오.

① 허파꽈리를 오므리는 역할을 한다.
② 계면활성제는 물방울에서 표면장력을 유지하는 역할을 한다.
③ 제1형 폐포상피가 만든다.
④ 갓 태어난 미숙아에게서 이 물질이 부족하면 신생아 호흡곤란증후군이 발생할 수 있다.
⑤ 계면활성제의 주성분은 포스파티딜에탄올아민이다.

662 다음 폐활량계를 이용하여 측정된 사람의 정상호흡, 최대흡기, 최대호기를 나타낸 것이다.

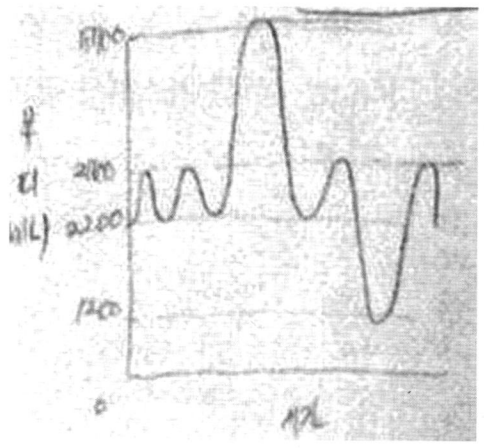

이에 대한 설명으로 옳은 것을 모두 고른 것은?

> ㄱ. 이 사람의 총폐용량은 4500mL이다.
> ㄴ. 최대 호기 후에도 폐포에는 약 1200mL의 공기가 남아 있다.
> ㄷ. 안정상태에서 이 사람의 1회 호흡량은 500mL이다.
> ㄹ. 폐포환기량을 구하기 위해서는 기체교환이 일어나지 않는 해부학적인 죽은 공간의 부피가 필요하다.

① ㄱ, ㄴ, ㄷ
② ㄴ, ㄷ, ㄹ
③ ㄱ, ㄷ, ㄹ
④ ㄱ, ㄴ, ㄷ, ㄹ

663 다음은 체내 환경에 따른 헤모글로빈의 산소포화도를 그래프로 나타낸 것이다.

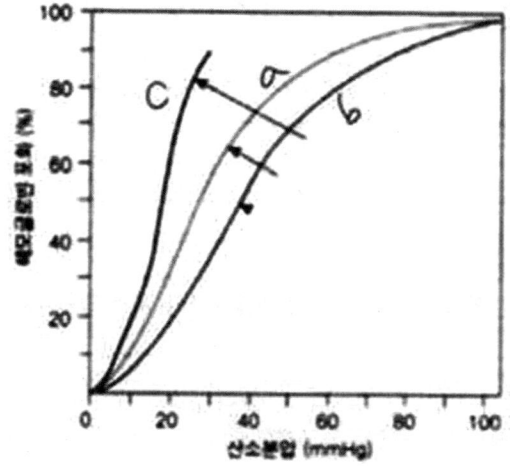

옳지 **않은** 것은?

> ㄱ. H^+가 증가하면 a 그래프는 c로 이동한다.
> ㄴ. CO_2가 증가하면 a 그래프는 c로 이동한다.
> ㄷ. 체온이 감소하면 a 그래프는 e로 이동한다.
> ㄹ. 2,3-이인산글리세르산이 증가하면 a 그래프는 b로 이동한다.

① ㄱ, ㄴ
② ㄴ, ㄷ
③ ㄷ, ㄹ
④ ㄱ, ㄴ, ㄷ, ㄹ

664 다음 그림은 산소분압에 따른 헤모글로빈 포화도이다.

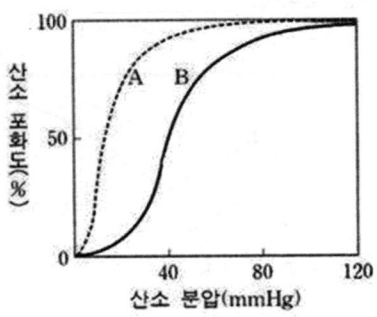

이에 대한 설명으로 옳은 것만을 〈보기〉에서 있는 대로 고른 것은?

> ㄱ. 2,3-BPG 농도는 A가 B보다 높다.
> ㄴ. 폐모세혈관에서 체모세혈관으로의 산소 수송은 A가 B 보다 크다.
> ㄷ. 헤모글로빈은 혈액에서 이산화탄소를 운반할 수 있다.

① ㄱ   ② ㄴ
③ ㄷ   ④ ㄱ, ㄷ
⑤ ㄴ, ㄷ

665 그림은 pH에 따른 헤모글로빈의 산소포화도 변화를 나타낸 그래프이다.

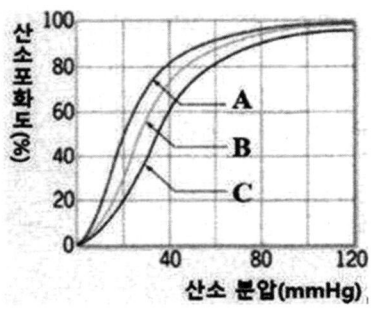

그래프에 대한 설명으로 옳은 것만을 〈보기〉에서 모두 고른 것은?

> 〈보기〉
> 가. 그래프 B는 심한 운동을 한 뒤 그래프 A로 이동한다.
> 나. 혈액의 pH가 낮아지면 헤모글로빈으로부터 많은 양의 산소가 방출된다.
> 다. 체온이 높아지면 그래프 B가 그래프 C로 이동한다.

① 가, 나, 다   ② 가, 나
③ 나, 다   ④ 가, 다

666 헤모글로빈의 보어 효과에 대한 설명으로 옳은 것은?

> ㄱ. 이산화탄소 농도가 높아지면 헤모글로빈에 산소결합력이 높아진다.
> ㄴ. 혈액 pH가 낮아지면 헤모글로빈의 산소결합력이 높아진다.
> ㄷ. 혈액 pH가 증가하면 보어 효과가 감소한다.

① 없음   ② ㄱ
③ ㄴ   ④ ㄷ
⑤ ㄱ, ㄴ   ⑥ ㄱ, ㄷ
⑦ ㄴ, ㄷ   ⑧ ㄱ, ㄴ, ㄷ

667 적혈구에서 산소의 결합/해리와 관련된 설명으로 옳은 것은?

① pH가 높아지면 O_2 해리가 증가한다.
② 태아보다 모체의 헤모글로빈이 O_2 친화도가 높다.
③ CO_2 농도가 높을수록 CO_2가 헤모글로빈 단백질의 아미노 말단에 결합하여 O_2 친화도가 낮아진다.
④ 2,3-BPG의 농도가 높으면 O_2의 결합이 증가한다.
⑤ 체온이 상승하면 헤모글로빈의 O_2 친화도가 증가한다.

668 인체 내에서 CO_2를 처리하는 방법이 아닌 것을 고르시오.

① 혈장에 녹아서 이동한다.
② 헤모글로빈과 결합하여 폐로 이동한다.
③ 중탄산이온의 형태로 폐로 이동한다.
④ 혈장 단백질과 결합하여 폐로 이동한다.
⑤ 조직에서 모세혈관으로 단순확산된다.

충북대 의대 24

669 어떤 환자의 B 글로빈에 Lys이 Met으로 치환된 돌연변이가 발생하였다. Lys은 2,3-BPG가 염다리를 만들어 결합하는 자리이다. 정상인 대비 환자의 2,3-BPG에 대한 친화력과 산소 친화력은 어떻게 변화하겠는가?

	2,3-BPG 친화도	O_2와 친화도
①	감소	증가
②	증가	증가
③	감소	감소
④	증가	감소
⑤	변화 없음	변화 없음

건양대 24

670 폐질환과 관련된 설명이다. 옳은 것을 고르시오.

〈NOTE〉
설명 1 : 제한성 폐질환과 폐쇄성 폐질환에 대한 설명(폐쇄성과 제한성 폐질환의 정의와 각 질환에 해당하는 병 몇 씩 나열되었음)
설명 2 : 폐활량과 잔기량에 대한 설명

〈보기〉
ㄱ. 폐포의 계면활성제가 적어지면 제한성 폐질환과 유사한 증상이 나타난다.
ㄴ. 폐활량이 감소하는 것은 제한성 폐질환과 폐쇄성 폐질환 두 질환 모두에 관찰되는 특징이다.
ㄷ. COPD(만성폐쇄성 폐질환)일 경우 잔기량이 증가한다.

① ㄱ
② ㄴ
③ ㄱ, ㄴ
④ ㄴ, ㄷ
⑤ ㄱ, ㄴ, ㄷ

삼육대 23

671 스킨스쿠버를 배우고 처음 바다에 들어갔었던 20대 남성이 몇 시간 후 병원을 찾아 두통, 관절통, 어지럼증을 호소하였다. 이 남성이 겪고 있는 증상에 대한 관련 설명으로 바르지 **않은** 것은?

① 이 남성은 잠수 후, 수면으로 급하게 올라오면서 압력의 변화로 혈액에 산소 기포가 형성되었을 것이다.
② 기포들이 관절과 신경계에 머무르면서 관절 구부리기가 불편함을 느꼈을 것이다.
③ 기포들이 혈관으로 이동하면 공기 색전증을 일으키게 된다.
④ 이 남성의 치료는 고압방에서 재가압을 통해 기포 속 기체를 다시 용액으로 들어가게 한 후 서서히 압력을 대기압 수준으로 낮춰 정상 호흡을 통해 제거한다.

원광대 10

672 동물의 호흡과 기체교환에 대한 설명으로 틀린 것은?

① 산소는 헤모글로빈과 결합하여 몸의 각 부분으로 운반된다.
② 지렁이는 모세혈관에 산소가 확산되어 들어가는 피부호흡만 한다.
③ 곤충은 기관(trachea)을 통하여 기체교환을 한다.
④ 인간의 흡식 호흡일 때 횡격막이 이완된다.
⑤ 물고기 아가미에서의 역류교환이란 혈액이 라멜라 안에서 물의 흐름과 반대 방향으로 흐르는 현상을 말한다.

중앙대 14

673 동물은 진화과정을 통해 여러 형태의 기체 교환 방식을 가지게 되었다. 다음 중 기체교환 방식에 대한 설명으로 옳지 **않은** 것을 고르시오.

① 어류는 아가미를 통해 흐르는 물의 방향과 동일한 방향으로 혈액이 흐르도록 진화하였다.
② 피부호흡을 하는 동물은 체표면 전체가 젖은 상태로 유지되어야 하기 때문에 수분이 많은 곳에서 생활해야 한다.
③ 곤충류는 체세포로 산소를 이동시키기 위해 혈관과 같은 순환계를 사용하지 않는다.
④ 사람의 코와 입으로 들어온 공기는 인두, 후두, 기관지의 순서로 이동하여 폐에 다다른다.

674 기체교환에 대한 설명 중 옳은 것만을 〈보기〉에서 있는 대로 고른 것은?

〈보기〉

가. 곤충의 가지가 많은 기관지는 체세포와 직접 기체교환을 한다.
나. 지렁이는 체표면을 덮고 있는 피부를 통해 기체를 교환한다.
다. 호흡기 표면에서 물이나 공기의 흐름을 증가시키기 위한 운동을 환기라고 한다.
라. 아가미호흡에서 물과 혈액이 서로 반대 방향으로 흐르는 현상을 역류교환이라고 한다.

① 가, 나   ② 다, 라
③ 나, 다, 라   ④ 가, 나, 다, 라

675 다음 〈보기〉는 호흡기의 해부학적 용어들을 순서 없이 나열한 것이다. 우리가 흡식할 때 공기의 이동 경로를 바르게 나열한 것은?

〈보기〉

기관지, 인두, 비강, 기관, 세기관지, 후두, 폐포

① 인두 – 후두 – 기관 – 세기관지 – 기관지 – 비강 – 폐포
② 비강 – 인두 – 후두 – 기관 – 기관지 – 세기관지 – 폐포
③ 비강 – 인두 – 후두 – 기관지 – 기관 – 세기관지 – 폐포
④ 비강 – 인두 – 후두 – 세기관지 – 기관지 – 기관 – 폐포
⑤ 비강 – 후두 – 인두 – 기관지 – 기관 – 세기관지 – 폐포

676 사람의 호흡기 동안 일어나는 일이 아닌 것은?

① 흉골이 올라간다.
② 횡격막이 수축한다.
③ 외늑간근(external intercostal muscle)이 이완한다.
④ 폐포내압이 대기압보다 낮아진다.
⑤ 더 깊은 흡기는 횡격막과 외늑간근 외 추가로 부속흡기근(accessory inspiratory muscle)의 작용으로 흉강을 더욱 확대시켜서 이루어질 수 있다.

677 환기는 흉강의 변화에 따르는 폐의 주기적인 팽창과 수축에 의해 이루어지는데 흡기를 위한 폐의 팽창을 유도하는데 가장 중요한 역할을 하는 것은?

① 늑간근육   ② 횡격막
③ 복근   ④ 흉쇄유돌근
⑤ 탄성섬유조직

678 인체 내 기체교환에 대한 설명으로 옳지 않은 것을 고르시오.

① 일산화탄소는 산소 대신 백혈구의 헤모글로빈과 결합할 수 있으므로 위험하다.
② 태아의 헤모글로빈은 모체의 헤모글로빈보다 산소에 대한 친화력이 높다.
③ 심한 운동을 하면 뇌의 호흡조절중추는 혈액의 pH 감소를 인지하여 호흡률을 증가시킨다.
④ 나이가 들어 허파의 탄력성이 감소하면 잔기량이 늘어 폐활량이 줄어든다.

전남대 10

679 사람의 호흡 조절에 대한 설명 중 **틀린** 것은?

① 혈중 CO_2의 농도가 증가하면 뇌척수액의 pH는 낮아진다.
② 혈액의 pH가 낮아지면 심장박동은 감소한다.
③ 평지에서 혈중 O_2의 농도는 호흡에 영향을 주지 않는다.
④ 혈중 CO_2의 농도는 대동맥과 경동맥에서 감지한다.

원광대 09

680 호흡은 혈중 산소분압을 높이고 이산화탄소 분압을 낮추며, 혈액의 ph를 높인다. 음성피드백의 원리에 따르면 호흡을 조절하는 감각기(sensor)는 체내의 어떤 변화에 반응하는가?

① 혈중 산소 분압의 상승
② 혈중 pH의 상승
③ 혈중 이산화탄소 분압의 상승
④ ①와 ③
⑤ ②와 ③

중앙대 21

681 호흡의 항상성 조절에 대한 설명으로 옳은 것만을 〈보기〉에서 있는 대로 고른 것은?

〈보기〉
가. 조직의 CO_2 수치가 높아지면 혈액의 pH가 낮아진다.
나. 혈관에 존재하는 감지기가 혈액의 pH 변화를 감지한다.
다. 시상하부는 뇌척수액의 pH 변화를 감지한다.
라. 연수에서 신호를 받아 갈비사이근과 가로막이 움직인다.

① 가, 나, 라
② 나, 다, 라
③ 가, 나, 다
④ 가, 나, 다, 라

대구 카톨릭대 16

682 다음 그림은 산소 분압(O_2)에 따른 헤모글로빈(Hemogloblin)의 산소포화도를 나타낸 그래프이다.

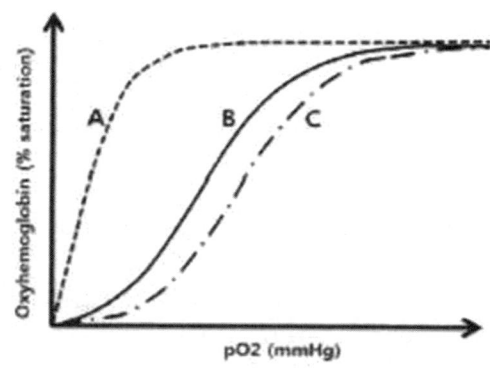

"B" 곡선이 정상상태에서의 산소포화도 곡선일 때, 다음 〈보기〉의 설명 중에서 옳은 것을 있는 대로 고른 것은?

〈보기〉
ㄱ. pH가 정상상태보다 높아지면 "A" 곡선 쪽으로 이동한다.
ㄴ. 이산화탄소(CO_2)의 농도가 높아지면 "C" 곡선 쪽으로 이동한다.
ㄷ. Hemoglobin-gamma(r) 소단위체(subunit)가 복합체의 베타-소단위체를 대체하면 "A"곡선 쪽으로 이동한다.

① 없음
② ㄱ
③ ㄴ
④ ㄷ
⑤ ㄱ, ㄴ
⑥ ㄱ, ㄷ
⑦ ㄴ, ㄷ
⑧ ㄱ, ㄴ, ㄷ

대구 카톨릭대 09

683 동물조직에서 생성된 이산화탄소의 수송 배출에 대한 설명으로 **틀린** 것은?

① 일부의 이산화탄소는 헤모글로빈과 직접 결합하여 수송된다.
② 산소와 더불어 이산화탄소의 운반은 보어효과(Bohr effect)로 잘 설명된다.
③ 대부분의 이산화탄소는 중탄산이온(HCO_3^-)의 형태로 만들어져 수송된다.
④ 중탄산이온의 생성은 탄산무수화효소(carbonic anhydrase)의 촉매로 혈장에서 일어난다.
⑤ 소량의 이산화탄소는 직접 혈장에 녹아 수송된다.

684 다음 그림은 조직에서 생성된 CO_2가 혈액을 통해 허파로 수송되는 과정의 일부를 나타낸 것이다.

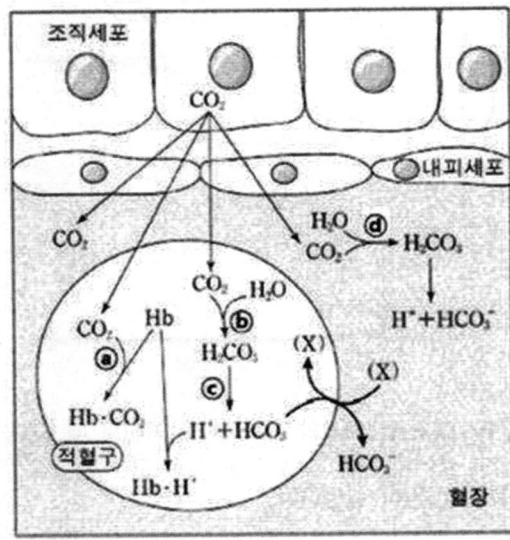

이에 대한 설명으로 옳은 것을 〈보기〉에서 있는 대로 고른 것은?

〈보기〉
가. 물질(X)는 Cl^-이다.
나. 반응속도는 반응ⓑ가 반응ⓓ보다 빠르다.
다. 반응ⓐ가 반응ⓒ보다 높은 비율로 일어난다.

① 없음
② ㄱ
③ ㄴ
④ ㄷ
⑤ ㄱ, ㄴ
⑥ ㄱ, ㄷ
⑦ ㄴ, ㄷ
⑧ ㄱ, ㄴ, ㄷ

685 [3점] 그림은 동물 조직에서 생성된 이산화탄소가 혈액을 통해 이동하는 (A), (B), (C) 세 가지 경로를 나타낸다.

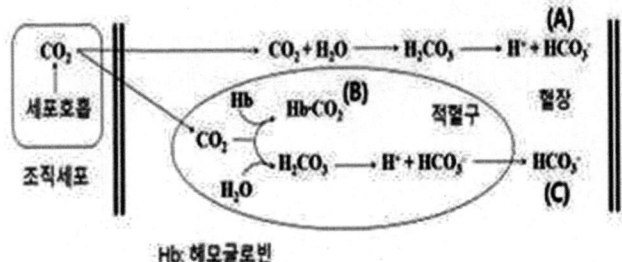

이산화탄소 운반에 대한 설명으로 옳은 것만을 〈보기〉에서 있는 대로 고른 것은?

〈보기〉
ㄱ. 이산화탄소는 촉진확산을 통해 적혈구 내로 들어간다.
ㄴ. 적혈구 내의 pH가 높아지면 헤모글로빈의 산소친화도가 낮아진다.
ㄷ. 조직에서 발생한 CO_2의 대부분은(C)의 경로로 폐로 운반된다.

① ㄱ
② ㄴ
③ ㄷ
④ ㄱ, ㄴ
⑤ ㄴ, ㄷ

유형 48 ▶ 인체생리학 - 동물의 배설계

중앙대 23

686 동물의 삼투조절에 대한 설명 중 **틀린** 것은?

① 삼투조절자는 물의 이동을 능동적으로 조절한다.
② 송어, 상어는 삼투조절자에 속한다.
③ 삼투순응자는 물 균형의 어려움이 많다.
④ 오징어, 불가사리는 삼투순응자에 속한다.

유형 49 ▶ 인체생리학 - 면역학

2025 중앙

687 [2.8점] 다음 중 세포독성T세포(cytotoxic T cell)에 대한 설명으로 **틀린** 것은?

① 세포막에 작동하여 감염된 숙주세포를 터뜨려 아폽토시스를 유도한다.
② 세포독성T세포 표면에는 CD4 보조단백질이 있으며, 이들은 II형 MHC 분자와 직접 결합한다.
③ 세포독성T세포에 의한 감염세포의 죽음은 세포 내 병원균을 없애고, 감염균을 순환항체에 노출시켜 최종적으로 제거될 수 있게 한다.
④ 세포독성T세포는 표적세포의 세포막에 구멍을 내는 퍼포린과 가수분해 효소인 그랜자임을 분비한다.

연세대 23

688 Epitope에 관해 잘못된 설명은?

① B-cell receptors bind to epitopes
② T-cell receptors bing to epitopes
③ There can be 10 or more different epitopes on each antigen
④ Variable regions of the antibody bind to epitopes
⑤ There is a one-to-one correspondence between antigen and epitope

연세대 23

689 염증반응 초기단계에 관여하는 세포와 신호 분자는?

① Phagocytes and crytokines
② Dendritic cells and interferons
③ Mast cells and histamines
④ Lymphocytes and interferons
⑤ Lymphocytes and cytokines

690 다음은 다양한 면역 관련 질환이다. 자가면역질환이 아닌 것은?

① 루푸스
② 제1형 인슐린의존성 당뇨병
③ 다발성경화증
④ 패혈증
⑤ 류마티스 관절염

691 〈보기〉에서 내재면역(innate immunity)에 대해 옳게 기술된 문장을 모두 고르시오.

〈보기〉
가. 예전에 접했던 병원체를 다시 접해도 반응은 동일하다.
나. 곤충의 내재면역계는 병원체 분자에 결합하는 인지단백질을 가지고 있다.
다. 상처로 인한 조직손상에 수반하는 염증반응은 내재면역 반응의 일종이다.
라. 바이러스에 감염된 세포는 내재면역 반응을 통해 인터페론을 생성한다.

① 가, 나, 다   ② 가, 다, 라
③ 나, 다, 라   ④ 가, 나, 다, 라

692 적응성 면역(adaptive immunity)에 대한 설명 중 옳지 않은 것은?

① 척추동물만이 선천성 면역(innate immunity) 이외에 적응성 면역 체계를 가지고 있다.
② T세포는 골수 조혈모세포로부터 만들어지는 림프구이며 흉선(thymus)에서 T세포로 발달한다.
③ 항원이 체내로 들어오면 그 항원에 특이적 수용체를 가진 소수의 림프구만 활성화된다.
④ 형질세포(plasma cell)라 불리는 B세포는 수명이 길어 살아있는 동안 같은 항원을 다시 만날 때 항체를 신속하게 다시 만들 수 있다.
⑤ 도움T세포(helper T cell)는 수지상세포, 대식세포 및 B세포를 포함하는 항원제시세포(antigen-presenting cell) 표면에 있는 2형 주조직적합성복합체(major histocompatibility complex, MHC) 분자에 전시된 항원 조각을 인식한다.

693 성숙 T cell의 신호로 미성숙 B 세포에서 분비되는 소량의 항체는 무엇인가?

① Ig M   ② Ig G
③ Ig A   ④ Ig D
⑤ Ig E

694 다음은 코로나 바이러스 감염시 면역반응이다. (가), (나), (다), (라)에 맞는 것을 고르시오.

가: 프로테아좀
나: 소포체
다: 골지소낭 속에 MHC
라: 신호물질 방출

	(가)	(나)	(다)	(라)
①	프로테아좀	소포체	MHC II	제1형 인터페론
②	프로테아좀	소포체	MHC I	제1형 인터페론
③	프로테아좀	골지체	MHC II	제1형 인터페론
④	리소좀	소포체	MHC I	제2형 인터페론
⑤	리소좀	골지체	MHC II	제2형 인터페론

695 다음 〈보기〉 중 면역에 대한 설명으로 옳은 것은?

〈보기〉
ㄱ. 보체의 기능은 옵소닌화, Bacteria lysis이다.
ㄴ. 바이러스 유래 항원은 소포체에서 MHC I과 결합한 후 항원 제시된다.
ㄷ. 수지상 세포와 B 세포는 MHC II를 이용하여 항원을 인식한다.

① 없음   ② ㄱ
③ ㄴ   ④ ㄷ
⑤ ㄱ, ㄴ   ⑥ ㄱ, ㄷ
⑦ ㄴ, ㄷ   ⑧ ㄱ, ㄴ, ㄷ

원광대 23

696 (가), (나). (다) 질병에 대한 설명으로 옳은 것을 고르시오.

(가) 꽃가루 알레르기
(나) 폐렴, 결핵
(다) 말라리아

〈보기〉
ㄱ. (나)의 병원체는 살아있는 숙주세포 내에서 증식이 가능하다.
ㄴ. 꽃가루 알레르기 환자는 체내에서 꽃가루가 알레르겐으로 작용한다.
ㄷ. (다)의 병원체는 핵을 가지고 있지 않다.

① ㄱ
② ㄴ
③ ㄷ
④ ㄱ, ㄴ
⑤ ㄱ, ㄴ, ㄷ

건양대 23

697 그림은 사람의 혈액 도말 시료를 김자염색(Giemsa stain)한 후 관찰되는 3 종류의 세포를 나타낸 것이다.

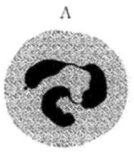 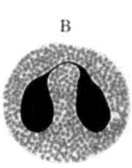 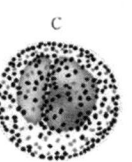

이에 대한 설명으로 옳은 것을 모두 고르시오.

① A가 B보다 많다.
② B는 바이러스 방어 기작을 한다.
③ B는 APC이다.
④ C에서 헤파린과 히스타민이 분비된다.
⑤ C는 백혈구 중 가장 수가 적다.

단국대 24

698 사람의 면역반응에 대한 설명으로 옳지 <u>않은</u> 것은?

① 항원결정기(epitope)는 항원수용체에 결합한다.
② 도움 T세포는 항원제시세포의 표면에 있는 주조직적합성복합체 Ⅰ형을 인식한다.
③ 세포독성 T세포는 퍼포린과 그랜자임을 분비한다.
④ 도움 T세포와 항원제시세포의 상호작용은 cytokine이 분비되게 만든다.
⑤ 대식세포와 수지상세포, B세포는 항원제시 세포로서의 기능을 한다.

원광대 24

699 톨-유사수용체에 대한 설명이 주어짐. 톨-유사수용체(TLR)의 종류와 각각의 기능이 옳게 짝지어진 것을 모두 고르시오

〈보기〉
ㄱ. TLR3 : 이중가닥 RNA 인식
ㄴ. TRL4 : 지질다당류 인식
ㄷ. TRL5 : 플라젤린 인식
ㄹ. TRL9 : 바이러스나 세균의 DNA

① ㄱ, ㄴ
② ㄴ, ㄷ
③ ㄷ, ㄹ
④ ㄱ, ㄴ, ㄹ
⑤ ㄱ, ㄴ, ㄷ, ㄹ

동신대 한의대 24

700 실험동물에 히스타민을 주입하여 부종을 유발했다. 이때, 미세 순환계의 변화로 옳은 것을 고르시오.

① 모세혈관 삼투압 증가
② 모세혈관 정수압 감소
③ 모세혈관 투과도 증가
④ 세동맥 이완
⑤ 세정맥 수축

701 상처가 나게 되면 상처 부위가 부풀어 오르게 된다. 이 부풀어 오르는 과정의 원인에 대한 설명으로 옳은 것을 모두 고르시오.

① 상처 부위 주변의 혈관이 확장되어 혈류량이 많아진다.
② 혈관의 투과성이 감소한다.
③ 호중구는 신체 내에서 화학주성(Chemotaxis)에 의해 상처 부위로 이동한다.
④ 상처 부위에 가장 먼저 대식세포가 도착하게 된다.
⑤ 혈관을 빠져나온 적혈구에 의해 상처 부위 주변이 붉어진다.

702 다음 설명과 가장 관련된 면역세포를 고르시오.

- T세포 활성화에 관여한다.
- 선천성 면역과 후천성 면역을 매개하는 세포이다.
- 주로 림프절에 분포한다.

① 수지상 세포
② 자연살해 세포
③ 도움 T세포
④ 세포독성 T 세포
⑤ 조절 T 세포

703 다음 설명과 가장 관련된 면역 세포를 고르시오.

- 세포성 면역을 담당하는 림프구의 일종으로, 적응성 면역의 주축을 이룬다.
- 조혈모세포에서 만들어진 전구체가 흉선에서 성숙 과정을 거치면서 생성된다.
- 전체 림프구 중 3/4를 차지한다.

① 수지상 세포
② 자연살해 세포
③ T세포
④ B 세포
⑤ 대식세포

704 다음 설명과 가장 관련된 면역세포를 고르시오.

- 체액성 면역과 세포성 면역에 모두 관여한다.
- CD4 당단백질을 갖는다.
- T 세포 중 60%를 차지한다.
- HIV 발병 시 숫자가 감소한다.
- Th1/Th2로 나뉘어진다.

① 수지상 세포
② 자연살해 세포
③ 도움 T 세포
④ 조절 T 세포
⑤ 세포독성 T 세포

705 후천성 면역에 대한 설명을 읽고 옳은 것을 모두 고르시오

① 세포성 면역은 B 세포에 의해 만들어진 항체에 의해 이루어지는 면역 반응이다.
② 체액성 면역은 T 세포에 의한 항원 특이적 면역 반응이다.
③ 체액에서 항체는 항원을 특이적으로 인지한다.
④ 적응면역이란 이미 침입한 병원균이 재침입하는 경우 빠르게, 많이 항체를 만드는 것을 말한다.
⑤ B 세포는 단백질 계열 항원만 인지할 수 있다.

706 T세포 활성화에 관여하는 대식세포, 수지상세포, B세포가 항원을 제시하는 과정을 나열하시오.

ㄱ. 리소좀에서 바이러스가 가수분해 효소에 의해 분해된다.
ㄴ. 바이러스가 엔도좀을 통해 내재화된다.
ㄷ. MHC 분자와 항원 조각이 결합한다.
ㄹ. MHC 분자가 세포 표면에 발현된다.

① ㄱ→ㄹ→ㄷ→ㄴ
② ㄱ→ㄴ→ㄷ→ㄹ
③ ㄴ→ㄷ→ㄹ→ㄱ
④ ㄴ→ㄱ→ㄷ→ㄹ
⑤ ㄹ→ㄷ→ㄱ→ㄴ

경희대 24

707 다음 〈보기〉에서 T세포의 항원 수용체와 항원 인식에 관한 설명으로 옳은 것을 모두 고른 것은?

〈보기〉

ㄱ. 도움 T세포(helper T cell) 표면의 CD4 보조 단백질은 Ⅱ형 MHC(class Ⅱ MHC) 분자와 결합한다.

ㄴ. 이미 활성화된 도움 T세포는 B세포의 표면에 제시된 항원과 결합할 수 있다.

ㄷ. 하나의 MHC 분자는 여러 가지 항원조각을 전시할 수 있지만 T세포의 특정 항원 수용체는 오로지 한 가지 항원조각을 인식한다.

ㄹ. 세포독성 T세포(cytotoxic T cell)의 CD8 보조 단백질은 Ⅰ형 MHC(class Ⅰ MHC) 분자와 결합한다.

ㅁ. 대부분의 체세포에는 Ⅰ형 MHC 분자만 존재한다.

① ㄷ, ㄹ, ㅁ   ② ㄴ, ㄷ, ㄹ
③ ㄱ, ㄴ, ㄷ, ㅁ   ④ ㄱ, ㄴ, ㄹ, ㅁ
⑤ ㄱ, ㄴ, ㄷ, ㄹ, ㅁ

충남약대 24

708 활성화된 세포독성 T(cytotoxic T) 세포는 항원 수용체와 보조 단백질의 도움으로 감염세포의 (A)에 결합하여 B을/를 분비한다. (A)와 (B)에 들어갈 말을 알맞게 짝지은 것은?

	(A)	(B)
①	Ⅰ형 MHC-항원 복합체	히스타민
②	Ⅰ형 MHC-항원 복합체	퍼포린, 그랜자임
③	Ⅱ형 MHC-항원 복합체	보체
④	Ⅱ형 MHC-항원 복합체	히스타민
⑤	Ⅱ형 MHC-항원 복합체	퍼포린, 그랜자임

전남대 24

709 면역세포에 대한 설명으로 옳은 것은?

① 형질세포는 세포성 면역에 관여한다.

② 대표적인 항원제시세포는 호중구이다.

③ 세포독성 T 세포와 NK 세포는 암세포를 공격할 수 있다.

④ B 세포가 분비하는 IgG 항체는 태반을 통해 전달되어 태아의 초기면역에 도움을 준다.

삼육대 24

710 다음은 세포독성 T세포에 관한 설명이다. 바르지 **않은** 것은?

① 세포성 면역 반응에 관여하는 작동세포이다.

② 표적 세포의 아폽토시스(apoptosis)를 일으킬 수 있는 가수분해효소들을 분비한다.

③ 항원 인식을 위해 Ⅰ형 MHC와 결합할 수 있는 부속 단백질을 가지고 있다.

④ 일반적으로 도움 T세포의 활성화를 유도한다.

삼육대 24

711 다음은 후천성 면역체계에 관여하고 있는 T 세포와 B 세포의 항원 수용체를 나타낸 것이다. 이와 관련된 설명으로 바른 것을 모두 고른 것은?

(가): TCR, (나): BCR,
a: TCR의 항원결합자리
b: BCR의 항원결합자리 (왼쪽)
c: BCR의 항원결합자리 (오른쪽)

〈보기〉

ㄱ. a, b, c는 에피톱에 결합하는 항원 인식 부위로 가변적이다.

ㄴ. (가)는 스스로 항원을 인식하지 못하고 주조직적합성복합체(MHC)를 통해 항원을 인식한다.

ㄷ. T세포와 B세포는 모두 골수에서 성숙하는 림프구이다.

ㄹ. 항체는 (나)와 같은 Y자 모양으로 세포막에 부착되지 않는 분비형으로 수용성 수용체이다.

① ㄱ, ㄴ, ㄷ   ② ㄴ, ㄷ, ㄹ
③ ㄱ, ㄷ, ㄹ   ④ ㄱ, ㄴ

712 다음 그림은 항체의 3가지 작용을 나타낸 것이다.

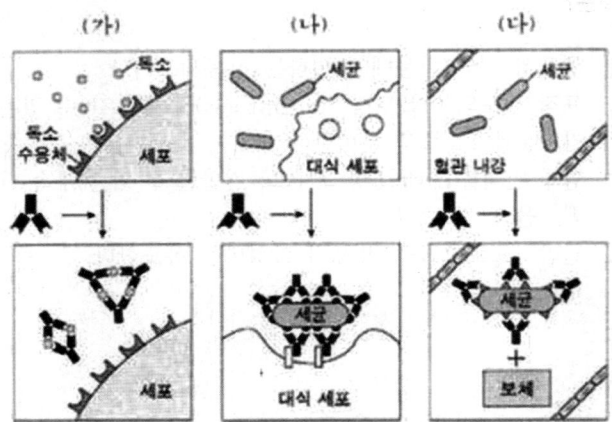

옳은 것을 모두 고르시오.

〈보기〉
ㄱ. (가)의 방식을 통해 항체가 바이러스의 세포 감염을 막을 수 있다.
ㄴ. (나)는 항체의 옵소닌화 작용이다.
ㄷ. (다)에서 보체는 항체의 Fab 부위에만 결합한다.

① ㄱ, ㄴ
② ㄴ, ㄷ
③ ㄱ, ㄷ
④ ㄱ, ㄴ, ㄷ
⑤ ㄷ

713 실험 쥐에 파상풍 독소(tetanus toxin)를 감염시켰다. 일주일 후 비장에 있는 B 세포와 CD4 T 세포를 추출하여 파상풍독소와 함께 섞어 4일간 배양한 후 아래 그림과 같은 결과를 얻었다.

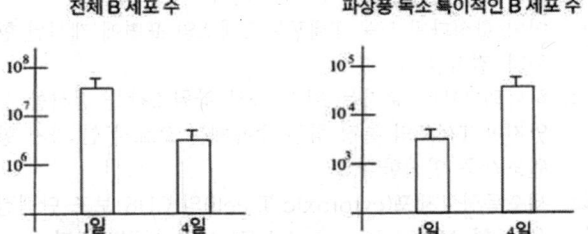

이에 대한 설명으로 옳은 것을 〈보기〉에서 있는 대로 고른 것은?

〈보기〉
ㄱ. 파상풍 독소 특이적인 B세포만 Toll like-receptor의 신호를 받을 수 있다.
ㄴ. 파상풍 독소 특이적인 B세포만 CD40을 발현할 수 있다.
ㄷ. 파상풍 독소 특이적인 B세포만 항원을 CD4 T세포에게 제시할 수 있다.
ㄹ. 파상풍 독소 특이적인 B세포만 1형 조력(helper T1)세포로부터 분비되는 사이토카인에 반응할 수 있다.

① ㄱ
② ㄴ
③ ㄷ
④ ㄱ, ㄹ
⑤ ㄴ, ㄷ, ㄹ

714 과도한 면역반응의 일종인 알러지(allergy) 반응과 관련된 설명으로 옳은 것만을 〈보기〉에서 모두 고른 것은?

〈보기〉
가. IgE는 특정 항원에 반응하여 알러지 반응을 유발한다.
나. 비만세포는 히스타민이나 프로스타글란딘 등을 자가분비 하거나 주변분비 하여 기관지 평활근 수축을 유발한다.
다. 비만세포는 선천성 면역(innate immunity)에도 참여한다.

① 가, 나, 다
② 가, 나
③ 나, 다
④ 가, 다

원광대 24

715 면역세포의 종류 중에는 도움 T세포(Th)가 있다. 도움 T세포에 대한 설명으로 옳은 것을 모두 고르시오.

<보기>
ㄱ. 도움 T세포는 인터류킨-12와 인터페론-r를 분비하여 분화한다.
ㄴ. Th2는 인터류킨-4를 분비하여 B림프구의 분열 및 분화를 촉진시킨다.
ㄷ. Th0는 Th1과 Th2로 동시 분화 가능하다.

① ㄱ ② ㄴ
③ ㄱ, ㄴ ④ ㄱ, ㄷ
⑤ ㄱ, ㄴ, ㄷ

중앙대 15

716 내재면역에 대한 설명으로 옳지 <u>않은</u> 것을 고르시오.

① 곤충의 내재면역계는 병원체 분자에 결합하는 인지 단백질을 가지고 있다.
② 과거에 접했던 병원체의 여부에 관계없이 면역반응은 동일하다.
③ 보체(complement)는 혈액 내를 순환하는 수십 개의 단백질 그룹으로 병원균을 용해시킬 수 있다.
④ 내재면역은 백신을 통하여 강화될 수 있다.

중앙대 15

717 염증반응에 대한 설명으로 옳은 것을 모두 고르시오.

<보기>
가. 인터페론과 같은 화학적 신호가 관여한다.
나. 대식세포가 관여하여 감염된 조직이 살균된다.
다. 적당한 열은 대식세포의 작용을 자극하고 조직의 재생을 촉진한다.
라. 세균감염에 의한 심각한 전신성 염증반응은 패혈성 쇼크를 유발한다.

① 가, 나, 다 ② 나, 다, 라
③ 가, 라 ④ 가, 나, 다, 라

중앙대 16

718 다음 중 내재면역에 관여하지 <u>않는</u> 것은?

① 염증반응 ② 인터페론
③ 보체계 ④ 형질세포

중앙대 17

719 피부의 상처를 통해 외부 병원체가 침입했을 때, 염증반응을 개시하는 세포와 신호매개 물질은?

① 대식세포, 라이소자임
② 대식세포, 사이토카인
③ 수지상세포, 인터페론
④ 비만세포, 히스타민

중앙대 18

720 선천성 면역 반응에 대한 설명으로 옳지 <u>않은</u> 것은?

① Toll 수용체 돌연변이 초파리는 바이러스 감염에 취약하여 쉽게 죽는다.
② 항 미생물 펩타이드가 초파리 호스트에 침입한 세균의 독성을 중화한다.
③ 인간에도 초파리 Toll 수용체 유사 단백질이 존재하여 병원체의 특이 분자조각을 인식한다.
④ 국소적 염증반응 시 비만세포에서 히스타민이 분비되어 주변 모세혈관을 확장시킨다.

중앙대 19

721 내재면역에 대한 설명으로 옳지 <u>않은</u> 것은?

① 예방접종을 통해 내재면역을 강화할 수 있다.
② 병원체에서만 발견되는 분자와 결합하는 인지단백질을 가지고 있다.
③ 항미생물 펩티드를 생산하여 병원체의 독성을 제거한다.
④ 염증반응은 내재면역반응의 일종이다.

722 내재면역에 관여하는 것을 〈보기〉에서 모두 고른 것은?

〈보기〉
가. 인터페론
나. 대식세포
다. 자연살해세포
라. 보체계

① 가, 나, 다
② 나, 다, 라
③ 가, 다, 라
④ 가, 나, 다, 라

723 면역에 대한 설명 중 옳은 것을 〈보기〉에서 있는 대로 모두 고른 것은?

가. 모든 동물은 내재면역과 적응면역을 갖는다.
나. 염증 반응은 적응면역의 주요한 반응 기작이다.
다. 인터페론은 바이러스에 감염된 세포에 의해 만들어진다.
라. 보체계는 내재면역과 적응면역 모두에 관여한다.

① 가, 나
② 나, 다
③ 다, 라
④ 가, 라

724 보체계에 관한 설명 중 옳은 것은?

① 보체계 단백질은 내재면역에만 관여하고 적응면역에는 관여하지 않는다.
② 보체계 단백질은 세포독성 T세포가 분비한다.
③ 인터페론과 인터루킨은 보체계 단백질에 포함된다.
④ 보체계는 한 그룹의 단백질이 연쇄반응 형식으로 항균 반응을 나타낸다.

725 다음은 적응면역에 대한 설명이다. 옳지 않은 것은?

① B 세포 수용체와 T 세포 수용체 모두 항원과 결합한다.
② B 세포보다 T 세포가 더 넓은 범위의 항원과 결합할 수 있다.
③ B 세포는 골수에서 성숙하며 T 세포는 흉선에서 성숙한다.
④ 조직세포의 MHC 단백질은 자기(self)와 비자기(nonself)를 구분하는 능력을 가지고 있다
⑤ 자기물질과 매우 강하게 결합하는 T 세포는 제거된다.

726 다음 중 면역과 관련한 설명으로 옳지 않은 것은?

① B cell이 활성화 되면서 plasma cell과 memory cell로 활성화 된다.
② 항체는 T cell과 협력하여 perforin을 분비함으로써 bacteria 세포막에 구멍을 만들어 제거한다.
③ 항체는 항원-항체 결합을 통하여 박테리아를 인식하여 결합하고 이로 인해 macrophage 및 neutrophil이 식세포 작용으로 없애도록 유도한다.
④ B cell과 T cell의 다양성은 분화 과정에서 gene rearrangement가 일어나기 때문에 가능하다.
⑤ T cell과 B cell의 항원 특이성을 제공하는 결합부위는 항원 수용체 단백질의 variable region이다.

727 다음 중 면역반응에 대한 설명으로 옳지 않은 것은?

① 장기 이식 후 발생하는 거부반응은 공여자와 수혜자의 MHC 분자 차이로 발생한다.
② 꽃가루에 대한 알레르기 반응은 비만세포에 부착된 IgE로 인해 발생한다.
③ 에피네프린은 급성 알러지 반응의 과민성 쇼크를 예방하는 데에 사용된다.
④ 뱀에 물려 뱀독 항체 치료를 받은 사람은 다시 뱀에 물렸을 때 반드시 같은 항체로 치료해야만 한다. (다른 에피토프 인식할 수 있도록 다른 항체를 처리한다.)
⑤ 특정 virus 백신을 통해 암 발병을 현저히 낮출 수 있다.

중앙대 21

728 항체에 대한 설명 중 틀린 것은?

① 항체는 4개의 폴리펩티드가 공유결합되어 Y자 모양을 한 단백질이다.

② 변이부위의 아미노산 서열은 항원 결합의 특이성과 관계된다.

③ B 세포의 세포막에 결합되어 있는 항체는 항원이 침입하면 유전자 발현이 달라져 분비형 항체로 바뀌기도 한다.

④ 클론선택이란 여러 종류의 항체를 각각 지니는 B 세포 클론 중 하나가 항원에 의해 선택되어 세포사멸(apoptosis)됨을 뜻한다.

⑤ 당이 첨가되는 당단백질이다.

중앙대 21

729 그림과 같이 항체를 파파인(papain)으로 절단하면 절편 A, B, C를 얻을 수 있다.

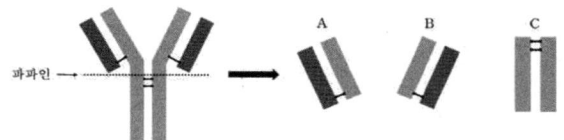

이에 대한 설명으로 옳은 것만을 〈보기〉에서 있는 대로 고른 것은?

〈보기〉
가. C는 항원의 중화작용을 수행할 수 있다.
나. 항체가 체내에서 분포하는 장소와 역할에 따라 C의 폴리펩타이드 구조가 다르다.
다. A와 B는 각각 서로 다른 종류의 항원결정기(epitope)에 결합할 수 있다.

① 가   ② 나
③ 가, 나   ④ 가, 나, 다

대구카톨릭대 20

730 Immunoglobulin repertoire의 다양성(diversity)을 나타내는 기전에 대한 설명으로 옳은 것을 〈보기〉에서 있는 대로 고른 것은?

〈보기〉
ㄱ. Heavy chain과 Light chain의 pairing.
ㄴ. 재조합 과정(recombination process)에 의한 Junctional diversity.
ㄷ. 활성화된 B 세포에서 재배열된 V-영역의 유전자 내 point mutation.

① 없음   ② ㄱ
③ ㄴ   ④ ㄷ
⑤ ㄱ, ㄴ   ⑥ ㄱ, ㄷ
⑦ ㄴ, ㄷ   ⑧ ㄱ, ㄴ, ㄷ

중앙대 17

731 효과기 B 세포와 세포독성 T 세포의 작용기전에 관한 설명 중 옳은 것은?

① B 세포는 능동면역에 관여하고, T 세포는 수동면역에 관여한다.

② B 세포는 새로운 병원체 감염에 작용하고, T 세포는 2차 감염 반응에 관여한다.

③ B 세포는 바이러스에 대한 항체를 분비하고, T 세포는 바이러스에 감염된 세포를 죽인다.

④ B 세포는 바이러스를 직접 죽이고, T 세포는 바이러스에 감염된 세포를 죽인다.

중앙대 21

732 다음 중 주조직적합성복합체(MHC)에 대한 설명으로 옳은 것만을 〈보기〉에서 있는 대로 고른 것은?

〈보기〉
가. 자기와 비자기를 구별하는데 관여한다.
나. 바이러스에 감염된 세포에서 바이러스 항원을 세포 표면에 제시한다.
다. 호중구는 MHC에 제시된 항원을 인식하여 활성화한다.

① 가, 나   ② 가, 다
③ 나, 다   ④ 가, 나, 다

733 주조직 적합성 복합체(major histocompatibility complex : MHC)에 의한 항원제시에 대한 〈보기〉의 설명 중에서 옳은 것만을 모두 고른 것은?

〈보기〉
ㄱ. MHC class Ⅱ 분자는 핵을 가진 모든 세포에 존재한다.
ㄴ. Virus에 감염된 세포는 MHC class Ⅱ에 항원을 제시한다.
ㄷ. MHC class Ⅰ에 제시되는 항원은 세포질에서 가공된 후에, 소포체에서 MHC 분자에 결합한다.

① 없음
② ㄱ
③ ㄴ
④ ㄷ
⑤ ㄱ, ㄴ
⑥ ㄱ, ㄷ
⑦ ㄴ, ㄷ
⑧ ㄱ, ㄴ, ㄷ

734 다음 중 T세포에 대한 설명으로 옳지 않은 것은?

① 세포독성 T 세포(Tc)는 체내에서 자기항원을 인식한다.
② 활성화된 세포독성 T 세포(Tc)는 퍼포린을 분비한다.
③ 보조 T 세포(Th)는 막 수용체가 자기/비자기 복합체와 결합하면 활성화된다.
④ 세포독성 T 세포(Tc)는 막 수용체와 자기/비자기 복합체의 결합을 통하여 감염된 체세포를 인식한다.

735 [2.8점] 다음 중 세포독성 T세포(cytotoxic T cell)에 대한 설명으로 <u>틀린</u> 것은?

① 세포막에 작동하여 감염된 숙주세포를 터뜨려 아폽토시스를 유도한다.
② 세포독성 T세포 표면에는 CD4 보조단백질이 있으며, 이들은 Ⅱ형 MHC 분자와 직접 결합한다.
③ 세포독성 T세포에 의한 감염세포의 죽음은 세포 내 병원균을 없애고, 감염균을 순환항체에 노출시켜 최종적으로 제거될 수 있게 한다.
④ 세포독성T세포는 표적세포의 세포막에 구멍을 내는 퍼포린과 가수분해 효소인 그랜자임을 분비한다.

736 보조 T세포(helper T cell)는 면역계에서 여러 가지 기능을 수행한다. 보조 T 세포가 하는 역할을 〈보기〉에서 모두 고른 것은?

〈보기〉
가. 세포독성 T 세포를 활성화 시킨다.
나. 대식세포를 활성화 시킨다.
다. B 세포의 항체 생성을 돕는다.

① 가, 나, 다
② 가, 나
③ 가, 다
④ 나, 다

737 그래프는 백신 접종 과정에서 인체 내에 항원 A를 주사한 후 면역반응을 통하여 생성된 항체 농도를 보여준다.

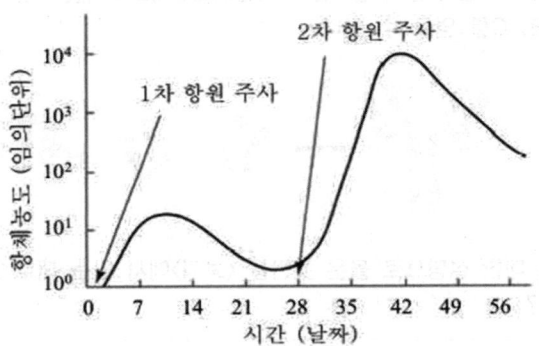

2차 항원 주사 후 면역 반응을 일으키는 세포는?

① 형질세포
② 도움 T 세포
③ 기억세포
④ 줄기세포

중앙대 21

738 다음은 항원 주입에 따른 면역반응을 나타낸 그래프이다.

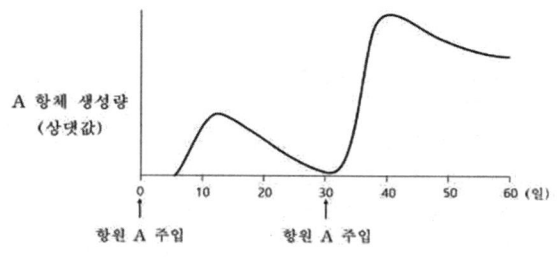

이에 대한 설명으로 옳은 것만을 〈보기〉에서 있는 대로 고른 것은?

〈보기〉
가. 30일에 항원 A에 대한 기억세포가 존재한다.
나. 30일에 항원 A와 새로운 항원 B를 동시에 주입하면 B 항체의 생성 속도는 항원 A에 의해 영향을 받는다.
다. 보조 T세포가 결핍되면 A 항체 생성량이 감소한다.

① 가, 나
② 가, 다
③ 나, 다
④ 가, 나, 다

중앙대 19

739 ABO식 혈액형에 대한 설명으로 옳지 **않은** 것은?

① 한 유전자에 대해 세 종류의 대립유전자가 존재한다.
② 각각의 대립 유전자들은 적혈구 표면의 특정 탄수화물 항원 발현을 결정한다.
③ AB형은 두 가지 대립유전자의 불완전우성으로 나타난 결과이다.
④ O형 혈액에는 A항원과 B항원에 각각 반응하는 항체들이 있다.

중앙대 16

740 혈액형을 알고 있는 혈액과 혈액형을 모르는 학생 C의 혈액에 존재하는 항체를 섞은 경우 다음과 같이 반응이 나타났을 때 학생 c의 혈액형은?

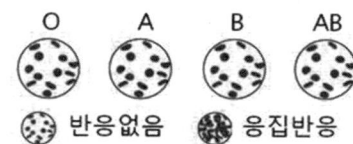

① A형
② B형
③ AB형
④ O형

원광대

741 혈액형이 A형인 사람의 피를 B형에게 수혈할 수 없는 이유로 타당한 것은?

① 혈액형이 B형인 사람에게는 응집소가 없기 때문이다.
② 혈액형이 A형인 사람에게는 응집원이 없기 때문이다.
③ A형의 응집소 0와 B형의 응집원 B가 만나 항원-항체 반응을 일으키기 때문이다.
④ A형의 응집원 A와 B형의 응집소 a가 만나 항원-항체 반응을 일으키기 때문이다.
⑤ A형을 나타내는 유전자와 B형을 나타내는 유전자는 복대립유전이기 때문이다.

중앙대 15

742 자가면역반응에 의해 이자의 베타세포가 파괴될 경우 나타나는 증상을 모두 고르시오.

〈보기〉
가. 혈당이 증가한다.
나. 식욕이 떨어진다.
다. 체중이 증가한다.
라. 갈증이 생긴다.

① 가, 나
② 다, 라
③ 가, 라
④ 가, 나, 라

743 다음에 열거한 질환 중 TSH(thyroid-stimulating hormone) 수용체(receptor)에 대한 비정상적인 항체의 생성으로 말미암아 발생하는 자가면역질환(autoimmune disease)은 무엇인가?

① 크레틴병(cretinism)
② 갑상선종(goiter)
③ 제1형 당뇨병(type 1 diabetes)
④ 그레이브스병(Grave's disease)
⑤ 전신성홍반성루프스(systemic lupus erythematosus)

744 과민반응(hypersensitivity)의 여러 유형 중 항체(antibody)에 의한 반응과 무관한 것은?

① 접촉성 피부염(contact dermatitis)
② 잘못된 수혈로 인한 용혈(hemolysis)
③ 건초열(hay fever)
④ 과민성 쇼크(anaphylactic shock)
⑤ 천식(asthma)

745 자가면역질환 중 자신의 항체 또는 T세포가 신경전달물질의 일종인 아세틸콜린 수용체를 공격함으로써 발생하는 질병은?

① 중증 근무력증(Myasthenia Gravis)
② 전신 홍반루프스(Systemic Lupus Erythematosus)
③ 다발성 경화증(Multiple Sclerosis)
④ 그레이브병(Grave's disease)
⑤ 자가면역 용혈성 빈혈(Autoimmune Hemolytic Anemia)

746 다음 면역반응에서 항원 인식 과정에 대한 설명으로 옳은 것을 〈보기〉에서 있는 대로 고른 것은?

〈보기〉
ㄱ. T 림프구는 단백질성 항원이 침입하였을 때 즉시 인식이 가능하다.
ㄴ. 합텐-단백질 결합체(hapten-carrier conjugate)는 최소 3종의 서로 다른 항체를 만들 수 있다.
ㄷ. 항체에 의한 바이러스 감염세포를 직접적으로 제거할 수 있는 이유는 항체의 Fc 영역이 공격하는 세포를 위한 일종의 수용체로서 역할을 할 수 있기 때문이다.

① 없음   ② ㄱ
③ ㄴ   ④ ㄷ
⑤ ㄱ, ㄴ   ⑥ ㄱ, ㄷ
⑦ ㄴ, ㄷ   ⑧ ㄱ, ㄴ, ㄷ

747 [2.5점] 그림은 사람에서 B 세포가 분화되는 과정을 나타낸 것이다.

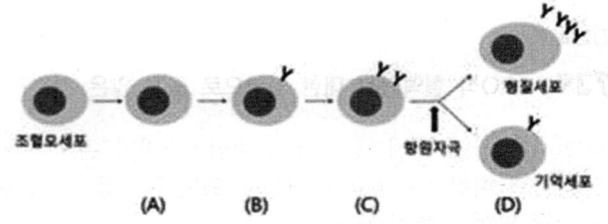

이에 대한 설명으로 옳지 <u>않은</u> 것은?

① (A)-(C)에서 항원과 무관하게 유전자 재조합이 일어난다.
② (C)보다 (D)에서 항원에 대한 친화도가 증가한다.
③ (B)에서 (C)로 성숙하는 과정은 림프절에서 일어난다.
④ 항원자극에 의해(D)로 분화되는 과정은 2차 림프기관에서 일어난다.
⑤ 항원자극 후에(D)로 분화되는 동안 항체 유전자 돌연변이가 활발하게 일어난다.

유형 50 ▶ 인체생리학- 동물의 배설계

중앙대 23

748 동물의 삼투조절에 대한 설명 중 <u>틀린</u> 것은?

① 삼투조절자는 물의 이동을 능동적으로 조절한다.
② 송어, 상어는 삼투조절자에 속한다.
③ 삼투순응자는 물 균형의 어려움이 많다.
④ 오징어, 불가사리는 삼투순응자에 속한다.

경희대 23

749 콩팥(kidney)은 삼투조절과 노폐물 제거의 두 기능을 모두 수행한다. 요관을 향하는 수많은 관은 모세혈관 망과 연계되어 치밀하고 정교하게 배치되어 있다. 콩팥에 대한 설명 중 옳지 <u>않은</u> 것은?

① 콩팥 속질(renal medulla)의 NaCl 농도가 높아 여과액에서 물의 재흡수를 촉진한다.
② 여과액에서 HCO^-을 재흡수하고, 여과액으로 H^+을 분비하여 체액의 pH를 조절한다.
③ 항이뇨호르몬(antidiuretic hormone, ADH) 혈액의 삼투농도가 기준치보다 낮아지면 뇌하수체 후엽에서 분비된다.
④ 콩팥 내 헨레고리(loop of Henle) 포함한 역류증폭계(countercurrent multiplier system)가 콩팥 안쪽의 염 농도 기울기를 유지하는데, 여과액이 이동하면서 삼투현상에 의해 물을 빼앗기게 되고 염과 요소 등이 농축된다.
⑤ 콩팥은 그 무게에 비해 높은 대사율을 갖는데, 이는 콩팥에서 NaCl의 능동수송이 많이 일어나서 에너지소모가 크기 때문이다.

원광대 24

750 레닌-안지오텐신-알도스테론 시스템(RAAS)에 대한 설명으로 옳은 것을 모두 고르시오.

> ㄱ. 레닌은 곁사구체기구에서 분비된다.
> ㄴ. 안지오텐신변환효소(ACE)는 안지오텐시노겐 → 안지오텐신 1으로 변환되는 반응을 촉매한다.
> ㄷ. 알도스테론은 원위세뇨관에서 Na^+와 물의 재흡수를 증가시킨다.
> ㄹ. 알도스테론은 부신겉질에서 분비된다.

① ㄱ   ② ㄱ, ㄹ
③ ㄱ, ㄷ   ④ ㄴ, ㄷ
⑤ ㄱ, ㄷ, ㄹ

단국대 23

751 배설계와 관련된 제시문이 옳은 것을 고르시오.

> 〈보기〉
> ㄱ. 여과액과 혈장은 아미노산, 이온, 포도당, 질소 노폐물 등의 농도가 같으며, 최초로 선택적 재흡수와 배출이 되는 곳은 근위세뇨관이다.
> ㄴ. 세포간질액은 피질에서 수질로 갈수록 삼투압이 낮아진다.
> ㄷ. ADH가 집합관과 원위세뇨관에 작용해서 물의 투과성을 높인다.

① ㄱ   ② ㄴ
③ ㄴ, ㄷ   ④ ㄱ, ㄷ
⑤ ㄱ, ㄴ

원광대

752 항이뇨호르몬(ADH)에 대한 설명으로 옳지 <u>않은</u> 것은?

① 바소프레신이라고 하며, 뇌하수체 후엽에서 분비된다.
② 짠 음식을 먹거나 땀을 많이 흘리면 ADH 분비된다.
③ 시상하부의 삼투수용기가 혈액의 삼투 몰농도 상승을 감지하며 ADH의 분비를 촉진한다.
④ 신장의 세뇨관에서 NaCl과 물의 재흡수를 촉진하여 수분 손실을 방지한다.
⑤ 술(알콜)을 마시면, ADH의 분비가 억제되어 많은 양의 오줌이 생기게 된다.

753 술을 많이 마시면 소변이 잦아지는 이유에 대한 설명 중 옳은 것을 고르시오.

① 뇌하수체에서 ADH의 분비가 억제되기 때문
② 뇌하수체에서 ACTH의 분비가 촉진되기 때문
③ 부신수질에서 에피네프린의 분비가 억제되기 때문
④ 부신피질에서 글루코코르티코이드의 분비가 촉진되기 때문

754 당신은 오랜만에 만난 친구와 밤늦도록 과음을 하였다. 다음 날 아침, 누워있는데도 천정이 빙빙 도는 정도의 어지러움을 느꼈다. 당신에게 일어난 어지러움 현상을 가장 적절하게 설명한 것은?

① 알코올은 시냅스에서 신경전달물질의 기능에 혼선을 일으키므로 운동신경계의 균형 감각이 불안정한 상태이다.
② 뇌의 전두엽 피질에 알코올이 흡수되어 인지 능력이 저하되므로 착시현상이 나타났다.
③ 반고리관 체액에 알코올이 흡수되어 액체의 밀도를 감소시켜 털세포가 휘어진 상태이다.
④ 알코올의 자극으로 속귀의 체액이 빠르게 회전하며 흐르므로 놀이공원의 회전기구를 탄 것처럼 어지럽다.
⑤ 알코올은 항이뇨호르몬을 억제하여 몸의 수분 배출이 촉진되므로 감소된 체액만큼 몸의 혈액 순환이 빨라져 어지러움을 느끼는 것이다.

755 다음은 콩팥의 네프론(신단위)을 나타낸 것이다.

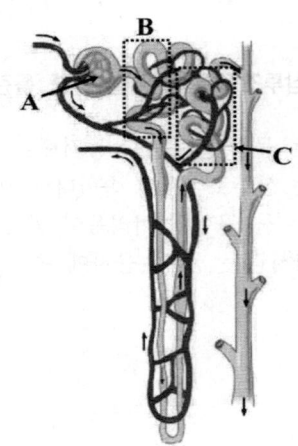

이에 대한 설명으로 옳은 것만을 〈보기〉에서 모두 고른 것은?

〈보기〉
가. A의 사구체에서 혈압에 의해 혈액의 유액 성분이 밀려나 여과액이 형성된다.
나. 낮은 혈압을 감지한 시상하부는 ACTH 분비를 통해 부신피질에서 알도스테론 분비를 유도하여 C에서 수분 재흡수를 높인다.
다. 뇌하수체에서 분비되는 ADH는 B에 작용하여 물의 재흡수를 촉진한다.

① 가, 나, 라   ② 가
③ 나   ④ 다

삼육대 24

756 다음은 신장의 네프론 모식도를 나타낸 것이다.

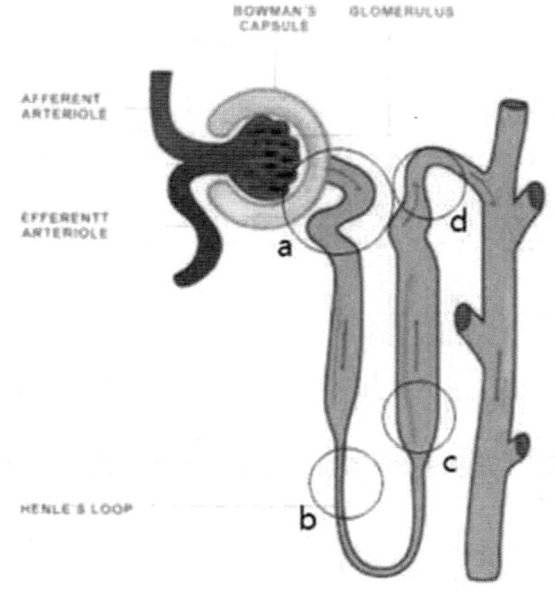

이와 관련된 설명으로 바른 것을 모두 고른 것은?

ㄱ. b는 수분 투과성, 이온 불투과성이다.
ㄴ. a에서 수분의 재흡수는 Na^+과 기타 용질의 능동 흡수에 의한 삼투 기울기로 인해 이루어진다.
ㄷ. c는 수분 불투과성, $Na^+/K^+/Ca^{2+}$의 공동 수송이 이뤄진다.
ㄹ. d는 기저 측면 막에 항상 존재하는 아쿠아포린-2와 아쿠아포린-3에 의해 수분 투과성이 이뤄진다.

① ㄱ, ㄴ
② ㄴ, ㄹ
③ ㄱ, ㄴ, ㄷ
④ ㄴ, ㄷ, ㄹ

단국대 24

757 심각한 세포 외액 손실의 경우 보상조절경로를 나타낸 것이다.

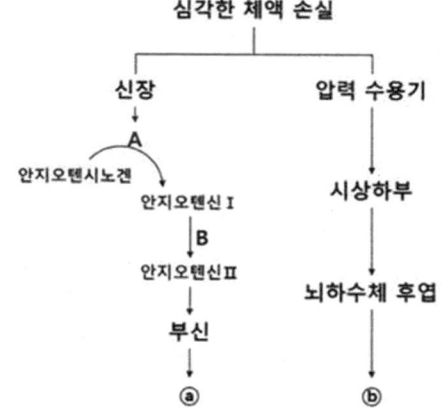

다음 보기 중 옳지 <u>않은</u> 것은?

① A는 레닌이다.
② B는 혈관내피세포에 존재한다.
③ ⓐ는 부신피질에서 분비된다.
④ ⓑ는 신장에서 물과 나트륨 재흡수를 촉진한다.
⑤ ⓐ,ⓑ는 심방나트륨이뇨펩티드와 상승작용을 한다.

동신 한의대 24

758 알도스테론의 분비가 증가하는 경우가 아닌 것을 고르시오.

① 출혈
② 혈압의 증가
③ 혈장 내 나트륨 이온 농도 감소
④ 혈장 내 칼륨 이온 농도 증가
⑤ 과도한 설사

759 혈압 조절에 대한 설명으로 옳지 <u>않은</u> 것은?

① 혈압은 심박출량과 말초저항에 영향을 받는다.
② 콩팥에서 분비된 레닌은 안지오텐신 I 을 안지오텐신 II 로 전환시킨다.
③ 안지오텐신 전환효소 억제제를 항고혈압 약물로 사용할 수 있다.
④ 안지오텐신 II 는 부신피질을 자극하여 알도스테론을 분비하게 한다.

762 생체의 수분을 조절하는 Vasopressin을 생산하는 장소는?

① anterior pituitary
② posterior pituitary
③ hypothalamus
④ kidney
⑤ adrenal gland

760 배설에 관한 설명으로 옳지 <u>않은</u> 것을 고르시오.

① 수생동물은 대부분 암모니아, 육상동물은 주로 요소의 형태로 질소 노폐물을 배출한다.
② 요붕증(diabetes insipidus)은 신장에서 물의 재흡수를 촉진하는 바소프레신의 과도한 분비에 의해서 발생하는 질환이다.
③ 여과액의 삼투농도는 헨레고리(loop of Henle)의 부위마다 다르다.
④ 신장이 최대로 농축시킨 소변의 삼투농도는 신장 속질 세포사이액의 삼투농도와 같다.
⑤ 배설 기능의 주요 단계는 여과 – 재흡수 – 분비 – 배설의 순서이다.

763 다음은 콩팥의 배설 기능에 관한 설명이다. 옳지 <u>않은</u> 것은?

① 보우먼주머니와 모세혈관의 세포들은 물과 작은 용질들을 통과시키고 세포나 단백질을 통과시키지 않는다.
② 근위세뇨관에서는 여과액으로부터 이온, 물, 그리고 기타 영양염류의 재흡수가 일어난다.
③ ADH 합성을 억제하거나 불활성화시키면 많은 양의 희석된 오줌을 만들어 심각한 탈수증세를 유발할 수 있다.
④ 항이뇨호르몬(ADH)은 시상하부에서 합성되어 뇌하수체 후엽에 저장, 분비된 후, 원위세뇨관과 집합관에 작용하여 물 투과성을 높인다.
⑤ 사막에 사는 일부 동물의 경우 헨레고리가 짧아 진한 오줌을 생성함으로써 수분 부족에 적응하고 있다.

761 다음 중 신장의 구조와 기능에 대한 설명으로 옳은 것을 고르시오.

① 사구체의 모세혈관과 보우만 주머니 사이에는 세포층이 존재하지 않아 물질 교환이 쉽게 이루어진다.
② 신장의 혈류량은 전신 혈압이 급격하게 변함에 따라 크게 변한다.
③ 우리 몸의 주요 구성 성분과 영양물질은 세뇨관 주변의 모세혈관 쪽으로 재흡수가 낮으며 노폐물들은 대부분 재흡수된다.
④ 원위세뇨관에서 물과 염화나트륨의 이동은 근위세뇨관과 같은 기전으로 재흡수된다.
⑤ 세뇨관에서 재흡수와 세뇨관 내로의 분비는 확산과 능동 운동을 통해 일어난다.

대구카톨릭대 16

764 다음의 사람 체액 조절과 관련된 설명으로 옳은 것을 〈보기〉에서 있는 대로 고른 것은?

〈보기〉
ㄱ. 심장나트륨이뇨펩티드(ANP)는 사구체여과율(GFR)을 증가시킨다.
ㄴ. 안지오텐신 변환효소(ACE)에 대한 특이적 억제제는 혈압을 낮춘다.
ㄷ. 바소프레신은 세뇨관 상피세포의 기저측막(basolateral membrane)에 아쿠아포린-3를 삽입시킨다.

① 없음   ② ㄱ
③ ㄴ   ④ ㄷ
⑤ ㄱ, ㄴ   ⑥ ㄱ, ㄷ
⑦ ㄴ, ㄷ   ⑧ ㄱ, ㄴ, ㄷ

원광대

765 신장의 혈액 여과액이 오줌으로 전환되는 과정에 관한 설명으로 옳지 않은 것은?

① 보우만주머니 - 근위세뇨관 - 헨레고리 - 원위세뇨관 - 집합관 - 신우를 지나 방광으로 간다.
② 헨레고리의 하행지와 집합관에서는 주위 체액의 고장성으로 인해 여과액의 물을 재흡수한다.
③ 근위세뇨관에서는 NaCl의 능동수송에 의한 삼투현상으로 물이 재흡수된다.
④ 원위세뇨관에서는 K^+를 재흡수함으로써 체내 K^+ 농도를 조절한다.
⑤ 집합관의 끝부분에서 고농도로 농축된 요소의 일부는 체액으로 확산된다.

유형 51 ▶ 인체생리학 - 동물의 신호전달과 내분비

연세대 23

766 세포 간 신호전달 관련하여 틀린 것은?

① 국소조절자(local regulator)는 짧은 거리에 작용하여 확산을 통해 표적세포에 도달한다.
② 기체형태의 국소조절자도 있다.
③ Autocrine signaling에서는 분비세포가 수용체를 소유하고 있기 때문에 곧 표적세포가 된다.
④ 분만과정을 돕는 국소조절자인 prostaglandin은 스테로이드로부터 유래했다.
⑤ 뉴런은 neurohormone을 분비할 수 있다.

동국약대 25

767 [2.5점] 그림은 인간 세포에서 알도스테론 호르몬(AH)의 활성기전을 순차적(A → B → C)으로 나타낸 모식도이다.

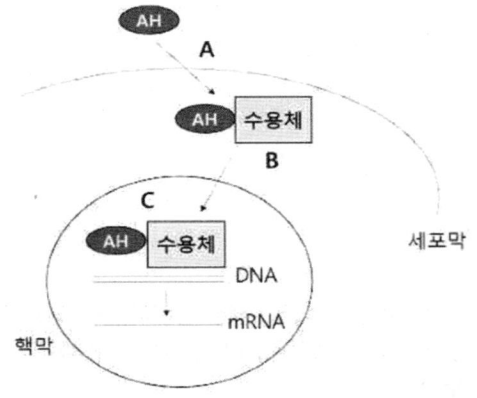

이에 대한 설명으로 옳은 것만을 〈보기〉에서 있는대로 고른 것은?

〈보기〉
ㄱ. A에서 AH는 친수성이 높아서 세포막을 확산으로 통과한다.
ㄴ. B에서 AH는 세포질에 있는 핵수용체와 결합한다.
ㄷ. C에서 AH/수용체 복합체는 혈액의 부피 조절에 관여하는 유전자의 전사를 유도한다.

① ㄱ   ② ㄴ
③ ㄷ   ④ ㄴ, ㄷ
⑤ ㄱ, ㄴ, ㄷ

768 동물 호르몬에 관해 맞는 것은?

① Oxytocin은 anterior pituitary에서 분비되어 젖샘에서의 젖분비를 자극한다.
② Posterior pituitary hormone인 vasopressin은 신장에서 수분 보유를 감소시킨다.
③ Thyroid hormone은 체내에서 만들어내는 iodine을 포함하는 유일한 분자이다.
④ Melatonin은 adrenal cortex로부터 생산되며 생체리듬을 조절한다.
⑤ Parathyroid hormone은 혈액내 Ca^{2+}의 농도를 낮춘다.

769 뇌하수체 전엽 호르몬이 아닌 것을 모두 고르시오.

① 바소프레신
② FSH
③ LH
④ TSH
⑤ 프로락틴

770 50세 여성이 손, 발, 얼굴 경련이 생겨 병원을 찾았다. 이 여성은 갑상선 절제술을 받았었는데 검사해야 할 혈중농도 항목은 무엇인가?

① 마그네슘 이온
② 칼슘 이온
③ 갑상선호르몬
④ 세로토닌

771 다음 중 우리 몸 내에서 분비되는 부위가 <u>다른</u> 호르몬은?

① 옥시토신
② 성장호르몬
③ 프로락틴
④ 갑상샘자극호르몬

772 칼슘농도 조절에 대한 호르몬 농도 변화 그래프 제시

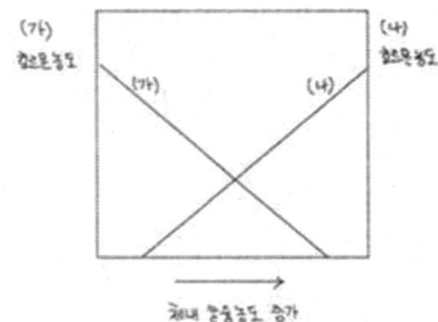

ㄱ. (가)와 (나)는 서로 길항작용을 하는 호르몬이다.
ㄴ. 칼슘 농도가 높아지면 (나)의 분비가 증가되며 신장이 칼슘 재흡수를 촉진한다.
ㄷ. 트리오요오드티로신, 티록신과 같은 곳에서 분비되는 호르몬은 (나)이다.

① ㄱ
② ㄴ
③ ㄱ, ㄷ
④ ㄴ, ㄷ
⑤ ㄱ, ㄴ, ㄷ

773 부교감신경 절전뉴런에서 분비되는 신경전달물질과 같은 신경전달물질이 분비되는 부분으로 옳은 것은?

〈보기〉
ㄱ. 교감신경 절전뉴런
ㄴ. 교감신경 절후뉴런
ㄷ. 부교감신경 절후뉴런

① 없음
② ㄱ
③ ㄴ
④ ㄷ
⑤ ㄱ, ㄴ
⑥ ㄱ, ㄷ
⑦ ㄴ, ㄷ
⑧ ㄱ, ㄴ, ㄷ

연세대 19

774 다음 보기 가운데 신경 내분비계를 구성하는 시상하부-뇌하수체-부신 피질 조절 축에 관한 설명으로 **틀린** 것을 고르시오.

① 부신 수질에서 norepinephrine이 만들어지며, 이 때문에 가슴이 두근거리고 동공이 확장되며 혈압이 상승하는 등의 신체 반응이 나타난다. 동시에 norepinephrine은 뇌로 들어가는 신경세포도 자극해 신체의 상황을 알린다. 무시할 만한 긴장 상황이면 시상하부에서 더 이상 신호가 나가지 않게끔 막는다.

② 감각세포를 통해 긴장을 주는 정보가 들어오면 그 정보는 시상하부로 전달되며 시상하부에서 신경세포는 척추로 그리고 부신 수질로 가는 신경세포로 정보를 릴레이 한다. 모두 synapse 통한 신호 중계이다.

③ 그러나 긴장이 지속되는 경우 시상하부에 서는 코르티코이드 분비 호르몬이 만들어진다. 그 호르몬은 혈관을 타고 뇌하수체 후엽으로 들어가고 거기에서 adrenal cortex trophic hormone이 분비되고 그 역시 혈관을 타고 부신 피질로 들어간다.

④ 스트레스 호르몬은 다시 뇌로 들어가 스트레스 받는 상태임을 알린다.

⑤ 부신 피질에서 호르몬인 Glucocorticoid가 나와 신체 여러 부위에 영향을 미친다.

중앙대 21

775 부신 속질에서 나오는 호르몬의 효과로 옳은 것만을 〈보기〉에서 있는 대로 고른 것은?

〈보기〉
가. 혈당 증가
나. 혈압 증가
다. 호흡률 증가
라. 소화 활동 증가
마. 면역계 활성화

① 가, 나, 다   ② 나, 다, 라
③ 나, 다, 마   ④ 가, 나, 다, 마

대구카톨릭대 12

776 쿠싱 증후군(Cushing's syndrome)의 설명 중 옳지 **않은** 것을 고르시오.

① 뇌하수체에서 발생하는 선종에 의해 과분비되는 ACTH가 원인이 된다.

② 혈중 포도당 농도가 증가하는 현상이 생겨 당뇨병의 원인이 될 수 있다.

③ 쿠싱 증후군을 일으키는 최종 호르몬은 부신 수질에서 분비되는 glucocorticoid이다.

④ 근육 위축 증상이 나타날 수 있다.

⑤ 면역 계통이 억제되어 질병이 잘 걸린다.

연세대 19

777 사람이 만성 스트레스 상태에 처하면 혈압 상승과 면역력 악화 등 여러 이상 반응이 나타난다. 이와 관련된 설명으로 다음 보기 가운데 **틀린** 것은?

① 스트레스 인자는 뇌의 hippocampus 부위에서 인지한다.

② 만성 스트레스 상태에 처하면 뇌에서 corticoid releasing hormone의 분비를 늘림으로써 뇌하수체 전엽을 자극하여 adrenal cortex trophic hormone의 분비량을 늘린다.

③ 스트레스 호르몬이 해당 수용체에 결합하면, 세포 내로 신호가 전달된다.

④ Glucocorticoid가 염증과 면역 방어 등에 관련된 전사 인자의 활성화를 억제하여 면역력이 떨어진다.

⑤ 부신 피질에서 mineralocorticoid 분비하여 원위세뇨관에서 오줌으로 빠져나가는 물을 흡수하여 혈액량이 늘어나 혈압이 올라간다.

중앙대 24

778 다음 중 호르몬 작용의 특징으로 **틀린** 것은?

① 코르티솔은 스테로이드 호르몬에 속하며 혈류 이동 시 운반 단백질이 반드시 필요하다.

② 지용성 호르몬은 표적세포 내에서 호르몬 수용체 복합체를 형성하여 유전자의 전사 과정과 번역 과정을 조절한다.

③ 한 가지 호르몬이 서로 다른 조직에 있는 같은 형태의 수용체에 결합하여 서로 다른 효과를 가져올 수 있다.

④ 한 가지 호르몬은 같은 조직에 작용할 때 서로 다른 수용체에 결합할 수 있으며 전혀 다른 기능을 나타낼 수 있다.

779 다음 〈보기〉에서 내분비 호르몬에 대한 설명으로 옳은 것을 모두 고른 것은?

〈보기〉
ㄱ. 항이뇨호르몬(vasopressin)은 신장 기능과 체내 수분을 조절할 뿐만 아니라 구애 행동과 같은 사회적 행동에도 관여한다.
ㄴ. 노르에피네프린(NE)은 세포질 내에 존재하는 수용체와 결합하여 이를 활성화시킨다.
ㄷ. 지용성 호르몬은 모두 콜레스테롤에서 유래한다.
ㄹ. 혈중 갑상샘 호르몬의 농도가 낮은 경우 뇌하수체는 갑상샘자극호르몬(thyroid stimulating hormone)을 분비한다.
ㅁ. 에피네프린은 장으로 가는 혈관을 감싸는 평활근 세포에서 α형 수용체(α-adrenergic receptor)와 결합하여 혈관을 수축시킨다.

① ㄱ, ㄷ, ㅁ   ② ㄱ, ㄹ, ㅁ
③ ㄴ, ㄷ, ㄹ   ④ ㄴ, ㄹ, ㅁ
⑤ ㄱ, ㄴ, ㄹ, ㅁ

780 호르몬에 관한 설명으로 옳은 것은?

① 뇌하수체 전엽은 시상하부가 연장된 것이다.
② 부신 피질에서 분비되는 글루코코르티코이드가 혈당에 작용하는 기능은 글루카곤과 같다.
③ 항이뇨호르몬(ADH)과 프로락틴은 뇌하수체의 동일한 부위에서 분비된다.
④ 에프네프린 수용체는 세포질 내에 존재하며 호르몬 수용체 복합체를 형성한다.
⑤ 부갑상샘에서 분비되는 칼시토닌은 Ca^{2+}를 증가시킨다.

781 갑상샘과 부갑상샘에서 분비되는 호르몬에 대한 설명으로 옳은 것을 모두 고르시오.

① 갑상선기능항진증은 갑상선에서 분비되는 호르몬의 양이 많아지는 것으로 증상으로 기초 대사량이 늘어난다.
② 티록신의 과다 시 성적 발달을 저해할 수 있다.
③ 갑상선 기능 저하시 체중이 감소한다.
④ 칼시토닌은 파골세포의 활성을 억제하고 골모세포(조골세포)의 활성을 촉진한다.

782 그레이브스병은 갑상샘에 영향을 미치는 자가면역질환의 하나이다. 그레이브스병 환자는 유전적 요인으로 인해 항 TSH 수용체 항체가 더 많이 생성된다. 다음 중 옳은 〈보기〉를 모두 고르시오.

시상하부	뇌하수체 전엽	갑상샘	
TRH ⟶	TSH ⟶	갑상샘호르몬 ⟶	작용

〈보기〉
ㄱ. 그레이브스병 환자는 갑상샘호르몬의 농도가 충분해도 계속 TSH가 분비된다.
ㄴ. 그레이브스병 환자의 항 TSH 수용체 자가항체는 뇌하수체 전엽에서 작용한다.
ㄷ. 그레이브스병 환자가 임신하여 태어난 신생아는 항 TSH 수용체 자가항체를 가지는데, 이 항체의 종류는 IgG이다.

① ㄱ   ② ㄴ
③ ㄷ   ④ ㄱ, ㄷ
⑤ ㄴ, ㄷ

783 칼슘의 농도를 조절하는데 부갑상선호르몬, 비타민 D, 칼시토닌이 관여한다. 해당 설명 중 옳은 것을 고르시오.

〈보기〉
ㄱ. 부갑상선호르몬은 뼈의 파골세포를 활성화한다.
ㄴ. 신부전으로 인해 소변 배출이 감소하면 고칼슘혈증이 발생한다.
ㄷ. 칼시토닌은 혈중 칼슘 농도가 높을 때 분비된다.

① ㄱ   ② ㄷ
③ ㄱ, ㄴ   ④ ㄱ, ㄷ
⑤ ㄱ, ㄴ, ㄷ

784 당뇨병과 그와 관련된 호르몬에 관한 설명으로 옳지 않은 것을 고르시오.

① 제1형 당뇨병은 이자의 베타 세포 파괴에 의해 발병한다.
② 제2형 당뇨병은 인슐린 수용체의 이상으로 발병한다.
③ 저혈당 시 부신 속질에서 에피네프린이 분비된다.
④ 혈당이 높아져서 삼투압 농도가 증가하는 것은 제1형 당뇨병과 제2형 당뇨병의 공통 증상이다.
⑤ ①~④ 모두 옳은 보기임.

785 당뇨병은 제1형과 제2형 당뇨로 구분된다. 당뇨에 대한 설명으로 옳은 것을 모두 고르시오.

① 제2형 당뇨는 이자 베타 세포의 파괴로 인해 인슐린이 분비되지 않는다.
② 제1형 당뇨의 치료 방법은 식이요법과 체중 조절이다.
③ 대부분의 소아 당뇨는 제1형 당뇨로 어린이에게서 많이 발생한다.
④ 제2형 당뇨에서 인슐린 수용체의 민감도는 낮다.
⑤ 당뇨병의 발병 시기는 제1형보다 제2형이 빠르다.

786 다음 중 체내 수분이 부족할 때 분비되는 호르몬의 분비 위치, 이름을 옳게 짝지은 것을 고르시오.

① 뇌하수체 후엽 - 항이뇨호르몬
② 뇌하수체 후엽 - 옥시토신
③ 뇌하수체 중엽 - 인터메딘
④ 부갑상샘 - 파라토르몬
⑤ 이자 - 인슐린

787 신장에 작용하며 수분 배설을 조절하는 내분비선은?

① 송과샘
② 부신피질
③ 부갑상샘
④ 시상하부

788 큰 개를 만나면 동공이 커지고 심장이 두근거리면서 강하게 뛴다. 이와 같은 작용을 하게 하는 호르몬의 분비 장소를 고르시오.

① 뇌하수체
② 시상하부
③ 갑상선
④ 부신피질
⑤ 부신수질

789 동물이 "싸우거나 도망가기" 상황에 직면하면 부신 수질에서 카테콜아민 호르몬인 에피네프린이 분비된다. 에피네프린이 간, 골격근, 평활근에 미치는 영향으로 가장 적절한 것은?

① 간에서 포도당을 혈액으로 분비
② 골격근에서 포도당을 혈액으로 분비
③ 골격근에서 포도당을 글리코겐(당원)으로 저장
④ 골격근으로 가는 혈관의 평활근 수축
⑤ 장으로 가는 혈관의 평활근 이완

790 교감신경이 활성화될 때 나타나는 반응에 대한 설명으로 틀린 것은?

① 교감신경은 부신수질에 아세틸콜린을 분비한다.
② 부신수질에서 분비된 에피네프린의 표적세포는 간에 있으며 cAMP를 통한 신호전달과정을 거친다.
③ 글리코겐 분해에 필요한 효소가 활성화되어 혈액 속 포도당 농도가 증가한다.
④ 에피네프린은 골격근 속 혈관의 $\alpha 1$수용체에 결합하여 혈관을 이완시킨다.

791 호르몬 분비에 대한 설명으로 옳은 것을 모두 고르시오.

〈보기〉
ㄱ. 체내 칼슘 농도가 낮으면 부갑상샘에서 부갑상샘 호르몬을 분비하여 칼슘 농도를 증가시킨다.
ㄴ. 출산 시 옥시토신은 양성 피드백을 통해 분비된다.
ㄷ. 갑상선 호르몬의 농도가 낮은 경우 갑상샘 자극 호르몬이 뇌하수체 전엽에서 분비된다.

① ㄱ   ② ㄴ
③ ㄱ, ㄴ   ④ ㄱ, ㄷ
⑤ ㄱ, ㄴ, ㄷ

792 내분비계-신경계를 연결하는 데 가장 중요한 역할을 하는 것은?

① 척수   ② 부신피질
③ 시상하부   ④ 뇌간

793 우리 몸이 외부 환경의 변화에 대해 일정한 상태가 되도록 조절하는 대표적인 방식으로 되먹임 작용과 길항작용이 있다. 다음 중 그 조절 방식이 <u>다른</u> 하나를 고르시오.

① 아이를 출산할 때 옥시토신에 의한 자궁수축이 활발히 일어난다.
② 식사 후 혈액 포도당의 농도는 인슐린과 글루카곤에 의해 조절된다.
③ 위에 음식물이 들어가면 가스트린 호르몬에 의해 위액의 분비가 조절된다.
④ 혈중 티록신에 의해 티록신 활성 호르몬(TSH)의 분비량이 조절된다.

794 호르몬에 대한 설명으로 옳지 <u>않은</u> 것은?

① 호르몬은 분비샘에서 혈액으로 분비된다.
② 호르몬은 반감기를 가지는데 펩티드는 비교적 오래 가지만 스테로이드는 짧은 반감기를 갖는다.
③ 스테로이드 호르몬은 운반체 없이 막을 통해 확산될 수 있다.
④ 스테로이드 호르몬은 유전자 발현에 직접적인 영향을 미칠 수 있다.
⑤ 수용성 호르몬은 2차 전달자를 활성화 시킬 수 있다.

795 호르몬에 관한 설명 중 옳은 것만을 〈보기〉에서 모두 고른 것은?

〈보기〉
가. 호르몬은 세포의 기능을 조절하며, 주로 음성 되먹임 기전으로 조절된다.
나. 수용성 호르몬과 지용성 호르몬이 있으며, 이들은 표적 세포 내 단백질 수용체에 결합한다.
다. 내분비계를 순환하는 호르몬의 양은 양성 되먹임 기전으로 유지된다.
라. 호르몬의 화학적 종류에는 아민, 펩타이드, 스테로이드 계열이 있다.

① 나, 다   ② 가, 다
③ 가, 라   ④ 가, 다, 라

796 호르몬에 대한 설명으로 옳지 <u>않은</u> 것을 고르시오.

① 뇌하수체 전엽은 온전한 분비샘이다.
② 시상하부는 자극 호르몬을 분비하여 하위의 분비샘에서의 호르몬 분비를 조절한다.
③ 항이뇨호르몬과 옥시토신은 뇌하수체의 동일한 부위에서 분비된다.
④ 부신피질(adrenal cortex)에서 분비되는 호르몬 중 글루코코르티코이드의 혈당에 대한 작용은 인슐린의 작용과 반대이다.
⑤ 부신수질(adrenal medulla)에서 분비되는 호르몬 중 아드레날린은 혈당을 높이고 노르아드레날린은 혈당을 낮춘다.

원광대 10

797 호르몬에 관한 설명으로 <u>틀린</u> 것은?

① 호르몬은 여러 세포에 도달할 수 있지만 적절한 수용체를 가지고 있는 표적세포에만 반응한다.
② 부갑상선호르몬은 파골세포가 뼈의 기질을 분해하여 칼슘을 방출하도록 유도하여 혈액 내 칼슘의 양을 증가시킨다.
③ 뇌하수체 후엽에서 방출되는 항이뇨호르몬은 수분의 재흡수를 촉진하고 배출되는 소변의 양을 줄인다.
④ 스테로이드 호르몬은 수용체와 결합하여 cAMP라는 이차 전령을 형성하여 활성을 나타낸다.
⑤ 뇌하수체 전 엽에서는 성장호르몬, 갑상선 자극호르몬, 부신피질자극호르몬, 황체 형성 호르몬 등이 분비된다.

우석대 한의대 11

798 옥시토신과 항이뇨호르몬은 시상하부에서 생성되어 뇌하수체 후엽으로 운반된다. 이때 어디를 통해 운반되는가?

① 뇌하수체 전엽   ② 림프관
③ 혈관   ④ 축삭

영남대 09

799 성인에서의 갑상선호르몬 부족 증상과 부합되게 기술된 것은?

① 크레틴증
② 과도한 체중감소 경향
③ 안구돌출증
④ 주의력 결핍, 기억력 감퇴
⑤ 갑상선 기능 저하 치료는 예외 없이 외인성 갑상선호르몬 투여에 의한 대체요법뿐이다.

중앙대 15

800 다음 중 요오드(I)의 섭취 부족으로 나타날 수 있는 증상을 모두 고르시오.

> 가. 갑상샘이 부풀어 오른다.
> 나. 혈압이 떨어진다.
> 다. 체중이 증가한다.
> 라. 땀 분비가 증가한다.

① 가, 나, 다   ② 나, 다, 라
③ 가, 다, 라   ④ 가, 나, 다, 라

중앙대 19

801 다음 중 요오드 섭취가 부족할 때 나타나는 증상이 아닌 것은?

① 갑상샘 부피 증가
② 저혈압
③ 체중 증가
④ 땀 분비 증가

대구카톨릭대 13

802 갑상선 및 부갑상선에서 분비되는 호르몬에 관한 〈보기〉의 설명 중에서 옳은 것을 모두 고르시오.

> 〈보기〉
> 가. 뇌하수체 후엽(posterior pituitary)에서 분비되는 갑상샘자극호르몬에 의해 갑상선호르몬의 분비 조절이 이루어진다.
> 나. 소아기에 갑상선 기능 저하증을 앓으면 크레틴병이 발생할 수 있다.
> 다. 부갑상선의 기능이 항진되어 부갑상선호르몬이 증가하면 뼈가 튼튼해져 골다공증을 막을 수 있다.
> 라. 갑상선에서 분비되는 호르몬은 티록신과 칼시토닌이 있다.

① 가, 나   ② 다, 라
③ 나, 다   ④ 나, 라
⑤ 가, 나, 라

803 혈중 칼슘 농도 조절에 대한 설명으로 옳은 것을 〈보기〉에서 있는 대로 고른 것은?

〈보기〉
ㄱ. 칼시토닌은 혈장 칼슘 농도를 증가시킨다.
ㄴ. 부갑상선호르몬은 뼈로부터의 칼슘 방출을 촉진한다.
ㄷ. 부갑상선호르몬은 신장에서의 활성 비타민 D의 합성을 촉진한다.

① 없음   ② ㄱ
③ ㄴ   ④ ㄷ
⑤ ㄱ, ㄴ   ⑥ ㄱ, ㄷ
⑦ ㄴ, ㄷ   ⑧ ㄱ, ㄴ, ㄷ

804 혈중 칼슘 이온의 수준을 조절하는 호르몬과 그 작용에 대한 〈보기〉의 설명 중 옳은 것을 있는 대로 고른 것은?

〈보기〉
가. 갑상선에서 분비되는 칼시토닌은 혈중 칼슘 농도를 감소시킨다.
나. PTH는 작은창자에서 칼슘 이온의 흡수를 증가시킨다.
다. 부갑상선호르몬(PTH)은 뼈의 칼슘 방출을 증가시킨다.
라. 칼시토닌은 오줌의 칼슘 이온을 감소시킨다.

① 가, 나, 다   ② 가, 나, 라
③ 나, 다, 라   ④ 나, 라
⑤ 다, 라

805 다음 중 호르몬과 그 효과가 잘못 짝지어진 것은?

① 멜라토닌-생물학적 리듬 조절 관여
② 칼시토닌-혈액 내 칼슘 농도 증가
③ 프로게스테론-자궁속막 성장 촉진
④ 글루카곤-혈당 증가

806 단기적으로 단식을 하였을 경우, 인체 내 영양분은 대부분 신체 성장보다 세포 에너지 대사에 사용된다. 이 과정에서 주된 작용을 하는 호르몬은?

① 에피네프린
② 글루카곤
③ 옥시토신
④ 인슐린

807 당뇨병에 대한 설명 중 옳은 것만을 〈보기〉에서 모두 고른 것은?

〈보기〉
가. 자가면역질환에 의해 이자의 알파세포가 파괴되어 제1형 당뇨병이 발생할 수 있다.
나. 제1형 당뇨병의 대표적 증상으로는 심한 목마름 및 다뇨가 있다.
다. 제2형 당뇨병은 인슐린 신호의 저항성을 수반하는 경우가 대부분이다.
라. 비만 및 운동 부족은 제2형 당뇨병의 위험을 증가시킨다.

① 가, 나, 다   ② 나, 다, 라
③ 다, 라   ④ 나, 라

808 제1형 당뇨병의 전형적인 증상을 〈보기〉에서 있는 대로 모두 고른 것은?

〈보기〉
가. 갈증
나. 다뇨
다. 체중감소
라. 식욕저하

① 가, 나, 다   ② 나, 다, 라
③ 가, 라   ④ 가, 나, 다, 라

중앙대 18

809 부신(adrenal gland)에 대한 설명 중 옳은 것만을 〈보기〉에서 모두 고른 것은?

> 〈보기〉
> 가. 에피네프린은 혈당을 감소시키는 효과를 가지고 있다.
> 나. 부신 수질은 시상하부에서 내려오는 신경 세포에 의해 조절받는다.
> 다. 부신에서 만들어지는 글루코코르티코이드는 염증 억제 효과를 가지고 있다.
> 라. 부신 피질에서는 에피네프린과 노르에피네프린이 만들어진다.

① 가, 나   ② 나, 다
③ 다, 라   ④ 가, 나, 라

중앙대 19

810 부신(adrenal gland)에 대한 설명으로 옳지 <u>않은</u> 것은?

① 부신 피질에서는 스테로이드 계열 호르몬이 분비된다.
② 스트레스에 의해 부신에서의 호르몬 분비가 촉진된다.
③ 신경 신호를 통해 부신 수질에서 호르몬 분비가 촉진된다.
④ 부신 수질에서 나오는 호르몬에 의해 소화 활동이 증가된다.

유형 52 ▶ 인체생리학 - 동물의 생식과 발생

중앙대 23

811 수정란에 대한 설명 중 틀린 것은?

① 수정란 분할(난할) 동안 유전자 전사는 일어나지 않는다.
② 분할이 끝나면 포배라는 속이 빈 세포구가 형성된다.
③ 초기 배의 한 세포가 떨어져 나와 수정란처럼 작용하는 경우도 있다.
④ 분할한 세포는 이전 세포보다 미토콘드리아로의 산소 공급이 감소한다.

대구카톨릭대 23

812 생식에 대한 설명으로 맞는 것은?

> 〈보기〉
> ㄱ. 뮬러관은 질을 생성한다.
> ㄴ. 볼프관은 부정소를 생성한다.
> ㄷ. SRY가 분비되지 않으면 원식생식선은 난소가 되도록 기본설정되어 있다.

① 없음   ② ㄱ
③ ㄴ   ④ ㄷ
⑤ ㄱ, ㄴ   ⑥ ㄱ, ㄷ
⑦ ㄴ, ㄷ   ⑧ ㄱ, ㄴ, ㄷ

건양대 23

813 정자형성과정에서 일차감수분열 이후 이차감수분열 전 세포를 무엇이라 부르는가?

① 1차 정모세포
② 2차 정모세포
③ 정자세포
④ 정원세포
⑤ 정자

814 감수분열이 일어날 때 상동염색체가 분리되지 않는 상동염색체 비분리가 일어날 수 있는 세포는?

① 원시생식세포
② 제1 난모세포
③ 난원세포
④ 정세포
⑤ 정원세포

815 다음 모식도는 남성의 생식계 조절에 관한 것이다.

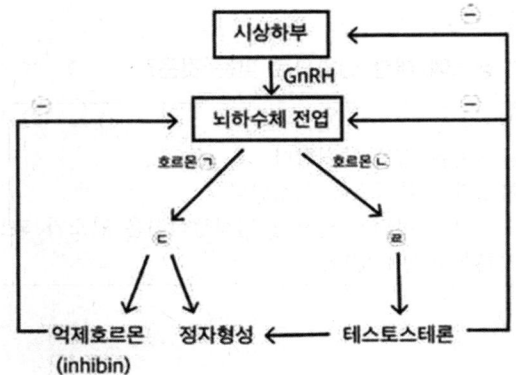

옳은 설명은?

ㄱ. 호르몬 ㉠은 여포자극호르몬(FSH)이다.
ㄴ. 호르몬 ㉡은 스테로이드 계열 호르몬이다.
ㄷ. ㉢은 세르톨리(Sertoli)세포이다.
ㄹ. ㉣은 레이디히(Leydig)세포이다.

① ㄱ   ② ㄱ, ㄷ
③ ㄱ, ㄴ   ④ ㄱ, ㄴ, ㄹ
⑤ ㄱ, ㄷ, ㄹ

816 신경관 형성시 새로운 두 번째 척삭을 이식하면 나오는 것은 무엇인가?

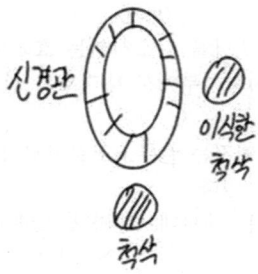

① 새로운 신경관이 새로 이식한 척삭 부근에 나타난다.
② 척삭이 새로 이식된 부근의 신경관에서 운동뉴런이 생성된다.
③ 척삭이 새로 이식된 부근의 신경관에서 감각뉴런이 생성된다.
④ 척삭이 새로 이식된 부근의 신경관에서 신경능선 세포가 생성된다.
⑤ 아무런 세포도 새롭게 분화되지 않는다.

817 다음 보기에서 옳은 것을 모두 고르시오.

정원세포 → 제1 정모세포 → 제2 정모세포 → 정세포 →
정자/난원세포 → 제1 난모세포 → 제2 난모세포 → 난세포
→ 난자

① 제1 정모세포에서 제2 정모세포로 변하는 과정에서 교차가 발생한다.
② 제1 정모세포에서 제1 감수분열이 진행된다.
③ 정세포에서 체세포 분열이 일어나 정자가 형성된다.
④ 난모세포는 수란관을 진입하기 전 감수분열이 완료된다.
⑤ 난원세포에서 체세포 분열이 일어나 제1 난모세포가 된다.

경희대 24

【818~819】 다음 제시문을 읽고 질문에 답하시오.

다음은 난자의 발생과정을 순서대로 나열한 것이다.

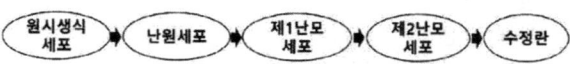

난자 형성과정의 첫 단계는 원시 생식세포(primordial germ cell)가 난원세포(oogonia)를 형성하는 과정이다. 난원세포는 유사분열을 통해서 더 많은 수의 난원세포를 형성하며, 이후 난원세포는 감수분열을 통해서 순차적으로 제1 난모세포(primary oocyte)를 거쳐서 제2 난모세포(secondary oocyte)로 성숙된다. 제2 난모세포는 정자와 만나 수정란을 형성하여 개체발생을 개시한다.

818 난자발생에 관한 설명으로 옳지 <u>않은</u> 것은?

① 난원세포는 출생 전 이미 감수분열을 개시하지만, 감수1분열의 전기에 멈춘 제1 난모세포로 존재한다.
② 사춘기 이후 제1 난모세포들은 난소의 난포(follicle)에서 순차적으로 제2 난모세포로 발달되어간다.
③ 배란 직전의 제2 난모세포는 감수분열을 마친 성숙한 난모세포이다.
④ 제2 난모세포는 배란된 후 정자와 만나 수정란을 형성한다.
⑤ 극체는 제1 난모세포와 제2 난모세포의 생성과정에서 각각 형성될 수 있다.

819 다음 〈보기〉에서 반수체 상태로 존재하는 세포를 모두 고른 것은?

〈보기〉
ㄱ. 난원세포
ㄴ. 제1 난모세포
ㄷ. 제2 난모세포
ㄹ. 제1 극체
ㅁ. 제2 극체

① ㄴ, ㄷ
② ㄴ, ㄷ, ㄹ, ㅁ
③ ㄷ, ㅁ
④ ㄱ, ㄴ, ㄹ
⑤ ㄷ, ㄹ, ㅁ

전남대 24

820 여성 생식 주기에 대한 설명으로 옳은 것은?

① 프로게스테론이 증가하면 배란이 일어난다.
② 배란주기에서 호르몬에 의한 양성 되먹임과 음성 되먹임은 동시에 작용한다.
③ 난포자극 호르몬에 의해 체내의 난모세포가 자극받아 성숙이 시작된다.
④ 프로게스테론으로 인해 성숙한 자궁내막이 유지되며 월경의 발생을 억제한다.

동덕여대 24

821 다음 단계는 사람의 난자 및 수정란 형성 과정을 3단계로 나누어 설명한 것이다. 옳은 것을 〈보기〉에서 있는 대로 고른 것은?

A단계: 난원세포 형성 이후부터 제 1난모세포 형성까지
B단계: 제 1난모세포 형성 이후부터 제 2난모세포 형성까지
C단계: 제 2난모세포 형성 이후부터 수정란 형성까지

〈보기〉
ㄱ. A단계에서 난원세포는 유사분열을 진행한다.
ㄴ. B단계에서 제 1극체가 형성된다.
ㄷ. B단계는 출생 전 배아시기에 이루어진다.
ㄹ. C단계는 배란을 포함한다.

① ㄱ, ㄴ
② ㄴ, ㄷ
③ ㄴ, ㄹ
④ ㄷ, ㄹ
⑤ ㄱ, ㄴ, ㄹ

동덕여대 24

822 사람의 초기 발생 중 정자와 난자, 각 단계의 배아가 가진 DNA의 총량과 세포질의 총량을 다음 표처럼 나타낼 때 옳은 것을 〈보기〉에서 있는 대로 고른 것은? (정자, 난자, 수정란 1개의 기준으로 작성되었다.)

	DNA 총량	세포질 총량
정자	A	B
난자	C	D
수정란 4세포기	E	F
수정란 8세포기	G	H

〈보기〉

ㄱ. E값은 G/E값보다 크다
ㄴ. E/F값은 G/H값보다 크다.
ㄷ. A/B값과 C/D값은 같다.

① ㄱ ② ㄴ
③ ㄷ ④ ㄱ, ㄴ
⑤ ㄴ, ㄷ

충북대 의대 24

823 임신 기간 동안 자궁 수축이 억제되는 이유는?

① Estrogen의 농도가 높아서
② Progesterone의 농도가 높아서
③ Prostaglandin의 농도가 높아서
④ FSH의 농도가 높아서
⑤ LH의 농도가 높아서

충북대 의대 24

824 고환절제술을 받은 남성에게서 일어나는 일로 옳은 것은?

① FSH 분비 감소
② 테스토스테론 분비 증가
③ 인히빈 분비 증가
④ GnRH 분비 증가
⑤ LH 분비 감소

원광대 24

825 〈보기〉의 생쥐의 수정 과정을 옳게 나열한 것을 고르시오.

〈보기〉

ㄱ. 피층 반응
ㄴ. 첨체 반응
ㄷ. 정자와 난자의 세포막 결합
ㄹ. 난자의 투명대에 구멍이 뚫림
ㅁ. 생쥐의 정자가 암컷 생식관에서 활성화 됨

① ㅁ→ㄱ→ㄹ→ㄷ→ㄴ
② ㅁ→ㄱ→ㄴ→ㄷ→ㄹ
③ ㅁ→ㄴ→ㄷ→ㄹ→ㄱ
④ ㅁ→ㄴ→ㄹ→ㄷ→ㄱ
⑤ ㅁ→ㄹ→ㄷ→ㄱ→ㄴ

원광대 24

826 쌍둥이에 대한 설명으로 옳은 것을 모두 고르시오.

ㄱ. 착상 전에 분리된 배아로부터 발생한 일란성 쌍둥이는 각각의 융모막과 양막을 가지고 있다.
ㄴ. 이란성 쌍둥이는 두 수정란이 각각 착상되어서, 일란성 쌍둥이는 배아 초기에 하나의 수정란이 나뉘어져 발생한다.
ㄷ. Sham 쌍둥이에 속해 있는 일란성 쌍둥이에 대해 유전자 분석을 시행하여 RFLP 현상을 관찰해보면, 유전자 지문 영역이 완전히 일치하게 나타난다.

① ㄱ ② ㄴ
③ ㄱ, ㄴ ④ ㄱ, ㄷ
⑤ ㄱ, ㄴ, ㄷ

단국대 24

827 다음은 성게 수정 과정에서 PLC를 통한 신호전달경로를 나타낸 그림이다.

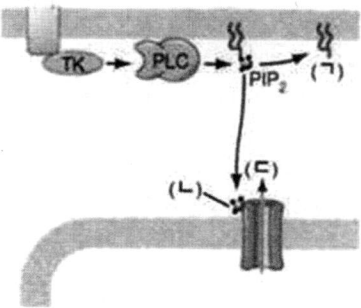

(ㄱ), (ㄴ), (ㄷ)은 IP3, DAG, Ca²⁺를 순서 없이 나타냈다. (ㄱ)과 (ㄴ)은 PLC로 인해 PIP2가 분해되면서 생성된다. 〈보기〉에서 옳은 것은?

〈보기〉
ㄱ. (ㄱ)은 성게알의 다수정 신속방지에 관여한다.
ㄴ. (ㄴ)은 IP3이다.
ㄷ. (ㄷ)은 성게알이 수정막을 형성하게 한다.

① ㄱ   ② ㄴ
③ ㄱ, ㄴ   ④ ㄴ, ㄷ
⑤ ㄱ, ㄴ, ㄷ

경상 수의대 24

828 형광염료인 퓨라2(fura-2)가 주입된 성게알을 Ca²⁺이 제거된 바닷물에 옮긴 후, Ca²⁺ 이온통로구(ionophore)인 A23187을 첨가하였다. 이때 성게알에서 일어나는 반응으로 옳은 것만을 〈보기〉에서 있는 대로 고른 것은?

〈보기〉
ㄱ. 피층반응(cortical reaction)이 일어난다.
ㄴ. 막전위가 양성이 된다.
ㄷ. 막의 생합성이 증가한다.
ㄹ. 형광이 나타나지 않는다.

① ㄱ, ㄴ   ② ㄱ, ㄷ
③ ㄴ, ㄹ   ④ ㄷ, ㄹ
⑤ ㄴ, ㄷ, ㄹ

경희대 25

829 다음 〈보기〉에서 내배엽(endoderm)으로부터 유래된 사람의 조직과 기관을 모두 고른 것은?

〈보기〉
ㄱ. 간
ㄴ. 갑상선
ㄷ. 수정체
ㄹ. 근육
ㅁ. 림프절

① ㄱ   ② ㄱ, ㄴ
③ ㄴ, ㅁ   ④ ㄷ, ㅁ
⑤ ㄴ, ㄹ, ㅁ

중앙대 19

830 [3.4점] 발생과정 중 난할에 대한 설명으로 옳지 않은 것은?

① 낭배형성 단계 전에 일어나는 과정이다.
② 하나의 수정란으로부터 다세포의 배를 만들어내는 세포 분열과정이다.
③ 난자에 축적되어 있던 영양분이 분열중인 세포에 공급된다.
④ 세포질 분열 및 단백질 합성이 활발히 일어난다.

대구가톨릭대 11

831 정자 형성과정(spermatogenesis)에 대한 설명이다. 옳지 않은 것은?

① 남성이 사춘기 무렵 시작하여 일생 내내 지속되는 과정이다.
② 정소(testis)의 세정관(seminiferous tubule)에서 일어나는 과정이다.
③ 정원세포(spermatogonia)는 이배체로 46개의 염색체를 가지고 있다.
④ 정원세포가 유사분열(mitosis)을 하면 하나의 딸세포는 줄기세포로 작용하고, 다른 딸세포는 1차 정모세포(primary spermatocyte)가 된다.
⑤ 세정관 벽에서 1차 정모세포는 제1 감수분열을 하여 2개의 정세포(spermatid)를 형성한다.

832 정자의 운동성과 수정능력의 획득 장소를 바르게 묶은 것은?

	정자의 운동성	수정능력의 획득
①	정소	사정 직후
②	부정소	여성의 생식관 내
③	정낭	전립샘
④	정소	부정소
⑤	부정소	사정 직후

833 난자형성 과정에 대한 설명으로 옳지 않은 것은?

① 1개의 제1난모세포에서 감수분열로 2개의 제2난모세포가 만들어진다.
② 여아의 경우 출생 시 이미 제1난모세포를 가지고 있다.
③ 제2 감수분열 중기에 멈춰있는 제2난모세포가 배란된다.
④ 난자의 감수분열은 수정 후 완성된다.

834 인체의 발생에서 난자는 2회의 감수분열에 의해 염색체의 수를 반으로 줄이게 되는데, 이 과정은 출생 이전부터 시작되어 사춘기 이후까지 매우 긴 기간에 걸쳐서 진행된다. 다음 중 2차 감수분열이 완료되는 위치를 바르게 나타낸 것은?

① 난소   ② 수란관
③ 황체   ④ 자궁

835 수정란과 성숙한 난자에 대한 설명으로 옳은 것은?

① 수정란은 성숙한 난자보다 더 많은 염색체를 가진다.
② 수정란은 감수분열에 의해 분열된다.
③ 성숙한 난자는 생식소자극호르몬(hCG)을 분비한다.
④ 프로게스테론의 급상승이 배란을 유도한다.

836 여성의 월경이 일어나는 순서를 올바르게 배열한 것을 고르시오.

〈보기〉
가. 성장 중인 여포에서 에스트로겐의 분비가 증가한다.
나. 최고치에 도달한 에스트로겐이 황체형성호르몬의 급상승을 유도한다.
다. 여포자극호르몬이 여포의 성장을 촉진한다.
라. 황체에서 생성되는 프로게스테론과 에스트로겐이 자궁속막을 두껍게 한다.
마. 황체가 퇴화되면서 프로게스테론과 에스트로겐의 양이 줄어든다.
바. 황체형성호르몬이 최고치에 이르면 배란이 유도된다.
사. 자궁속막이 퇴화되면서 월경이 시작된다.

① 가, 나, 다, 라, 마, 바, 사
② 바, 마, 다, 가, 나, 라, 사
③ 다, 가, 나, 바, 라, 마, 사
④ 나, 가, 마, 다, 라, 바, 사

중앙대 18

837 〈보기〉는 여성의 생식주기 과정을 나타낸 것이다. 옳은 순서로 나열한 것은?

〈보기〉
가. 에스트로젠의 분비량이 증가된다.
나. 여포의 성장이 촉진된다.
다. 시상하부에서 GnRH가 분비된다.
라. 뇌하수체에서 FSH와 LH가 분비된다.
마. 혈액 내의 FSH와 LH의 농도가 최고점에 이르게 된다.
바. 배란이 유도된다.

① 다-라-나-가-마-바
② 라-다-가-나-마-바
③ 라-다-나-가-마-바
④ 다-라-가-나-마-바

중앙대 19

838 다음 중 난자가 수정되었을 때 월경이 일어나지 않도록 태아에서 만들어지는 호르몬은?

① 사람 융모막 생식샘자극 호르몬(hCG)
② 여포자극흐르몬(FSH)
③ 프로락틴(PRL)
④ 프로게스테론

서남대 의대

839 대부분의 여성은 갱년기 이후 뼈의 칼슘량 변화에 따라 골다공증(osteroporosis)이 증가할 수 있다. 다음 호르몬 중 갱년기 이후의 골다공증에 가장 큰 영향을 미치는 것은?

① 칼시토닌
② 부갑상선호르몬
③ 프로게스테론
④ 에스트로젠
⑤ 코티졸

경희대 22

840 다음 그림은 여성의 생식 주기 동안 뇌하수체 호르몬 (가)와 (나), 난소호르몬 (다)와 (라)의 혈중 농도의 변화를 나타낸 것이다.

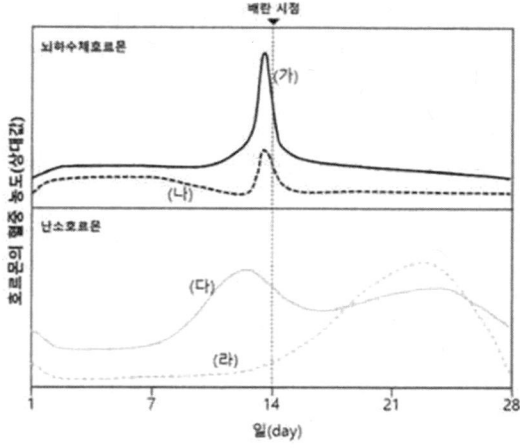

위 그림을 참고하여 여성의 생식 주기와 관련된 아래 설명 중 옳지 <u>않은</u> 것을 고르시오.

① 임신이 되지 않았을 때 월경주기(자궁주기)에 따른 자궁속막의 두께 변화는 호르몬 (나)의 혈중 농도에 의존한다.
② 배란 전기에 뇌하수체 호르몬 (가)와 (나)의 혈중 농도가 비교적 낮게 유지되는 이유는 난소호르몬 (다)가 뇌하수체에 음성 되먹임(negative feedback) 작용을 하기 때문이다.
③ 호르몬 (다)의 수치가 최고치에 오른 직후 호르몬 (가)와 (나)의 혈중 농도가 급상승하는 이유는 고농도의 호르몬 (다)가 시상하부에 양성 되먹임(positive feedback) 작용을 하기 때문이다.
④ 배란 직후에 난소호르몬 (다)와 (라)의 수치가 증가하는 이유는 난포가 황체(corpus luteum)로 분화하여 호르몬 (다)와 (라)를 다량 분비하기 때문이다.
⑤ 흔히 사용되는 경구용 피임약(oral contraceptive)은 호르몬 (다)와 (라)의 합성 제제를 섞어서 사용하는데, 이 약물은 뇌하수체에 음성 되먹임 작용을 하여 호르몬 (가)와 (나)의 분비를 억제한다.

841 포유류 수정 및 발생에 대한 설명으로 다음 중 옳지 않은 것은?

① 수정은 암컷 생식관 내부에서 일어난다.
② 질에서 수란관으로 정자의 이동조절에 자궁의 근육운동, 수란관의 협부에 정자의 부착 및 난자와 난구세포의 방향 지시가 관여한다.
③ 수란관 이동 중에는 분열하지 않는다.
④ 포유류 정자는 암컷 생식관에서 수정능을 획득해야 알과 수정할 수 있게 된다.
⑤ 수정능을 획득한 정자는 첨체반응(acrosome reaction)이 일어나기 전에 난구 세포를 뚫고 투명대(zona pellucida)와 결합해야 한다.

842 동물의 수정(fertilization)이 일어나는 순서를 올바로 배열한 것은?

> 가. 정자 머리의 단백질이 난자의 수용체에 결합한다.
> 나. 난황층이 분리된다.
> 다. 정자의 첨체 효소가 난자의 젤리층을 분해한다.
> 라. 정자와 난자의 원형질막이 융합한다.
> 마. 정자가 난자의 젤리층과 접촉하고, 정자의 첨체가 효소 분자를 분비한다.
> 바. 정자의 핵이 난자의 세포질로 들어간다.

① 라, 마, 가, 나, 다, 바
② 마, 다, 라, 가, 바, 나
③ 마, 다, 가, 라, 바, 나
④ 가, 마, 다, 라, 바, 나

843 발생과정 중 난할에 대한 설명으로 옳지 않은 것은?

① 낭배형성 단계 전에 일어나는 과정이다.
② 하나의 수정란으로부터 다세포의 배를 만들어내는 세포분열 과정이다.
③ 난자에 축적되어 있던 영양분이 분열 중인 세포에 공급된다.
④ 세포질 분열 및 단백질 합성이 활발히 일어난다.

844 다음 보기 중 동물의 수정 이후에 진행되는 발생과정에 대한 설명으로 틀린 것을 고르시오.

① 수정란의 초기 발달은 난자형성 시에 만들어져 난자에 들어 있던 RNA와 단백질들의 기능에 의해 진행된다.
② Morphogenesis는 gastrulation과 organogenesis를 통해서 각 세포가 정확한 자리에서 고유한 기능을 지닌 세포로 분화되는 것을 말한다.
③ 포배의 세포들이 낭배 형태로 되는 과정을 gastrulation 이라고 부른다.
④ Gastrulation 과정에서 3개의 배엽, 즉 외배엽과 중배엽, 내배엽이 형성된다.
⑤ 중배엽은 소화기로 발달한다.

845 개구리의 배 발생과정에서 신경관이 완성된 후의 배에서 관찰되는 구조들에 대한 설명으로 옳은 것을 〈보기〉에서 있는 대로 고른 것은?

> 〈보기〉
> 가. 근육은 체절로부터 형성된다.
> 나. 신경관 형성 후 척삭이 만들어진다.
> 다. 말초신경은 신경능선세포(neural crest cell)로부터 형성된다.

① 없음
② ㄱ
③ ㄴ
④ ㄷ
⑤ ㄱ, ㄴ
⑥ ㄱ, ㄷ
⑦ ㄴ, ㄷ
⑧ ㄱ, ㄴ, ㄷ

846 표는 개구리의 배 발생과정을 연구하기 위하여 초기 발생 과정의 낭배들을 여러 가지 색으로 염색하고 낭배형성이 끝난 후 관찰한 결과이다.

조직	염색된 색
뇌	빨강
척삭	노랑
간	초록
눈의 렌즈	파랑
소화기관의 장벽	보라

외배엽에서 발생된 조직이 나타내는 색은?

① 빨강, 노랑
② 초록, 파랑
③ 노랑, 보라
④ 빨강, 파랑

847 척추동물에서는 낭배형성과정 동안 세 개의 층이 형성되고 각 층으로부터 다양한 기관과 조직이 생성된다. 다음 중 중배엽(mesoderm)으로부터 발달하는 기관/조직만으로 묶인 것은?

① 표피, 신경계
② 배설계, 체강의 내벽
③ 근육계, 소화관의 내벽
④ 간, 이자

848 척추동물에서는 낭배형성과정 동안 세 개의 층이 형성된다. 각 층으로부터 다양한 기관과 조직이 생성된다. 다음 중 외배엽(ectoderm)으로부터 발달하는 기관과 조직만으로 묶인 것을 고르시오.

① 눈의 수정체, 신경계
② 위, 간
③ 뼈대, 심장
④ 표피, 근육계

849 다음은 척추동물의 3 배엽에서 유래된 구조들이다. 나머지 셋과 유래된 위치가 <u>다른</u> 하나는?

① 근육계
② 치아
③ 신경계
④ 수정체

850 신경릉 세포(neural crest cell)은 제4의 배엽이라 불릴 만큼 다양한 조직을 형성하는데, 신경릉 세포로부터 유래하지 <u>않는</u> 것은?

① 멜라닌 세포
② 말초신경계
③ 중추신경계
④ 안면의 연골

851 다음에서 포유류의 배(embryo) 중 외배엽(ectoderm)에서 형성되는 것이 아닌 것은?

① 피부의 진피
② 각막
③ 수정체
④ 신경계 촉감 수용체
⑤ 피부의 표피

852 사람의 초기 발생에 대한 설명 중 옳지 <u>않은</u> 것은 모두 고르시오.

① 상배엽으로부터 양막이 형성된다.
② 융모막은 나중에 탈락막으로 분화된다.
③ 안세포덩어리로부터 난황주머니가 형성된다.
④ 조류와 같이 상배엽으로부터 원조가 형성 된다.
⑤ 두 번째 난할에서 위할과 경할이 동시에 일어난다.

2025 중앙

853 [3.3점] 신경세포의 특성에 대한 설명 중 **틀린** 것만 〈보기〉에서 고른 것은?

〈보기〉

가. 랑비에결절에는 전압개폐성 소듐통로와 전압개폐성 포타슘통로가 집중적으로 분포한다.

나. 불응기 상태에서는 두 번째 탈분극 자극이 유발되어도 포타슘통로가 불활성화되어 활동전위는 더 이상 유도되지 않는다.

다. 시냅스전 신경세포의 시냅스 말단과 맞닿아 있는 시냅스후 세포의 세포막에는 전압개폐성 이온통로가 많이 분포한다.

라. 억제성 시냅스후 전위(IPSP)의 시간합 혹은 공간합을 통해서 IPSP는 흥분성 시냅스후 전위(EPSP)의 효과를 억제할 수 있다.

① 가, 나　　　　　② 가, 다
③ 나, 다　　　　　④ 나, 라

중앙대 23

854 아래 그림은 뉴런의 활동전위를 나타내는 그래프이다.

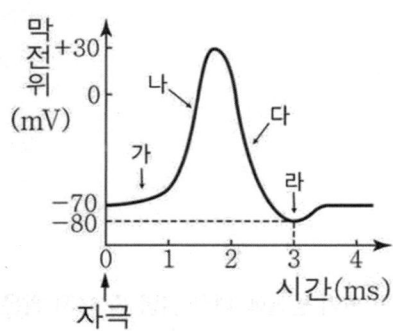

각 과정에 대한 설명으로 **틀린** 것은?

① 가 - Na^+이 뉴런 내부로 들어오지만 아직 역치에 도달하지 못함

② 나 - K^+ 통로가 닫힌 상태에서 Na^+ 통로가 열림

③ 다 - Na^+ 통로가 열린 상태에서 K^+ 통로가 열림

④ 라 - 휴지전위 아래로 내려온 상태에서 K^+ 통로가 서서히 닫힘

동국약 25

855 [2.5점] 그림은 신경세포에서 활동전위 발생 시 막전위의 변화를 순차적(A→B→C)으로 나타낸 그래프이다.

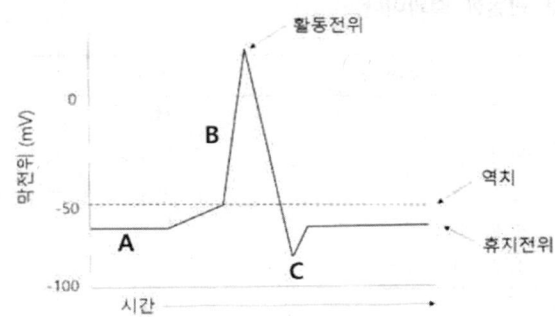

이에 대한 설명으로 옳은 것만을 〈보기〉에서 있는 대로 고른 것은?

〈보기〉

ㄱ. A에서 Na^+/K^+ 펌프가 3개의 Na^+을 밖으로, 2개의 K^+을 안으로 이동시켜 농도 기울기를 유지한다.

ㄴ. B에서 Na^+은 전기화학적 기울기에 따라 세포질로 빠르게 유입된다.

ㄷ. C에서 K^+ 채널 닫히는 속도가 느려 일시적으로 -80mV 이하인 과분극이 발생한다.

① ㄱ　　　② ㄱ, ㄴ　　　③ ㄱ, ㄷ
④ ㄴ, ㄷ　　　⑤ ㄱ, ㄴ, ㄷ

원광대 23

856 뇌손상이 일어났을 때, 신경망이 생성되면서 뇌 기능의 일부를 회복할 수 있게 된다. 이는 어떤 현상인가?

① 민감화　　　　　② 습관화
③ 장기강화　　　　④ 신경 가소성
⑤ 항상성 충돌

원광대 23

857 시냅스에 대한 설명으로 옳은 것을 골라라.

〈보기〉

ㄱ. 코카인은 시냅스 전 신경으로의 도파민 재흡수를 억제한다.

ㄴ. MAO 억제제는 세로토닌 분해를 억제하여 우울증 치료제로 사용된다.

ㄷ. 파킨슨병 치료제인 Levodopa는 도파민으로 전환된다.

① ㄱ　　　② ㄴ　　　③ ㄷ
④ ㄱ, ㄴ　　　⑤ ㄱ, ㄴ, ㄷ

경희대 23

858 아래 〈제시문〉은 다양한 신경전달물질의 작용을 설명한다. 이를 기반으로 개발된 치료제의 사례로 적절하지 <u>않은</u> 것은?

〈제시문〉
- 운동뉴런에 의해 방출된 아세틸콜린은 골격근의 수축을 활성화한다.
- 시냅스후 세포의 수용체에 따라 아세틸콜린은 흥분성 또는 억제성으로 작용한다.
- 중추신경계에서 글루탐산은 흥분성으로, GABA는 억제성으로 작용한다.
- 세로토닌과 도파민은 수면, 기분, 주의력 등에 영향을 주고, 노르에피네프린은 흥분성으로 말초신경계와 중추신경계에 영향을 준다.

① 피부 주름을 제거하는 보톡스는 아세틸콜린 작용을 방해하여 근육 수축을 억제한다.
② 특정 항불안제는 GABA 수용체를 활성화하여 억제성 시냅스에서 신경전달물질의 효과를 증가시킨다.
③ 특정 정신분열증 치료제는 도파민 수용체를 차단하여 시냅스후 뉴런의 흥분을 감소시킨다.
④ 항우울제에는 세로토닌의 재흡수를 억제하는 것도 있다.
⑤ 도파민과 노르에피네프린의 재흡수를 증가시키는 치료제를 쓰면 주의력을 증가시켜 주의력결핍 과잉장애를 완화시킨다.

경상수의대 23

859 교감신경과 부교감신경을 나타낸 것이다.

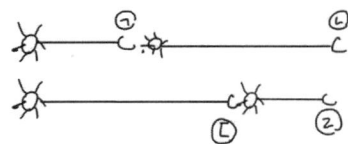

다른 신경물질을 분비하는 곳은 어디인가?

① ㄱ　　　　　　② ㄴ
③ ㄷ　　　　　　④ ㄹ
⑤ 모두 같다

경희대 2024

860 이온 x가 세포막을 경계로 안팎에서 서로 다른 농도로 존재할 때, x는 자신의 농도 기울기가 막의 전기적 기울기와 평형을 이룰 때까지 이동한다. 이처럼 농도 기울기와 전기적 기울기가 평형을 이루어 이온의 순확산이 사라진 평형 상태에서의 전위를 평형전위(equilibrium potential)라고 하며, 네른스트 공식(Nernst equation)을 통해서 구할 수 있다. 예를 들어 37℃에서 1가 양이온 X에 대한 평형 전위 EX는 다음과 같다.

$$E_X = 62\,\text{mV} \times \left(\log_{10}\frac{[\text{세포 밖 }X\text{의 농도}]}{[\text{세포 안 }X\text{의 농도}]}\right)$$

모델 신경세포 안팎의 이온 농도가 아래와 같다고 가정하자.

세포 안: $[Na^+]$ = 10 mM, $[K^+]$ = 100 mM

세포 밖: $[Na^+]$ = 100 mM, $[K^+]$ = 10 mM

다음 〈보기〉에서 이 모델 신경세포의 막전위에 대한 설명으로 옳은 것을 모두 고른 것은?

〈보기〉
ㄱ. 모델 신경세포에서 Na^+과 K^+의 이동 방향은 각 이온의 전기화학적 기울기(electrochemical gradient)에 의해서 결정된다.
ㄴ. 모델 신경세포의 막전위를 인위적으로 0 mV에 고정하면, 열린 소듐통로를 통해 Na^+은 세포 안쪽으로 이동한다.
ㄷ. 만일 모델 신경세포의 세포막이 오직 K^+만을 통과 시킨다면 37℃에서 이 신경세포의 막 전위는 -62mV이다.
ㄹ. 모델 신경세포에서 활동전위(action potential)가 발생했다면, 그 과정에서 Na^+의 막투과성이 K^+의 막투과성을 월등히 능가하는 짧은 시기가 존재하였을 것이다.
ㅁ. 만일 37℃에서 모델 신경세포의 세포막에 Na^+과 K^+을 선택성 없이 동등하게 통과시키는 이온통로만 열려있다면 막전위는 0 mV이다.

① ㄱ, ㄴ, ㄷ, ㄹ　　　　② ㄱ, ㄴ, ㄷ, ㅁ
③ ㄱ, ㄴ, ㄹ, ㅁ　　　　④ ㄱ, ㄷ, ㄹ, ㅁ
⑤ ㄱ, ㄴ, ㄷ, ㄹ, ㅁ

861 어떤 세포의 이온 농도가 다음과 같고 세포의 휴지막 전위는 –80mV이다. 세포막 전위에 가장 영향을 많이 주는 이온은?

	세포 내 (mM)	세포 외 (mM)
K^+	140	12
Na^+	10	100
Cl^-	11	110
Ca^{2+}	10^{-4}	2

① K^+ ② Na^+
③ Cl^- ④ Ca^{2+}
⑤ Na^+과 Cl^-

862 뉴런이 휴지 전위 상태일 때, 뉴런의 내부가 음전하를 띠는 이유에 대해 옳지 <u>않은</u> 것을 고르시오.

① 뉴런의 내부에 거대한 음전하를 띠는 단백질이 존재하는데 이것은 밖으로 나갈 수 없음
② Na^+/K^+ 펌프에 의해 세 개의 나트륨 이온이 유출되고 두 개의 칼륨 이온이 유입됨
③ 뉴런의 내부에 외부보다 음이온이 많이 존재함
④ 자극이 없으면 나트륨 이온의 유입이 활발하지 않음
⑤ 나트륨 이온과 칼륨 이온이 모두 수동수송에 의해 뉴런 외부로 유출됨

863 신경세포에서 관찰되는 활동 전위로 적절하지 <u>않은</u> 것은?

① 세포막 안과 밖에 분포하는 이온의 농도 차가 막전위를 결정한다.
② Na^+의 이동으로 탈분극이 시작된 후 K^+이 이동한다.
③ Na^+채널의 불응기는 활동전위 단방향 전파에 기여한다.
④ 마이엘린 수초 직경이 두꺼운 신경일수록 전파속도 느리다.

864 다음은 신경세포의 활동 전위에 대한 그래프이다.

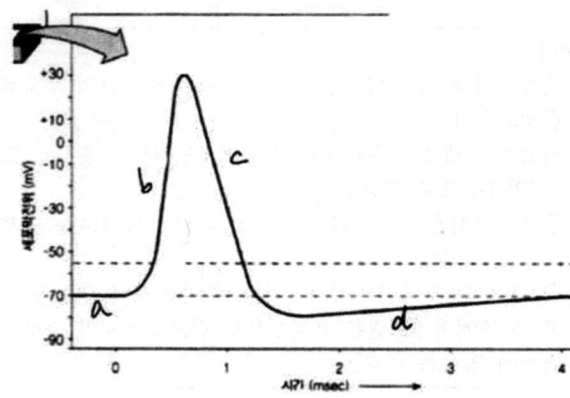

옳은 것은 몇 개인가?

〈보기〉
ㄱ. 세포 밖에는 K^+이, 세포 안에는 Na^+이 많다.
ㄴ. 세포 막에는 K^+채널이 있어서 안정한 막 전위를 유지할 수 있다.
ㄷ. a → b : 세포 막 안쪽이 양전하로 되며 일정 전위 이상이 되면 Na^+ 투과성이 높아지며 탈분극이 일어난다.
ㄹ. c → d : Na^+ 통로는 닫히고 K^+ 통로를 통해 K^+이 들어와서 막전위가 하강하며, 심지어는 과분극이 일어나기도 한다.
ㅁ. c → d : 안정된 전위로 돌아오기 전까지 활동 전위가 절대 발생하지 않는다.

① 2개   ② 3개
③ 4개   ④ 5개

단국대 24

865 뉴런의 축삭에서 일어나는 활동전위와 이온 투과도를 나타낸 그림이다.

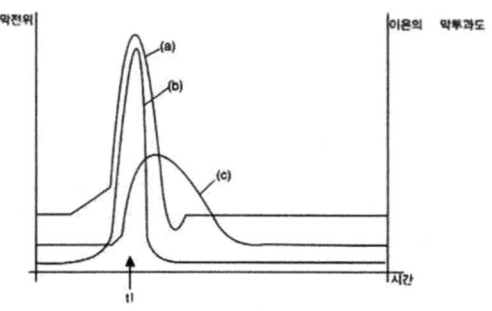

(a)~(c)는 K$^+$의 이온 투과도, Na$^+$의 이온 투과도, 활동전위를 순서 없이 나타냈다. 다음 중 옳지 <u>않은</u> 것은?

① (a)는 활동전위이다.
② (b)의 이온채널에는 두 개의 개폐문(gate)가 존재한다.
③ 미각의 수용기 세포막에서 활동전위가 생성된다.
④ t$_1$에서의 자극은 활동전위의 재생성에 영향을 줄 수 없다.
⑤ Cl$^-$ 이온투과도 증가 시 막전위가 과분극된다.

단국대 24

866 (가)~(다)는 각각 교감신경경로, 부교감신경경로, 부신교감신경경로를 순서 없이 나타낸 것이다.

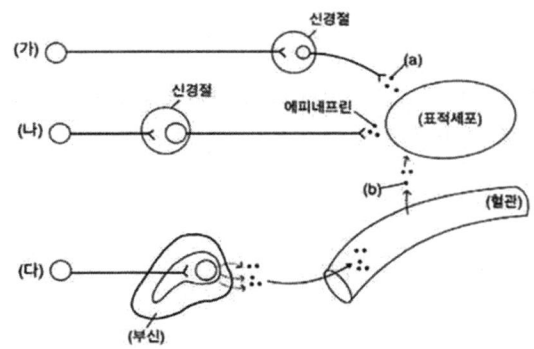

(a)와 (b)는 아세틸콜린 또는 에피네프린중 하나이다. 다음 중 옳지 <u>않은</u> 것은?

① (가)는 부교감신경이다.
② (나)의 신경절에서 신경절 후 뉴런은 아세틸콜린 수용체를 가지고 있다.
③ (다)는 싸움 혹은 도주 경로의 일부이다.
④ (a)에 대한 수용체 길항제는 무스카린이다.
⑤ (b)는 카테콜아민이다.

단국대 24

867 다음은 운동신경세포의 축삭 말단에서 아세틸콜린이 분비되는 과정을 나타내는 그림이다.

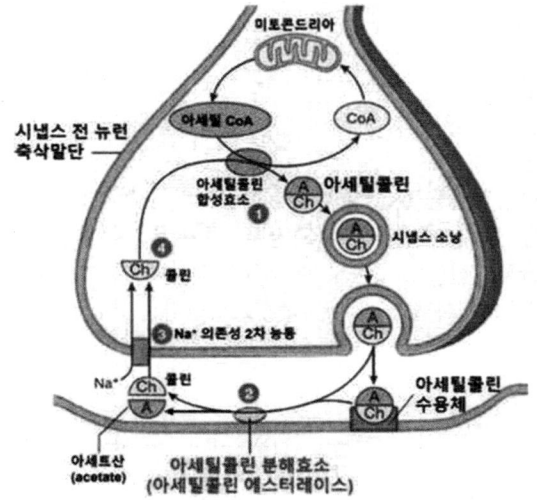

〈보기〉 중 옳은 것은?

〈보기〉
ㄱ. (가) 단계에서 SNARE 단백질이 관여한다.
ㄴ. 막융합과정에서 전압개폐성 K$^+$ 통로가 관여한다.
ㄷ. 시냅스 틈에 존재하는 아세틸콜린은 아세틸콜린 분해효소에 의해 사라진다.

① ㄱ   ② ㄴ
③ ㄷ   ④ ㄱ, ㄴ
⑤ ㄱ, ㄷ

동신대 한의대 24

868 시냅스 후 뉴런에 과분극을 유발하는 억제성 신경전달물질을 고르시오.

① 글루탐산
② 글라이신
③ 노르에피네프린
④ 에피네프린
⑤ 도파민

원광대 24

869 이온 통로에 대한 설명으로 옳지 <u>않은</u> 것을 고르시오.

① 글라이신(glycine)에 의해 활성화되는 이온 통로는 흥분성 시냅스 후 전위를 생성한다.
② GABA 수용체(Cl⁻이온 통로)는 억제성 시냅스 후 전위를 생성한다.
③ Ca²⁺이온의 투과성이 높아지면 신경전달물질이 방출된다.
④ 신경전달물질이 시냅스의 수용체와 결합하면 이온 통로를 통해 이온이 유입되거나 유출된다.
⑤ 글루탐산(glutamate)에 의해 활성화되는 이온 통로는 흥분성 시냅스 후 전위를 생성한다.

연세대 미래 24

870 신호분자는 세포 신호를 전달하는데 신호 분자 중에서 주로 분비되는 장소가 신경세포가 아닌 것은 무엇인가?

① ACh   ② GABA
③ NO   ④ 히스타민

우석대 24

871 응급실에 급성농약중독으로 환자가 실려왔다. 이 농약의 주성분은 아세틸콜린 에스터라아제 억제제이고 중추신경계나 자율신경절에는 작용이 없는 것으로 밝혀졌다. 이 환자가 보일 수 있는 증상이 아닌 것은?

① 심장 박동이 느려진다.
② 타액의 분비가 증가한다.
③ 위장 연동 운동이 증가한다.
④ 동공이 정상에 비해 확장된다.

삼육대 24

872 자율신경계에 대한 설명으로 바르지 <u>않은</u> 것은?

① 안정상태에서는 부교감신경의 활성이 우세함으로 소비되는 에너지 대부분을 위장관에서 사용한다.
② 교감신경 활성 시 심박동수가 증가하고, 골격근으로의 혈류가 증가한다.
③ 부교감신경은 콜린성 뉴런으로 이뤄져 있으며, 교감신경은 콜린성 뉴런과 아드레날린성 뉴런으로 이루어져 있다.
④ 자율신경계의 신경전달물질로는 아세틸콜린, 에피네프린, 글루탐산이 있다.

우석대 24

873 신경계를 이루는 신경아교세포 중 중추신경계의 수초형성에 관여하는 세포는 무엇인가?

① 별아교세포
② 미세아교세포
③ 희소돌기아교세포
④ 뇌실막세포

중앙대 24

874 사람의 뇌에서 일어나는 현상과 해당하는 부위에 대한 설명으로 틀린 것은?

① 각성과 수면은 뇌간에 위치하는 망상체에 의해 조절된다.
② 생체시계를 조절하는 일주기성 리듬은 시상하부에서 담당하며 송과샘의 멜라토닌 분비를 조절한다.
③ 몸의 각 부위의 감각과 운동을 담당하는 대뇌피질의 표면적은 해당하는 몸 부위의 실제 크기에 비례한다.
④ 대뇌피질로 입력되는 대부분의 감각정보는 모두 시상으로 들어온다.

단국대 예비 22

875 다음은 신경계에서 구조가 기능을 결정하는 예이다. 옳지 **않은** 것은?

① 수상돌기들의 나뭇가지구조 - 유입되는 정보의 수용을 반영한다.
② 길게 뻗은 축삭 - 신경신호가 멀리까지 전달될 수 있다.
③ 축삭말단에 소포체가 모여 있다. - 축삭 말단에서 물질 분비가 활발하게 일어난다.
④ 축삭말단에 리보솜이 없다. - 축삭말단에서는 단백질을 필요로 하지 않는다.
⑤ 축삭말단에 미토콘드리아가 많다. - 축삭 말단 부분에 에너지 수요가 많다.

단국대 22

876 뉴런(neuron)에 K^+ 통로를 차단하는 약물을 처리했을 때 일어나는 현상으로 옳은 것을 모두 고른 것은?

〈보기〉
가. 휴지전위가 상승한다.
나. 활동전위의 폭이 넓어진다.
다. 뉴런의 엑손(axon) 말단에서 신경전달물질의 방출이 억제된다.

① 가, 나, 다   ② 가, 나
③ 가, 다   ④ 나, 다

중앙대 16

877 〈보기〉는 뉴런의 활동전위 형성과정을 나타낸 것이다. 순서대로 옳게 나열한 것은?

〈보기〉
가. 막전위가 휴지전위 아래까지 내려가고 K^+ 통로가 닫힌다.
나. 많은 수의 Na^+ 통로가 한꺼번에 열리고 세포 내부가 양성으로 된다.
다. 자극을 받아 Na^+ 통로가 열리고 막전위가 역치에 도달한다.
라. Na^+ 통로가 닫히고 K^+ 통로가 열리기 시작한다.
마. 휴지전위로 돌아온다.

① 나-다-가-라-마
② 다-가-라-나-마
③ 나-라-가-다-마
④ 다-나-라-가-마

중앙대 19

878 신경 신호의 전달과 관련된 설명 중 옳지 **않은** 것은?

① 신경 신호는 막전위가 변화하면서 시작한다.
② 뉴런은 시냅스에서 서로 연결된다.
③ 활동전위는 축삭을 따라 재생된다.
④ 활동전위는 실무율을 따르기 때문에 신호의 강도가 중요하다.

【27~28】 아래 그림은 신경세포에서 활동전위가 발생하는 과정을 나타낸다. 그림을 보고 답하시오.

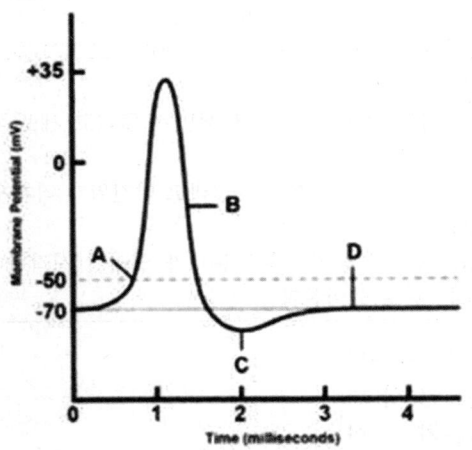

879 그림에서 '역치'와 '과분극'이 일어나는 시기로 바르게 짝지은 것을 고르시오.

① A-B
② B-C
③ C-D
④ A-C
⑤ B-D

880 b 시기에 일어나는 일을 가장 바르게 설명한 것을 고르시오.

① 전압개폐성 Na⁺ 통로와 K⁺ 통로가 닫히고, 막전위가 비개폐성 통로에 의해 조절된다.
② 전압개폐성 Na⁺ 통로와 K⁺ 통로가 모두 열려 있다.
③ 전압개폐성 Na⁺ 통로가 닫히고 K⁺ 통로가 열려 있다.
④ 전압개폐성 Na⁺ 통로가 열리고 K⁺ 통로가 닫혀 있다.
⑤ 전압개폐성 Na⁺ 통로가 열리고 K⁺ 통로가 서서히 닫힌다.

881 고혈압 때문에 복용하는 약 중에는 혈액 내 K^+의 농도를 4.5mM에서 2.5mM로 낮추어 준다. 이와 같은 약을 복용한 환자에 있어서 세포의 휴지막 전위의 변화는?

① 탈분극 된다.
② 재분극 된다.
③ 과분극 된다.
④ 변하지 않는다.

882 신경세포의 활동 전위 생성과 전도에 대한 설명으로 옳지 **않은** 것은?

① 자극이 주어지면 개폐성 Na⁺ 통로가 열려 Na⁺가 유입되면서 막전위에 탈분극이 일어난다.
② 활동전위의 하강기에는 Na⁺ 통로가 불활성 되어 Na⁺의 유입이 멈추고 K⁺ 통로가 열려 K⁺가 유출되기 때문에 막 전위가 내려간다.
③ 활동전위의 마지막 단계에서 분극 상태보다 전위가 낮아지는 과분극이 발생한다.
④ 절대적 불응기 동안 전압 의존성 포타슘 통로가 불활성화되어 자극이 축삭을 따라 방향성을 가지고 이동하게 된다.
⑤ 랑비에 결절이 있어 도약전도가 가능하다.

883 신경 신호의 전달에 대한 일반적인 설명으로서 옳지 **않은** 것은?

① 대부분 뉴런에서 세포의 내부는 K⁺ 농도가 세포 밖보다 높지만, 세포 밖은 Na⁺ 농도가 세포 안보다 높다.
② 활동전위가 형성될 때, Na⁺ 통로는 빨리 열리고 빨리 닫히는 데에 비하여 K⁺ 통로는 천천히 열리고 천천히 닫히기 때문에 활동전위의 특징적인 패턴이 나타난다.
③ 활동전위가 축삭을 따라 한 방향으로만 이동하는 주된 이유는 K⁺ 통로의 불활성화 특성 때문이다.
④ 전기적 시냅스에서는 사이 연접(gap junction) 통해 시냅스전 뉴런의 전류가 시냅스후 뉴런으로 직접 흘러간다.
⑤ 화학적 시냅스에서는 시냅스전 뉴런의 말단에서 신경전달물질이 분비되어 시냅스후 세포로 신호를 전달한다.

대구 카톨릭대 14

884 뉴런의 활동전위 전달과정에서 절대적 불응기 (absolute refractory period) 중 재분극기에서 일어나는 현상으로 옳은 것을 〈보기〉에서 있는 대로 고른 것은?

〈보기〉

가. 전압-작동 칼륨통로 (voltage-gated K^+ channel)가 열려 있다.
나. 나트륨통로의 활성화관문(activation gate)의 대부분이 닫혀 있다.
다. 문턱상자극(suprathreshold stimulus)에 의해 활동전위가 생성된다.

① 가   ② 나
③ 가, 나   ④ 가, 다
⑤ 나, 다

전남대 10

885 다음 〈보기〉의 뉴런들을 전도 속도가 빠른 것부터 순서대로 나열한 것은?

〈보기〉

가. 수초로 둘러싸인 지름 20um인 뉴런
나. 수초가 없는 지름 20um인 뉴런
다. 수초가 없는 지름 100um인 뉴런

① 가-나-다   ② 나-다-가
③ 가-다-나   ④ 다-가-나

중앙대 21

886 뉴런에 대한 설명으로 옳지 <u>않은</u> 것은?

① 슈반세포는 말초신경계에 주로 존재하는 뉴런이다.
② 시냅스에서 억제성 신호를 받은 뉴런은 초분극 (hyperpolarization)된다.
③ 자가면역반응에 의해 수초가 파괴되어 다발성 경화증이 발생할 수 있다.
④ 아미노산이 신경전달물질로 작용하여 뉴런의 활성을 조절할 수 있다.

중앙대 17

887 화학적 시냅스에서 신경전달물질이 전달되는 〈보기〉의 과정을 순서대로 나열한 것은?

〈보기〉

가. Ca^{2+}이 신경세포의 세포질로 유입된다.
나. 신경전달물질이 시냅스 후 신경 세포막의 수용체에 결합한다.
다. 활동전위가 축삭 말단의 세포막을 탈분극 시킨다.
라. 리간드-개폐성 이온 통로가 열린다.
마. 시냅스 소포체가 신경전달물질 시냅스 틈으로 방출한다.

① 가-나-다-라-마
② 가-라-다-나-마
③ 다-가-마-나-라
④ 라-가-다-마-나

중앙대 14

888 달팽이의 신경계에서 세 개의 뉴런 A, B, C를 추출하여 다음 그림과 같은 모양으로 배양하였다.

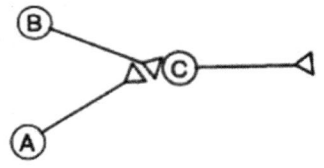

뉴런 B에만 활동전위를 유도했을 때 뉴런 C에서도 활동전위가 관찰되었다. 뉴런 A와 B에 동시에 활동전위를 유도했을 때는 뉴런 C에서 활동전위가 관찰되지 않았다. 또 뉴런 C에 활동전위를 유도하였더니 뉴런 A와 B에서 활동전위가 관찰되지 않았다. 다음 추론 중 옳은 것을 모두 고르시오.

〈보기〉

가. 뉴런 A와 B 사이에는 화학적 시냅스가 형성되었다.
나. 뉴런 A와 C 사이에는 전기적 시냅스가 형성되었다.
다. 뉴런 B와 C 사이에는 흥분성 시냅스가 형성되었다.
라. 뉴런 A만 자극하면 뉴런 B에서 활동전위가 관찰될 것이다.

① 가, 다   ② 가, 라
③ 나, 라   ④ 가, 나, 다

889 신경전달 물질에 대한 설명으로 옳지 <u>않은</u> 것은?

① 보톡스의 성분인 보툴리누스균 독소는 아세틸콜린의 방출을 억제한다.
② 에피네프린은 아미노산으로부터 만들어지는 생체 내 아민에 해당한다.
③ 노르에피네프린은 신경전달물질로 뿐만 아니라 호르몬으로도 작용한다.
④ 아미노산 중 하나인 글루타메이트는 억제성 신경전달 물질에 해당된다.

890 Acetylcholinesterase는 acetylcholine을 분해하는 효소이다. 만약 acetylcholinesterase 억제하는 화학물질을 신경-근육 접합부에 처리하면 신경전달에 무슨 일이 생길까?

① 효과가 없다.
② Synapse를 통한 신경전달이 방해되어 근육 마비가 일어날 것이다.
③ 마취 효과가 생기는데 반영구적이다.
④ 시냅스후 neuron에서 부가적인 흥분 시냅스후 전위가 생길 것이다.
⑤ 시냅스 전 neuron이 비활성화될 것이다.

891 뉴런에 흥분성으로 작용하는 신경전달물질을 〈보기〉에서 있는 대로 모두 고른 것은?

〈보기〉
가. aspartate
나. glutamate
다. GABA
라. glycine

① 가, 나   ② 나, 다
③ 가, 다   ④ 가, 나, 라

892 사람의 신경 신호전달에 대한 설명으로 옳은 것을 〈보기〉에서 있는 대로 고른 것은?

〈보기〉
ㄱ. 글리신(glycine)은 신경전달물질로 사용된다.
ㄴ. 사람에서 스테로이드계 신경전달물질은 사용되지 않는다.
ㄷ. 아세틸콜린은 콜린아세틸전이효소(choline acetyl transferase)에 의해 합성된다.

① 없음   ② ㄱ
③ ㄴ   ④ ㄷ
⑤ ㄱ, ㄴ   ⑥ ㄱ, ㄷ
⑦ ㄴ, ㄷ   ⑧ ㄱ, ㄴ, ㄷ

893 다음 중 신경 전달 물질에 대한 설명으로 옳은 것은?

① r-아미노부티르산(GABA)는 흥분성 시냅스에서 신경 전달 물질로 사용된다.
② 글루탐산은 시냅스 후 신경 세포에 억제성 물질로 작용한다.
③ 노르에피네프린은 자율 신경계에서 흥분성 반응만을 일으킨다.
④ 퇴행성 신경질환에 해당하는 파킨슨병은 뇌 세로토닌 결핍과 관련되어 있다.
⑤ 무척추동물은 아세틸콜린 대신 글루탐산을 신경근 접합부 신경 전달 물질로 분비한다.

894 수면을 유도하고 조절하는 신경전달물질은 (A)이고 파킨슨병과 관련 있는 신경전달물질은 (B)이다. A, B로 옳게 짝지어진 것은?

① 세로토닌 - 도파민
② 세로토닌 - 엔돌핀
③ GABA - 세로토닌
④ 도파민 - GABA

고신대

895 현대인에 많은 우울증은 신경전달물질인 A와 B의 감소에 의해서 발생한다. A, B는?

① GABA - acetylcholine
② dopamine - mescaline
③ noradrenaline - LSD
④ epinephrine . adrenaline
⑤ norepinephrine . serotonin

단국대 예비 22

896 다음 중 카테콜아민 계열의 신경전달물질로 타로신(tyrosine)으로부터 합성되며 파킨슨병과 밀접한 관련이 있다고 알려진 것은?

① 글루타메이트
② 가바
③ 세로토닌
④ 도파민
⑤ 노르에피네프린

원광대

897 신경전달물질 중에서 우울증이나 주의력결핍장애(ADHD) 및 정신분열증을 포함하는 정서장애와 관련되는 생물성 아민류(biotic amine)로 짝지어진 것은?

①	아세틸콜린 (acetylcholine)	노르에피네프린 (norepinephrine)
②	도파민(dopamine)	세로토닌(serotonin)
③	엔케팔린(enkephalin)	도파민(dopamine)
④	엔돌핀(endorphin)	글루탐산(glutamate)
⑤	세로토닌(serotonin)	엔케팔린(enkephalin)

원광대

898 신경세포의 구조는 신경세포체, 수상돌기, 축삭과 축삭돌기에서 이루어지며, 신호전달 과정은 전기적인 신호와 화학적 신호에 의하여 이루어진다. 신경전달 속도가 빠른 중추신경계와 말초신경계의 수초를 형성하는 세포들로 바르게 연결된 것은?

	중추신경계	말초신경계
①	미세아교세포	뇌실내세포
②	신경집세포	미세아교세포
③	별아교세포	미세아교세포
④	희소돌기아교세포	신경집세포
⑤	신경집세포	희소돌기아교세포

원광대

899 척추동물의 중추신경계(Central Nervous System)에 존재하는 신경교세포(glial cell)에서 뉴런에 포도당을 제공하고 CNS에서 칼륨과 여분의 신경전달물질을 제거하여 세포외액의 조상을 조절하는 세포는?

① 미세교세포(microglia)
② 슈반세포(schwann cel)
③ 뇌실세포(ependymal cell)
④ 성성세포(astrocyte)
⑤ 희소돌기세포(oligodendrocyte)

대구카톨릭대 19

900 중추신경계 조직에 존재하는 세포들에 대한 〈보기〉의 설명 중에서 옳은 것만을 모두 고른 것은?

〈보기〉
ㄱ. 성상세포(별아교세포, astrocyte)는 혈액-뇌 장벽으로 작용한다.
ㄴ. 미세아교세포(microglia)는 대식세포(macrophage)와 같은 기능을 수행한다.
ㄷ. 민말이집 축삭(unmyelinated axon)에서의 신경전달 속도가 말이집 축삭(myelinated axon)에서의 신경전달 속도보다 빠르다.

① 없음
② ㄱ
③ ㄴ
④ ㄷ
⑤ ㄱ, ㄴ
⑥ ㄱ, ㄷ
⑦ ㄴ, ㄷ
⑧ ㄱ, ㄴ, ㄷ

연세대 21

901 다음 중 척추동물의 중추신경계에 관한 설명으로 옳은 것은?

① 운동 신경과 자율 신경 두 종류의 원심성 신경계로 구성된다.
② 뉴런의 축삭을 감싸는 슈반세포가 존재한다.
③ 성상세포가 뇌-혈관 장벽 형성에 관여하여 외부 물질의 유입을 차단한다.
④ 희소돌기세포가 존재하여 중추신경계 면역세포로 작용하여 유입되는 세균으로부터 중추신경계를 보호한다.
⑤ 뇌와 척수로 구성되며 기능적으로 구분하였을 때 교감 신경과 부교감 신경으로 나누어진다.

대구가톨릭대 13

902 중추신경계에 포함되는 각 조직의 기능에 관한 〈보기〉의 설명 중에서 옳은 것을 모두 고르시오.

〈보기〉
가. 연수(medulla)는 심장박동, 호흡, 혈압을 조절하는 생명중추의 기능을 한다.
나. 시상하부(hypothalamus)는 신경계통과 내분비계통을 연결하는 고리이다.
다. 시상(thalamus)은 체온조절, 식욕, 수분평형을 조절하는 기능을 한다.
라. 대뇌 백색질(속질 : White matter)에는 감각영역, 운동영역, 연합영역이 존재하여 외부 정보를 처리하는 기능을 한다.

① 가, 나　　　　　② 다, 라
③ 가, 다　　　　　④ 나, 라
⑤ 가, 다, 라

연세대

903 어떤 사람이 비정상적으로 낮은 체온, 식욕 부진, 극심한 갈증으로 고생한다면 뇌의 어느 부위에 종양이 있을까?

① 시상하부　　　　② 소뇌
③ 다리뇌(pons)　　④ 대뇌 우반구
⑤ 뇌들보

원광대 11

904 70세의 남성이 응급실에 내원하였다. 육안 검사를 한 결과 손의 떨림이 있었고 원하는 장소와 시간에 의도한 움직임을 시작하거나 멈출 수가 없는 것과 같이 원하지 않거나 잘못 의도된 운동과 사지의 뻣뻣한 움직임을 야기했다. 다음 어느 부위의 손상이 가장 의심되는가?

① 시상하부　　　　② 편도체
③ 해마　　　　　　④ 기저핵
⑤ 시상

단국대 예시22

905 다음 중 뇌의 주요 부위와 담당하는 인지 기능에 대한 연결로 옳지 <u>않은</u> 것은?

① 해마(hippocampus) : 학습과 기억을 담당하고 치매 발병 시 영향을 받는 부위이다.
② 전두엽(frontal cortex) : 이성적 사고와 판단, 추상적 사고력을 관장한다.
③ 뇌간(brainstem) : 무의식적인 행동, 반사적인 운동이나 내장 기능의 중추가 된다.
④ 시상하부(hypothalamus) : 생체리듬을 관장하는 시상교차상핵(SCN)이 위치한다.
⑤ 선조체(striatum) : 공포와 본능적 사고 및 공격성을 담당한다.

중앙대 20

906 다음 중 우리 몸의 생체리듬을 관장하는 사상교차상핵(scn)이 위치하고 있는 뇌 부위는?

① 뇌간(brainstem)
② 시상(thalamus)
③ 시상하부(hypothalamus)
④ 해마(hippocampus)

중앙대 14

907 약 24시간의 내재된 생체주기를 일주기성 리듬이라고 한다. 다음 중 일주기성 리듬에 대한 설명으로 옳지 <u>않은</u> 것은?

① 포유류 뇌의 시상하부에 일주기성 리듬을 조절하는 교차 상핵이 존재한다.
② 동물이나 식물의 일주기는 밤낮 주기에 의해 재설정되거나 동조될 수 있다.
③ 연중 계절의 변화에 따른 식물의 일주기는 밤낮의 이산화탄소 농도 차이에 의해 결정된다.
④ 생체시계와 실제 시간의 불일치는 시차피로를 느끼게 하는 원인이 된다.

중앙대 16

908 다음은 뇌 구조를 나타낸 그림이다.

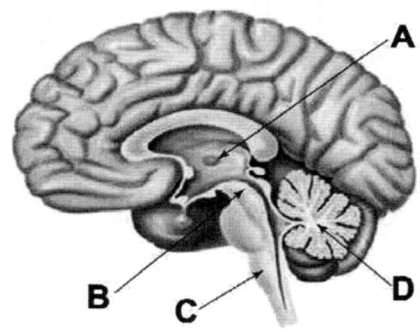

이 그림에서 호흡. 순환, 소화 운동 조절 및 기침, 재채기, 하품 등의 반사 중추로 작용하는 곳은 어디인가?

① A
③ C
② B
④ D

중앙대 17

909 그림은 인간의 뇌 구조를 나타낸 것이다.

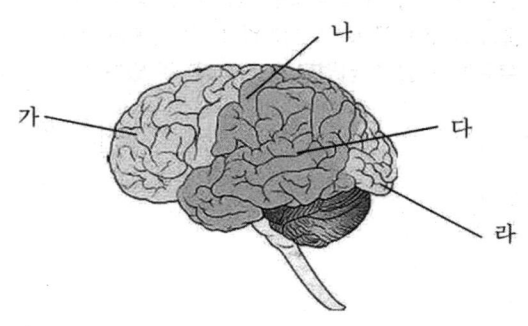

그림에서 표시된 대뇌 피질 부위의 명칭과 기능이 맞게 연결된 것은?

① 가: 전두엽 - 의사결정
② 나: 측두엽 - 감각 처리
③ 다: 두정엽 - 언어기능
④ 라: 후두엽 - 청각 정보의 통합

중앙대 19

910 다음은 대뇌 피질을 나타내는 그림이다.

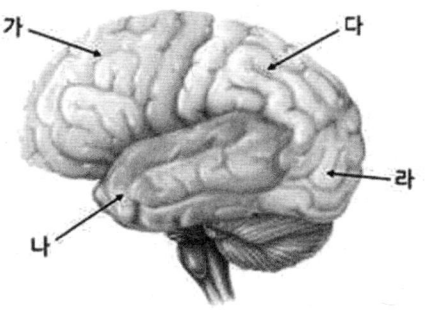

이 중 후각, 청각과 관련된 감각 정보를 받아들여 처리하는 곳은 어디인가?

① 가
③ 다
② 나
④ 라

911 철도 현장 사고에 의해 철봉이 머리를 관통하는 부상을 당한 인부가 지능, 기억 능력은 정상이었으나 성격, 감정 반응, 의사 결정 능력에 변화가 발생하였다. 이를 통해 이 인부는 뇌의 어떤 부위에 손상을 입었다고 생각할 수 있는가?

① 전두엽　　　　② 두정엽
③ 측두엽　　　　④ 후두엽
⑤ 기저체

912 다음 중 대뇌의 편측성(lateralization)을 가장 잘 설명하고 있는 것을 고르시오.

① 산업혁명 당시 노동자였던 게이지는 전두엽에 외상을 입은 후 성격이 괴팍해졌다.
② 왼쪽 대뇌 반구는 언어와 수리 능력을 담당하고, 오른쪽 대뇌 반구는 공간 관계와 얼굴 인식능력을 담당한다.
③ 대뇌반구절제 시술을 받아 왼쪽 대뇌 반구만 가진 환자도 빠르게 회복하여 몇 주 후 퇴원할 수 있었다.
④ 외상 후 증후군 환자는 특정 행동을 수행할 때 뇌 활동 부위가 정상인과 차이가 있다.

913 척수에 대한 설명으로 옳은 것은?

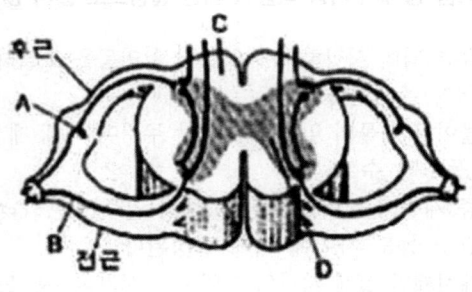

① A는 원심성이며, 운동 뉴런이다.
② B는 구심성이며, 운동 뉴런이다.
③ C는 백질이며, 주로 신경세포체와 교세포로 구성되어 있다.
④ D는 척수반사의 중추이며, 수용기의 자극은 뇌로 전달된다.
⑤ D는 회백질이며, 주로 축삭으로 구성되어 상하행의 흥분 전달 경로이다.

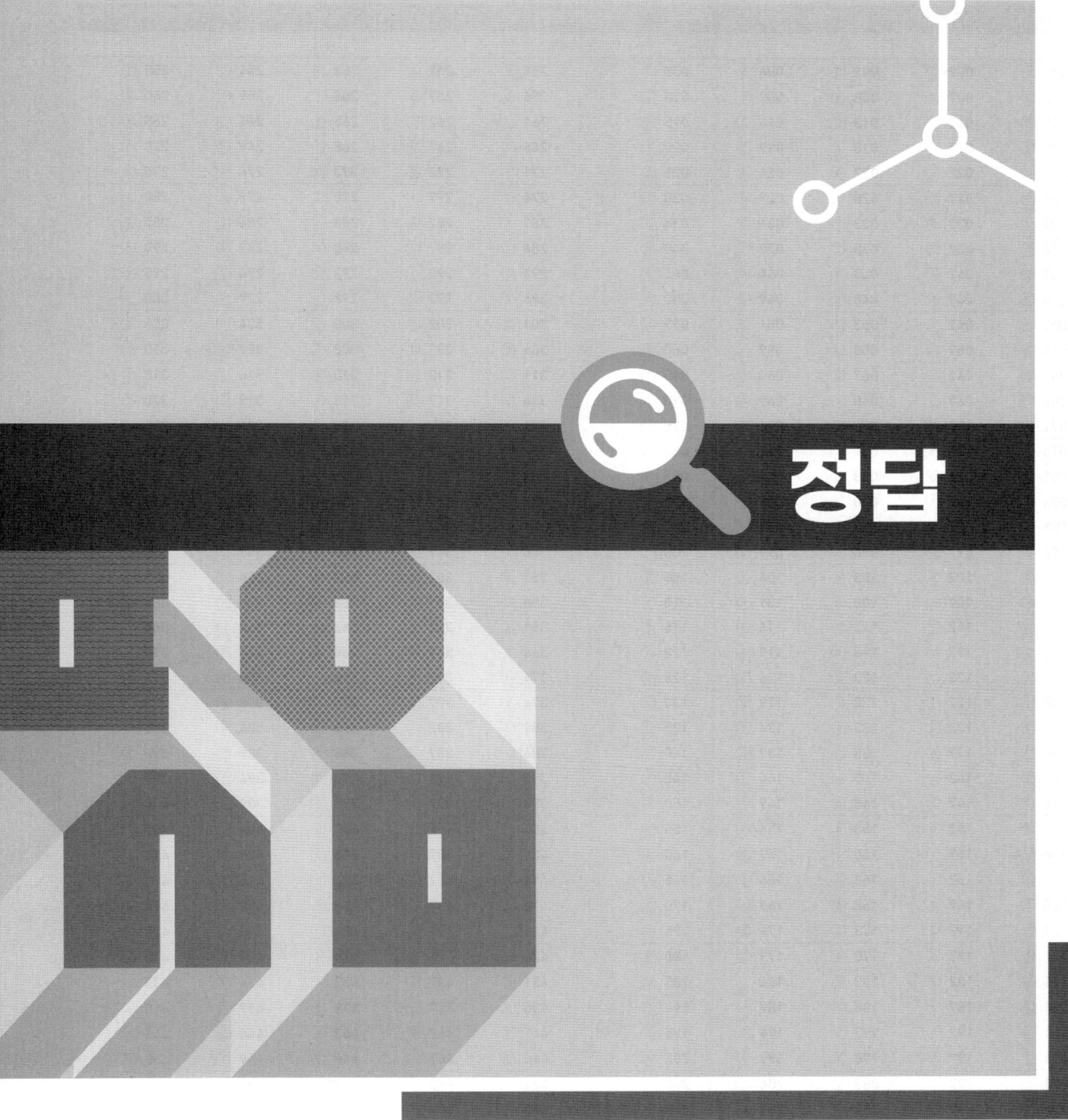

정답

001 ①	002 ②	003 ③	004 ③	005 ②	251 ⑤	252 ③	253 ①	254 ④	255 ①
006 ②	007 ⑤	008 ⑤	009 ①	010 ③	256 ③	257 ③	258 ⑤	259 ⑤	260 ③
011 ③	012 ②	013 ⑤	014 ③	015 ②	261 ③	262 ③	263 ①	264 ⑤	265 ①
016 ②	017 ⑤	018 ④	019 ⑤	020 ④	266 ③	267 ③	268 ③	269 ③	270 ③
021 ④	022 ⑤	023 ④	024 ①	025 ③	271 ③	272 ②	273 ③	274 ④	275 ③
026 ②	027 ③	028 ③	029 ③	030 ①	276 ②	277 ①	278 ②	279 ⑥	280 ①
031 ①	032 ⑤	033 ⑤	034 ⑤	035 ③	281 ②	282 ④	283 ⑤	284 ③	285 ②
036 ⑤	037 ③	038 ②	039 ①	040 ⑤	286 ①	287 ②	288 ④	289 ②	290 ⑤
041 ②	042 ④	043 ④	044 ④	045 ①	291 ②	292 ③	293 ④	294 ②	295 ②
046 ③	047 ①	048 ③	049 ③	050 ④	296 ①	297 ③	298 ①	299 ①	300 ③
051 ②	052 ④	053 ②	054 ③	055 ④	301 ③	302 ⑤	303 ③	304 ③	305 ②
056 ③	057 ②	058 ③	059 ①	060 ④	306 ⑤	307 ③	308 ⑤	309 ②③	310 ③
061 ②	062 ②	063 ②	064 ⑤	065 ①	311 ②	312 ①	313 ④	314 ③	315 ④
066 ③	067 ③	068 ②	069 ④	070 ②	316 ③	317 ②	318 ④	319 ③	320 ②
071 ④	072 ②	073 ①	074 ④	075 ②	321 ③	322 ①	323 ③	324 ④	325 ③
076 ①	077 ③	078 ①	079 ②	080 ⑤	326 ①	327 ②	328 ③	329 ③	330 ⑤
081 ①③	082 ⑤	083 ⑤	084 ①	085 ⑤	331 ②	332 ④	333 ⑤	334 ①	335 ③
086 ⑤	087 ①	088 ③	089 ④	090 ②	336 ④	337 ②	338 ②	339 ③	340 ⑤
091 ④	092 ①	093 ②	094 ③	095 ①	341 ④	342 ①	343 ③	344 ④	345 ②
096 ②	097 ③	098 ③	099 ②	100 ②	346 ①	347 ②	348 ③	349 ②	350 ①
101 ④	102 ⑤	103 ④	104 ①	105 ⑤	351 ④	352 ②	353 ①	354 ③	355 ①
106 ④	107 ①	108 ③	109 ⑤	110 ①	356 ⑤	357 ②	358 ③	359 ①	360 ③
111 ②	112 ①	113 ⑤	114 ⑤	115 ③	361 ①	362 ④	363 ④	364 ③	365 ⑤
116 ②	117 ②	118 ②	119 ④	120 ①	366 ②	367 ②	368 ④	369 ②	370 ④
121 ①	122 ③	123 ②	124 ③	125 ④	371 ④	372 ④	373 ④	374 ①	375 ④
126 ①	127 ①	128 ②	129 ②	130 ③	376 ②	377 ②	378 ④	379 ④	380 ②
131 ②	132 ③	133 ①	134 ①	135 ③	381 ③	382 ①	383 ③	384 ④	385 ④
136 ②	137 ④	138 ③	139 ③	140 ①	386 ①	387 ④	388 ④	389 ②	390 ②
141 ③	142 ①	143 ②	144 ①	145 ①	391 ③	392 ④	393 ②	394 ①	395 ⑤
146 ④	147 ②	148 ④	149 ③	150 ①	396 ⑤	397 ①	398 ②	399 ④	400 ④
151 ③	152 ⑤	153 ④	154 ②	155 ①	401 ①	402 ③	403 ③	404 ①	405 ③
156 모두	157 ①④	158 ④	159 ②	160 ④	406 ⑤	407 ③	408 ④	409 ③	410 ④
161 ②	162 ①	163 ④	164 ①②③	165 ④	411 ②	412 ⑤	413 ③	414 ③	415 ③
166 ①	167 ②	168 ④	169 ②	170 ③	416 ②③	417 ⑤	418 ④	419 ①	420 ④
171 ⑤	172 ②	173 ②	174 ⑤	175 ④	421 ②	422 ④	423 ②	424 ①	425 ⑤
176 ①	177 ③	178 ④	179 ③	180 ②	426 ⑤	427 ⑤	428 ④	429 ②	430 ④
181 ⑧	182 ②	183 ③	184 ①	185 ④	431 ②	432 ③	433 ④	434 ④	435 ③
186 ①	187 ③	188 ②	189 ⑤	190 ①	436 ②	437 ②	438 ②	439 ④	440 ④
191 ④	192 ①	193 ③	194 ④	195 ②	441 ③	442 ③	443 ④	444 ③	445 ③
196 ①	197 ③	198 ①	199 ④	200 ③	446 ③	447 ①	448 ②	449 ①	450 ④
201 ②	202 ②	203 ②	204 ①	205 ①	451 ②	452 ③	453 ②	454 ④	455 ④
206 ⑤	207 ③	208 ③	209 ⑤	210 ①	456 ②	457 ①	458 ④	459 ⑤	460 ③
211 ①	212 ②	213 ①②④	214 ③	215 ④	461 ④	462 ①	463 ③	464 ④	465 ①
216 ②	217 ③	218 ②	219 ④	220 ⑤	466 ⑤	467 ③	468 ①	469 ②	470 ②
221 ③	222 ①	223 ③	224 ④	225 ⑤	471 ⑤	472 ⑧	473 ③	474 ④	475 ⑤
226 ③	227 ④	228 ②	229 ③	230 ②	476 ①	477 ④	478 ③	479 ④	480 ③
231 ③	232 ①	233 ②	234 ③	235 ⑤	481 ①	482 ④	483 ④	484 ⑤	485 ③
236 ⑤	237 ⑤	238 ③	239 ⑤	240 ⑤	486 ④	487 ④	488 ②	489 ④	490 ⑤
241 ①	242 ①③	243 ⑤	244 ①②③	245 ②	491 ④	492 ④	493 ⑤	494 ①	495 ④
246 ⑤	247 ②	248 ②	249 ③	250 ②	496 ⑥	497 ③	498 ②	499 ④	500 ②

빠른 정답

501 ③	502 ①	503 ②	504 ⑤	505 ①	751 ④	752 ④	753 ①	754 ⑤	755 ②
506 ①	507 ⑤	508 ②	509 ③	510 ④	756 ①	757 ⑤	758 ②	759 ②	760 ②
511 ③	512 ④	513 ④	514 ⑤	515 ④	761 ④	762 ③	763 ⑤	764 ⑤	765 ④
516 ④	517 ④	518 ①	519 ⑤	520 ①	766 ④	767 ⑤	768 ③	769 ①	770 ②
521 ②	522 ②	523 ④	524 ③	525 ⑤	771 ①	772 ③	773 ⑥	774 ③	775 ①
526 ⑤	527 ②	528 ④	529 ①	530 ①	776 ③	777 ①	778 ②	779 ②	780 ②
531 ③	532 ①	533 ③	534 ④⑤	535 ②	781 ①④	782 ③	783 ⑤	784 ⑤	785 ③④
536 ①	537 ②	538 ④	539 ⑤	540 ①③④⑤	786 ①	787 ④	788 ⑤	789 ①	790 ④
541 ③	542 ②	543 ③	544 ④	545 ②	791 ⑤	792 ③	793 ②	794 ③	795 ③
546 ①	547 ②	548 모두	549 ②③⑤	550 ⑧	796 ③	797 ④	798 ④	799 ④	800 ①
551 ①	552 ④	553 ①	554 ②	555 ⑤	801 ④	802 ④	803 ⑦	804 ①	805 ②
556 ②	557 ③	558 ⑤	559 ④	560 ②	806 ②	807 ②	808 ①	809 ②	810 ④
561 ④	562 ③	563 ④	564 ③	565 ①	811 ④	812 ⑧	813 ②	814 ②	815 ⑤
566 ①	567 ④	568 ①	569 ③	570 ④	816 ②	817 ②⑤	818 ①③⑤	819 ⑤	820 ④
571 ④	572 ④	573 ①	574 ④	575 ②	821 ⑤	822 ①	823 ②	824 ④	825 ④
576 ③	577 ③	578 ②	579 ⑤	580 ④	826 ⑤	827 ④	828 ②	829 ②	830 ④
581 ③	582 ②	583 ⑤	584 ①	585 ④	831 ③	832 ②	833 ③	834 ②	835 ①
586 ③	587 ④	588 ②	589 ④	590 ①	836 ③	837 ①	838 ②	839 ④	840 ①
591 ①③④	592 ②	593 ⑤	594 ①	595 ③	841 ③	842 ③	843 ④	844 ⑤	845 ⑥
596 ③	597 ①	598 ②	599 ③	600 ②	846 ④	847 ②	848 ①	849 ①	850 ③
601 ②	602 모두	603 ④	604 ④	605 ③	851 ①	852 ②③	853 ④	854 ③	855 ⑤
606 ④	607 ①	608 ④	609 ⑤	610 ③	856 ③	857 ⑤	858 ⑤	859 ②	860 ⑤
611 ④	612 ④	613 ⑤	614 ④	615 ⑤	861 ①	862 ⑤	863 ④	864 ①	865 ③
616 ②	617 ⑥	618 ⑦	619 ②	620 ②	866 ④	867 ⑤	868 ②	869 ①	870 ④
621 ⑤	622 ③	623 ④	624 ③	625 ④	871 ④	872 ④	873 ③	874 ③	875 ④
626 ②	627 ②	628 ④	629 ①④	630 ③	876 ④	877 ④	878 ④	879 ④	880 ③
631 ②	632 ②	633 ③	634 ④	635 ③	881 ③	882 ④	883 ③	884 ①	885 ②
636 ⑤	637 ③	638 ③	639 ①	640 ②	886 ①	887 ③	888 ①	889 ④	890 ④
641 ②	642 ②	643 ①	644 ③	645 ③	891 ①	892 ⑧	893 ⑤	894 ①	895 ⑤
646 ④	647 ⑤	648 ④	649 ②	650 ①	896 ④	897 ④	898 ④	899 ④	900 ⑤
651 ①	652 ①	653 ⑤	654 ④	655 ③	901 ③	902 ①	903 ①	904 ④	905 ⑤
656 ③	657 ①	658 ④	659 ⑤	660 ②	906 ③	907 ③	908 ②	909 ①	910 ②
661 ④	662 ②	663 ③	664 ④	665 ③	911 ①	912 ②	913 ④		
666 ④	667 ③	668 ④	669 ①	670 ⑤					
671 ①	672 ④	673 ①	674 ④	675 ②					
676 ③	677 ②	678 ①	679 ④	680 ⑤					
681 ①	682 ⑧	683 ④	684 ⑤	685 ③					
686 ③	687 ②	688 ⑤	689 ③	690 ④					
691 ④	692 ④	693 ①	694 ②	695 ⑤					
696 ④	697 ①④⑤	698 ②	699 ⑤	700 ③					
701 ①③	702 ①	703 ③	704 ③	705 ③④					
706 ④	707 ⑤	708 ②	709 ③	710 ④					
711 ④	712 ①	713 ③	714 ①	715 ⑤					
716 ④	717 ②	718 ④	719 ④	720 ③					
721 ①	722 ④	723 ③	724 ④	725 ②					
726 ②	727 ④	728 ④	729 ③	730 ⑤					
731 ③	732 ①	733 ④	734 ①	735 ②					
736 ①	737 ③	738 ②	739 ③	740 ③					
741 ④	742 ③	743 ④	744 ①	745 ①					
746 ⑦	747 ③	748 ③	749 ③	750 ⑤					

편입생물 비밀병기 **청킹 시리즈 학교별**

단원별 최신 기출문제 + 유형별 문제집 시즌2

2026년 1월 2일 초판 발행

저　　자	노용관
발 행 인	김은영
발 행 처	오스틴북스
주　　소	경기도 고양시 일산동구 백석동 1351번지
전　　화	070)4123-5716
팩　　스	031)902-5716
등록번호	제396-2010-000009호
e-mail	ssung7805@hanmail.net
홈페이지	www.austinbooks.co.kr

I S B N　979-11-24051-14-6 (13470)
정　　가　20,000원